Manual of Spine Surgery
脊柱手术指南

Manual of Spine Surgery

脊柱手术指南

原　著　Uwe Vieweg · Frank Grochulla

主　译　陈建庭　朱青安　罗卓荆

主　审　钟世镇　金大地

副主译　瞿东滨　杨德鸿　钟招明　蒋　辉

北京大学医学出版社

JIZHU SHOUSHU ZHINAN

图书在版编目（CIP）数据

脊柱手术指南/（德）菲韦格（Uwe，V.），（德）格
鲁查拉（Frank，G.）原著；陈建庭，朱青安，罗卓荆译.
—北京：北京大学医学出版社，2013.12
书名原文：Manual of spine surgery
ISBN 978-7-5659-0662-6

Ⅰ．①脊… Ⅱ．①菲…②格…③陈…④朱…⑤罗…
Ⅲ．①脊柱—外科手术—指南 Ⅳ．①R681.5-62

中国版本图书馆 CIP 数据核字（2013）第 234085 号

北京市版权局著作权合同登记号：图字：01-2013-7489

Manual of Spine Surgery

Uwe Vieweg，Frank Grochulla

ISBN 978-3-642-22681-6

Copyright© 2012 of the original English language edition by Springer-Verlag Berlin Heidelberg

Simplified Chinese translation Copyright© 2013 by Peking University Medical Press.

脊柱手术指南

主　　译：陈建庭　朱青安　罗卓荆
出版发行：北京大学医学出版社（电话：010-82802230）
地　　址：（100191）北京市海淀区学院路 38 号　北京大学医学部院内
网　　址：http://www.pumpress.com.cn
E - mail：booksale@bjmu.edu.cn
印　　刷：北京圣彩虹制版印刷技术有限公司
经　　销：新华书店
责任编辑：王　楠　董丹娜　　责任校对：金彤文　　责任印制：张京生
开　　本：889mm×1194mm　1/16　　印张：24.5　　字数：708 千字
版　　次：2013 年 11 月第 1 版　　2013 年 11 月第 1 次印刷
书　　号：ISBN 978-7-5659-0662-6
定　　价：280.00 元

版权所有，违者必究

（凡属质量问题请与本社发行部联系退换）

译校者名单

主　译　陈建庭　朱青安　罗卓荆

主　审　钟世镇　金大地

副主译　瞿东滨　杨德鸿　钟招明　蒋　辉

译　者　（按姓氏汉语拼音排序）

南方医科大学南方医院脊柱骨科

陈建庭　程勇泉　丁若汀　冯　岚　郭超凡　郝　松

江建明　蒋　辉　金　健　李广军　李伦超　李　威

林青松　林　振　林周胜　刘　祺　鲁凯伍　孟　越

彭智恒　任海龙　王吉兴　王晓萌　吴　骞　吴晓亮

徐　波　杨德鸿　叶文斌　余　辉　袁　亮　曾纪焕

郑明辉　郑　帅　钟招明　周　剑　朱青安

第四军医大学西京医院脊柱外科

胡学昱　罗卓荆

秘　书　邹　琳

统　筹　王云亭

策　划　黄大海

主译简介

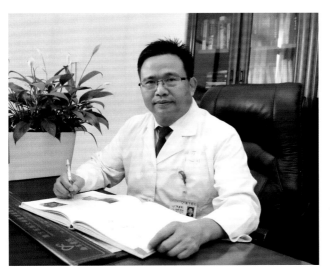

陈建庭，南方医科大学南方医院脊柱骨科主任，教授，主任医师，博士研究生导师。1984年本科毕业于第一军医大学（现南方医科大学）后留校工作至今，曾于美国达拉斯TSRH医院、明尼苏达大学双城脊柱外科中心访问，多次赴欧美各脊柱中心进行交流学习。

从事脊柱骨科专业30余年，擅长脊柱畸形矫形、骨质疏松等脊柱常见伤病的诊治。对特发性脊柱侧凸畸形的三维手术矫治进行了深入的研究，形成了独特的技术特色，在华南地区具有较高影响力。

现任中国康复医学会脊柱脊髓专业委员会委员、广东省医师协会骨科医师分会副主任委员、广东省医学会脊柱外科学分会副主任委员、广东省生物医学工程学会骨关节损伤与组织工程专业委员会副主任委员。曾担任《骨质疏松杂志》《中华外科杂志》《中华创伤骨科杂志》《中国矫形外科学杂志》《Spine杂志中文版》《中国骨科临床与基础研究杂志》《中国微创外科杂志》《中国骨肿瘤骨病杂志》《解放军医学杂志》等国内10余家核心期刊常务编委、特邀审稿专家、特邀编委。

主持国家自然基金3项、省部级科研项目10余项、市级科研项目2项、院级课题10余项；发表论文200余篇，包括SCI文章23篇；主编《脊柱和脊髓疾患影像诊断学》，担任副主编6部，参编9部；拥有国家专利11项；获中国人民解放军科学进步一、二等奖各1项，广东省科学技术一、二、三等奖各1项，"十五"军队重大科技成果奖、中国人民解放军医疗成果一等奖、广东省科学技术进步三等奖各1项，中国人民解放军科学进步三等奖4项；2008年荣获"广东省抗震救灾先进个人"，2009年荣获"全国模范军队转业干部"等称号。

主译简介

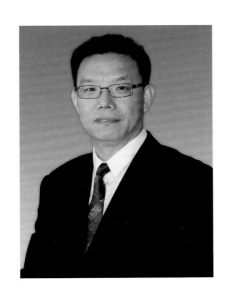

朱青安，南方医科大学南方医院脊柱骨科教授，博士研究生导师，脊柱脊髓损伤研究实验室负责人。担任《中国临床解剖学杂志》和《医用生物力学杂志》编委，中国康复医学会脊柱脊髓专业委员会基础研究学组委员。聘任为温州医科大学客座教授，加拿大 UBC 大学国际脊髓中心联合研究员。1990 年以来一直从事脊柱生物力学的研究工作，已于该领域在国外 SCI 期刊发表论著 36 篇，在国内核心期刊上发表论文 157 篇。在脊柱生物力学的系列研究中获得省部级科技进步一等奖 2 项、二等奖 2 项。在相关的领域已完成包括国家自然科学基金项目在内的多项科研基金项目。在脊柱稳定性的系列研究中分别获得广东省和解放军科技进步二等奖。在新型脊柱内固定器械的研制和应用中分别获得广东省和解放军科技进步一等奖。

主译简介

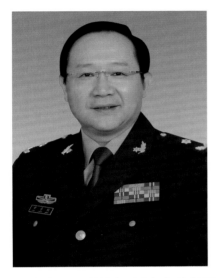

罗卓荆，主任医师，教授，长江学者特聘教授，博士研究生导师，第四军医大学西京骨科医院脊柱外科主任，AOSpine 西安培训中心主任。任 AO 国际脊柱学会（AOSpine）亚太理事会理事以及 AOSpine 亚太区域医师培训委员会主席、亚太脊柱学会（APSS）理事、中华医学会骨科分会委员、中国医师协会骨科医师分会常务理事、脊柱外科工作委员会副主任委员、中国康复医学会脊柱脊髓专业委员会常务委员、解放军骨科专业委员会副主任委员、陕西省医学会脊柱外科分会主任委员、国际腰椎研究学会（ISSLS）正式会员。

1986 年毕业于第四军医大学临床医学系，毕业后留校一直从事骨科的临床、教学及研究工作，特别是在脊柱脊髓损伤及神经再生、脊柱退变性疾病、脊柱畸形、脊柱结核等领域做出突出贡献，先后承担 973 课题、863 课题、国家自然科学基金等 21 项科研项目，以第一完成人获得国家科技进步二等奖 1 项，省部级科学技术一、二等奖共 7 项，共发表国外 SCI 论文 72 篇。

序　言

"脊柱"就是人文科学所形容的"脊梁"。从"顶天立地的脊梁""中华民族的脊梁"等词语中可以看出，脊柱的作用太重要了。身负重担的脊柱，也容易积劳成疾，部分严重者需要进行手术处理。临床医生根据病况、技术特长，采取最适宜的方法解除患者病痛，是医患双方梦寐以求的理想。

新近出版的《脊柱手术指南》，反映了脊柱外科手术领域的新进展，涵盖了脊柱各个部分的手术方法，不仅介绍了传统的开放融合手术，也介绍了近年来在脊柱外科领域中发展迅猛的非融合手术和微创手术。"他山之石，可以攻玉"，通过本书，资深的脊柱外科医生，可以从中借鉴提高；年轻的脊柱外科医生，可以掌握规范基本功；脊柱外科学研究人员，可以打开一扇智慧之窗。

"百闻不如一见"，书中配有大量精美的图片，有助于理解脊柱手术过程。每个手术方法都给出技术要诀，帮助准确掌握手术技术关键。"物情无巨细，自适固其常"，虽然该书所采用的手术及辅助器械均产自于德国，但我们可以根据它们的功效和原理，结合我们的临床条件，在此基础上改进和创新。

"操千曲而后晓声，观千剑而后识器"，这本书的中译本由南方医科大学南方医院陈建庭教授、朱青安教授和第四军医大学西京医院罗卓荆教授领导编译。他们既是脊柱外科技术的传承者和实践者，又是新技术的开拓者和传播者，花费了很多的精力组织编译这本书，让中文译本力臻准确，符合国内读者的需求。"兼听助明"，我衷心希望该书的出版对我国脊柱外科的发展起到推动作用。

钟世镇

中国工程院资深院士

南方医科大学教授

2013 年秋

译者前言

随着脊柱生物力学、分子生物学、电子工程学等多学科的飞速发展和相互交融，不仅使脊柱外科疾病诊治理念得到了更新，更触发了技术方法的创新。脊柱外科学已成为骨科领域最为活跃的学科之一。面对众多的脊柱外科书籍，常常让人无所适从。以往书籍多以脊柱疾病诊治为主线，而对脊柱专科医师来讲，对技艺的臻善更是我们内心深处的渴求。读完此书后有感于其内容全面、新颖，欣喜之余更想与读者分享。

本书以图文并茂的形式，为读者展示了脊柱外科技术的经典与时尚，综其特点"全、新、易"。本书首先简明地阐述了脊柱生物力学，以及显微镜、内窥镜使用等脊柱专科相关的新理念，继而按照手术部位及手术入路逐步展开，条理清晰地展示了现今所有经典的脊柱外科手术方式，具有全面性，内容翔实、细致；同时又涵盖脊柱微创技术、精确导航技术、脊柱非融合技术等脊柱外科的最新进展；通过详细的图解以一种简明的、启发性的方式向脊柱外科医生展示不同的开放、小切口或微创技术，给读者最直观、最实用的信息，字里行间饱含丰富的实践经验和临床要点。

希望本书能成为脊柱外科医生的重要参考书籍，也可为脊柱外科培训提供有益指导。

我们在翻译过程中，努力忠实于原文，力求做到言简意赅、通俗易懂。然而，由于专业水平所限，难免出现偏颇之处，我们真诚地希望能得到读者的批评指正。

陈建庭
2013 年 8 月于广州

原著前言

  目前，各种使用内固定或无内固定的微创及非融合技术的运用促进了脊柱外科的迅速发展，因此，本书的出版十分必要。本书旨在通过详细的图解，以一种简明的、启发性的方式向脊柱外科医生（以及矫形外科和神经外科医生）展示不同的技术，对这些技术发展作出正确的评价。任何脊柱手术的成功都必须包含以下几个因素：明确的适应证和禁忌证，手术设备及手术人员团队条件，正确的术前准备及患者体位，以及精湛的手术技巧。本书配有600多幅图片，以描述不同的开放、小切口或微创技术，为脊柱外科医生使用这些技术提供指导。感谢所有作者对本书的宝贵贡献，同时我们也感谢海德堡施普林格出版社的员工给予的帮助与合作。

Uwe Vieweg

Frank Grochulla

原著者名单

Sashin Ahuja Consultant Spinal Surgeon, University Hospital of Wales, Llandough Hospital, Cardiff, UK

Edward Bayley Department of Spinal Surgery, The Centre for Spinal Studies and Surgery, Queens Medical Centre, University Hospital NHS Trust, Nottingham, UK

Christof Birkenmaier, M. D., Ph. D. Department of Orthopedic Surgery, Großhadern Medical Center, University of Munich, Munich, Germany

Bronek Boszczyk, M. D., DM The Centre for Spinal Studies and Surgery, Queens Medical Centre, University Hospital NHS Trust, Nottingham, UK

Bernhard Bruns, M. D. Department of Neurosurgery, Hospital Meiningen, Meiningen, Germany

Paulo Tadeu Maia Cavali, M. D. Department of Spinal Surgery, Unicamp University, Campinas, Sao Paulo, Brazil

Michael A. Finn, M. D. Department of Neurosurgery, School of Medicine, University of Colorado, Aurora, CO, USA

Oliver Gonschorek, M. D. Department of Spine Surgery, Trauma Center, Berufsgenossenschaftliche Unfallklinik Murnau, Murnau, Germany

Frank Grochulla, M. D. Department for Spinal Surgery, Hospital for Orthopaedics, Trauma Surgery and Spinal Surgery, Euromed Clinic, Füth, Germany

Ulrich Hahn, M. D. Department for Trauma and Orthopedic Surgery, Medical Center Geldern, Geldern, Germany

Felix Hohmann, M. D. Department for Spine Therapy, Hessingpark Clinic, Augsburg, Germany

Annette Kienle, M. D., Ph. D. Mechanical Implant Testing, SpineServ GmbH & Co. KG, Ulm, Germany

Stefan Kroppenstedt, M. D., Ph. D. Department of Spinal Surgery, Center of Orthopedic Surgery, Sana Hospital Sommerfeld, Kremmen, Germany

Palaniappan Lakshmanan Consultant Spinal Surgeon, Sunderland Royal Hospital, Sunderland, UK

Robert Morrison, M. D. Department of Spine Surgery, Sana Hospital Rummelsberg, Schwarzenbruck, Germany

Jügen Nothwang, M. D. Department of Traumatology and Orthopedics, Rems-Murr-

Kliniken gGmbH, Schondorf, Germany

Luca Papavero , **M. D.** , **Ph. D.** Clinic for Spine Surgery, Schö Clinic Hamburg , Hamburg, Germany

Tobias Pitzen , **M. D.** , **Ph. D.** Department of Spine Surgery , SRH Klinikum Karlsbad-Langensteinbach, Karlsbad , Germany

Christoph Röer , **M. D.** , **Ph. D.** , **M. P. H.** Institute for Evaluative Research in Orthopaedic Surgery, University of Bern , Bern , Switzerland

Sebastian Ruetten , **M. D.** , **Ph. D.** Center for Spine Surgery and Pain Therapy , Center for Orthopaedics and Traumatology, St. Anna-Hospital , Herne , Germany

Khalid Saeed , **MBBS, FRCSI (Neurosurgery)** Department of Spinal Surgery , New Cross Hospital, The Royal Wolverhampton Hospitals NHS Trust , Wolverhampton , UK

Stefan Schäen , **M. D.** Department of Orthopaedic Surgery and Spine Surgery, University Hospital , Basel , Switzerland

Meic H. Schmidt , **M. D.** , **FACS** Division of Spine Surgery, Department of Neurosurgery , Clinical Neurosciences Center, University of Utah , Salt Lake City , UT , USA

Kirsten Schmieder , **M. D.** , **Ph. D.** Department of Neurosurgery , University Hospital Mannheim, University of Heidelberg , Mannheim , Germany

Werner Schmoelz , **Ph. D.** Department of Trauma Surgery and Sports Medicine Biomechanics , Medical University Innsbruck , Innsbruck , Austria

Christian Schultz , **M. D.** , **M. B. A.** APEX SPINE Center , Munich , Germany

Christoph J. Siepe , **M. D.** , **Ph. D.** Department of Spine Surgery, Schö Klinik Müchen Harlaching, Spine Center , Munich , Germany

Steffen Sola , **M. D.** Department of Neurosurgery , University of Rostock , Rostock , Germany

Uwe Vieweg, **M. D.** , **Ph. D.** Clinic for Spinal Surgery , Sana Hospital Rummelsberg, Schwarzenbruck, Germany

Karsten Wiechert , **M. D.** Department of Spine Therapy , Hessingpark Clinic, Augsburg , Germany

Michael Winking , **M. D.** , **Ph. D.** Department of Spine Surgery , ZW-O Spine Center, Klinikum Osnabrük , Osnabrük , Germany

Thomas Zweig , **M. D.** Institute for Evaluative Research in Orthopaedic Surgery, University of Bern , Bern , Switzerland

目　录

第一部分　脊柱外科概况

第1章　现代脊柱外科的定义与发展趋势 ··· 3
第2章　脊柱的手术稳定原理 ·· 7
第3章　脊柱外科的植入物材料 ··· 14
第4章　脊柱植入物的力学与生物力学测试 ·· 19
第5章　脊柱牵开器 ·· 23
第6章　影像和脊柱导航 ·· 30
第7章　外科显微镜在脊柱外科中的应用 ·· 37
第8章　内窥镜在脊柱手术中的应用 ·· 42
第9章　全内窥镜脊柱手术的器材 ·· 51
第10章　电子外科学 ·· 55
第11章　脊柱外科动力器械 ·· 60
第12章　骨移植和移植骨替代物 ·· 66
第13章　Spine Tango：在线与离线的脊柱病案归档流程 ··································· 72

第二部分　上颈椎前路手术

第14章　上颈椎前路手术技术和植入物概述 ·· 81
第15章　齿状突螺钉固定 ·· 84
第16章　前路经关节螺钉固定 $C_1 \sim C_2$ ··· 93
第17章　经口咽入路齿突切除术 ·· 98

第三部分　颈椎前路手术 $C_3 \sim C_8$（T_1）

第18章　外科手术技术与植入物概述 ·· 103
第19章　颈椎前路椎间盘切除融合术 ·· 112
第20章　单侧椎间孔切开术 ·· 119
第21章　颈椎前路椎间盘切除，椎间植骨融合钢板内固定术 ·································· 124
第22章　颈椎椎间融合器植入术 ·· 130
第23章　人工颈椎间盘置换术 ·· 138

第四部分　颈椎后路手术

第24章　手术技巧和内固定术综述 ·· 147
第25章　椎间孔切开术 ·· 152

第26章 椎板成形术 ···································· 155
第27章 使用钉棒系统进行枕颈固定 ···································· 160
第28章 经后路C_1～C_2关节突螺钉固定技术 ···································· 165
第29章 C_1～C_2（Harms）技术 ···································· 173
第30章 后路颈椎钉棒固定 ···································· 177

第五部分　胸椎前路手术

第31章 手术技术与植入物概述 ···································· 185
第32章 前外侧内窥镜固定术 ···································· 189
第33章 椎体置换 ···································· 195

第六部分　胸椎后路手术

第34章 外科技术和植入物概述 ···································· 203
第35章 胸椎内固定 ···································· 208
第36章 胸椎徒手置钉技术 ···································· 212

第七部分　腰椎前路手术

第37章 手术技术与植入物概述 ···································· 221
第38章 利用植骨或融合器的腹侧入路椎体间融合术 ···································· 227
第39章 全腰椎间盘置换 ···································· 240

第八部分　腰椎后路手术

第40章 手术技术与植入物概述 ···································· 251
第41章 脊柱内、外侧椎间盘微创切除术 ···································· 257
第42章 微创减压术 ···································· 269
第43章 椎间盘镜下手术 ···································· 274
第44章 经椎板螺钉固定术 ···································· 280
第45章 椎体成形术和后凸成形术 ···································· 284
第46章 胸腰椎和腰椎经椎弓根内固定术 ···································· 290
第47章 退行性脊柱侧凸的矫正 ···································· 296
第48章 脊柱滑脱的矫正 ···································· 302
第49章 微创单节段椎间融合内固定 ···································· 309
第50章 椎弓根螺钉内固定的骨水泥强化 ···································· 321
第51章 腰椎骨折的微创椎弓根螺钉内固定 ···································· 328
第52章 经椎间孔腰椎椎间融合术 ···································· 337
第53章 使用融合器的后路腰椎椎间融合术 ···································· 344
第54章 经骶骨螺钉内固定治疗包括完全滑脱在内的重度L_5～S_1滑脱 ···································· 352
第55章 导航下斜行腰椎椎间融合术（GO-LIF®） ···································· 358

第一部分　脊柱外科概况

第 1 章　现代脊柱外科的定义与发展趋势

Uwe Vieweg

1.1　引言

脊柱外科学属于手术医学领域。由于脊柱细长的形状和各部位不同的解剖特征，脊柱手术需要采取多种不同的手术方式。因脊柱病变部位和病理改变的不同，随着技术的改进，大量的脊柱术式应运而生，例如，显微镜和内窥镜下的椎间盘切除术、经皮内固定术、内窥镜引导下的内固定术、前后路联合脊柱重建术和动态内固定术（椎间盘和髓核置换术），也包括生物治疗方法（干细胞疗法、生长因子等）。脊柱外科是由骨科与神经外科专业结合的一个外科分支。脊柱外科不只是孤立的、高度专业化的学科，而是在全面治疗的框架下，融合其他领域治疗方法的优势，为患者提供多学科的脊柱治疗。

1.2　定义

脊柱外科是对脊柱疾病进行诊断和治疗的外科领域分支学科。该外科分支采用手术和非手术方法治疗脊柱疾患，以维持和恢复脊柱功能。脊柱手术治疗涉及脊柱各结构的疾病和损伤，可以解决很多脊柱问题。退行性疾病、外伤、不稳、畸形、感染和肿瘤等都可以通过手术进行治疗。从流行病学和卫生经济学的角度看，影响人体中轴结构的这类疾病，特别是退行性疾病，已经成为现代工业化国家卫生系统所面临的主要挑战之一。因此，脊柱手术的重要性可见一斑。大多数情况下，如果患者的症状在接受保守治疗后没有得到显著改善，则需要通过手术治疗修复解剖结构的病变或稳定脊柱。脊柱手术可由神经外科医生完成，也可由骨科和创伤科医生来实施。甚至放射科

医生（如椎体成形术、脊柱后凸成形术）或普通外科医生也可参与完成脊柱手术。最近涌现出了很多辅助脊柱手术的新技术，包括：

- 脊柱导航
- 透视
- 脊柱植入物
- 骨替代物、干细胞及生长因子
- 内窥镜
- 显微镜
- 神经生理监测
- 改良的固定装置及拉钩
- 高频手术

在美国，腰背痛是 45 岁以下人群活动受限的最常见原因，分别位列患者住院病因的第五和接受手术病因的第三[1-2,7]。美国是脊柱手术率最高的国家，但相比于其他大多数的手术，脊柱手术有着更大的地域性差异[1-2]。

1.2.1　脊柱学科的组织与协会

近年来，世界各地的外科医生成立了很多协会和学会，以促进脊柱外科的应用研究（表 1-1）。德国第一个脊柱学科组织——德国脊柱研究学会在 1955 年成立。2006 年，这一组织在德国慕尼黑与德国脊柱外科学会合并，并更名为德国脊柱学会（DWG）。北美脊柱外科学会（NASS，1984 年成立）是世界上最大的关于脊柱疾病诊断及治疗的学术组织。NASS 是一个多学科的医学组织，通过促进教育、研究和倡导，致力于培养循证医学指导下的符合伦理的脊柱治疗。NASS 现有 5000 多名会员，分别为来自于骨科、神经外科、物理康复科、神经内科、放射科、麻醉科、基础研究、物理治疗以及脊柱治疗专业等不同领域的专家。1998 年，EuroSpine［前欧洲脊柱学会（ESS），欧洲脊柱畸形学会（ESDS）］

在奥地利的因斯布鲁克成立。EuroSpine——欧洲脊柱学会（ES）旨在促进研究脊柱疾病的预防和治疗，涉及脊柱相关问题等领域的新知识与新观点的交流，并协调欧洲各国的工作，以期获得长远发展。欧洲脊柱学会在 EuroSpine 基金会的支持下开展了欧洲脊柱专家培训计划，旨在培养优秀的脊柱相关领域人才（见 EuroSpine 课程，www.Eurospine.org）。AO 基金会（Arbeitsgemeinschaft für Osteosynthesefragen，国际内固定研究学会，简称 AO）是 1958 年由瑞士的一批外科医生们建立的组织。该组织主要关注肌肉骨骼系统的疾病与损伤，经过多年的发展，现已成为极具影响力的世界性组织。AO 所有产品的市场分布和销售都是由其下属的辛迪思（Synthes）公司具体运作。2006 年 3 月，辛迪思公司从 AO 基金会买下了现有的辛迪思商标所有权。在 AO 的工业合作伙伴的支持下，AO 基金会中以 John Webb、Max Aebi 和 Paul Pavlov 牵头的一批脊柱外科医生，一直在努力争取脊柱外科在 AO 的独立地位。作为这一努力的最终结果，AO 脊柱国际学会在 2003 年 6 月正式成立。现在的 AO 脊柱学会有 4500 多名会员，来自于外科医生、研究人员和脊柱相关专业人士。美国脊柱外科委员会（ABSS）和美国脊柱外科学院分别成立于 1997 年和 1999 年。美国脊柱外科委员会侧重于质量保证、设立职业训练标准和颁发脊柱外科资质，而美国脊柱外科学院着重于鼓励、资助及授权开展适当的培训课程。其主要目标是为脊柱外科医生提供必需的教育和高级训练，通过促进持续高质量的课程来帮助社会大众和医学专业人员。如表 1.1 所示，如今世界上已经成立了相当多的脊柱外科组织，有些组织间还存在着竞争关系。这些

表 1.1　一些主要的国家和国际脊柱组织

组织名称	名称缩写	成立时间	总部所在地	成员数量	专业方向	官方网站	杂志及刊物
North American Spine Society	NASS	1984	布尔里奇/华盛顿，美国	>5000	骨科，神经外科，神经内科，放射学，基础研究	Spine.org	*The Spine Journal, The Spine Line*
AANS/CNS-Joint Neurosurgical Committee on Spine	AANS/CNS	2003	华盛顿，美国	>1430	神经外科	Spinesection.org	
American Board of Spine Surgery	ABSJ	1997	纽约，美国	—	神经外科，骨科	American Board of Spine Surgery.org	*Journal of American Board of Spine Surgery*
EuroSpine-Spine Society of Europe	EuroSpine	1998	苏黎世，乌斯特，瑞士	530	神经外科，骨科	Eurospine.org	*European Spine Journal*
Deutsche Wirbelsäulengesellschaft	DWG	2005	乌尔姆，德国	770	骨科，创伤学，脊柱外科，神经外科，内科，康复科，基础研究，麻醉学，疼痛管理等	DWG.org	*European Spine Journal*
AO Spine	AOSpine	2003	迪本多夫，瑞士	>4500	骨科，神经外科研究	AOSpine.org	*InSpine Evidence-Based Spine Surgery*
Cervical Spine Research Society	CSRS	1973	罗斯蒙特，伊利诺伊州，美国	>200	生物力学工程，神经内科，神经外科，放射学，骨科	CSRS.org	*The Cervical Spine, Lippincott Raven*
International Society for the Study of the Lumbar spine	ISSLS	1998	哥德堡，瑞典	>380	骨科，神经外科，神经内科，放射学	ISSLS.org	*The Lumbar Spine Lippincott Williams & Wilkins*
Scoliosis Research Society	SRS	1966	密尔沃基，美国	>1000	骨科，神经外科，其他	srs.org	
Association of European Research Groups for Spinal Osteosynthesis	ARGO	1996	斯特拉斯堡，法国	—	骨科，神经外科，放射学，神经内科，解剖学	Argospine.org	*ARGO Spine News and Journal EJOST*
The Spine Arthroplasty Society	SAS	1999	奥罗拉，伊利诺伊州，美国	1400	骨科，神经外科，基础研究，其他	SpineArthroplasty.org	*SAS Journal*

组织中，有的组织是非盈利、纯学术性的，有些则允许与企业或代表特定专业性利益的组织（董事会和学院）相关联。对于这其中的一些大同小异的学术组织来说，相互合并从而更有效地利用资源也许会是一个不错的选择。

1.3　脊柱外科的发展趋势

近年来，微创和（或）少创脊柱外科技术（MISS 和 LISS）以及非融合技术逐渐发展成为脊柱外科的两大发展趋势。在未来再生医学的发展中，像改善骨融合的干细胞疗法和椎间盘组织置换之类的多样化生物治疗手段可能会成为脊柱外科的下一个发展趋势（表 1.2）。

1.3.1　微创与少创脊柱外科技术

微创技术的出现极大地促进了以减少外科手术创伤为目的的技术发展。在门诊开展的经皮微创治疗已越来越流行，而微创 / 少创脊柱外科技术也已经在脊柱外科手术中牢牢占据一席之地。之所以称之为微创，其本质在于手术切口小，通常需要在内窥镜或者显微镜的辅助下进行手术操作。对于有些脊柱疾病，微创手术能降低普通开放手术所引起的一些并发症的发生率。MISS 和 LISS 轻柔、快速、高效且经济实惠。其优点在于出血少，切口小，降低术后疼痛，对皮肤和肌肉组织损伤小，术后恢复更快、更好，并且能使患者较早地恢复正常活动。采用特殊拉钩系统和现代植入物，在内窥镜辅助或者完全内窥镜下的操作可以完成经腹的脊柱手术。而采取经皮操作或应用特殊拉钩系统可以完成从背部入路的脊柱手术。

1.3.2　非融合技术

非融合技术的目的在于对脊柱进行固定的同时，保持一定的脊柱活动度和功能，并消除受损椎间盘所引起的疼痛。对于一些已经接受过脊柱融合手术

表 1.2　不同脊柱节段的手术入路与可行技术简表（减压、融合、非融合）

节段		前方入路			后方入路		
		减压	融合	非融合	减压	融合	非融合
$C_0 \sim C_2$	经口	切除齿状突	钢板	无	正中	椎板切除术和	棒–钉	无
	口外	椎体切除术	钢板	无	后外侧	半椎板切除术	钉–板	无
			经关节螺钉				经关节螺钉	
							钢丝	
$C_3 \sim C_7$	前外侧	椎间盘切除术	钢板	人工椎间盘	正中	椎板切除术和	棒–钉	椎板成形术
		椎间孔开放术	椎间融合器 /撑开器植入		后外侧	半椎板切除术	钉–板	
	椎体切除术	人工椎体置换				椎间孔开放术		
$T_1 \sim T_{12}$	胸骨切开术	椎间盘切除术	钢板	无	正中	椎板切除术和	钩–棒	无
	开胸手术	椎体切除术	椎间融合器 /撑开器植入			肋骨椎骨横突切除术	棒–钉	
	-经典		人工椎体置换			半椎板切除术		
	-小切口							
	-内窥镜							
$L_1 \sim S_1$	前方	椎间盘切除术	钢板	人工椎间盘	正中	椎板切除术	钉–棒系统	棘突间撑开器
		椎体切除术	椎间融合器	髓核置换	后外侧	半椎板切除术	螺钉	椎弓根螺钉系统
			人工椎体置换			椎间孔开放术	钉–板系统	表面置换系统
	前侧方	椎体切除术	钢板	髓核置换				
		椎间盘切除术	椎间融合器					
			人工椎体置换					

的患者来说，尽管融合本身很成功，但融合节段的相邻椎体和椎间盘可能会产生问题（即相邻节段退变）。这种情况通常在术后数年内出现。当脊柱节段融合后，其相邻节段的受力会增加，这也是采用椎间盘或髓核置换术以及动态固定术的原因。采用人工椎间盘的腰椎全椎间盘置换术是目前最为先进的非融合技术，此外，髓核置换术、后路动态固定和椎间撑开术等非融合技术亦用于临床。全椎间盘置换术的目的在于缓解由椎间盘退变引起的腰背痛及下肢疼痛，并恢复脊柱运动。人工椎间盘是一种由上、下两个基板连接构成的有转动轴或无转动轴的装置，这一结构允许不同范围内的活动。保留活动度的新技术——脊柱椎间关节成形术有显著的优点，包括维持活动和力学特性、恢复椎间盘高度及脊柱排列、显著减轻疼痛和预防相邻节段退变[3]。动态固定包括了实现椎间盘具有可控制运动的动态稳定的治疗方法[4]。借助植入韧带系统、基于椎弓根螺钉的系统、小关节置换系统和棘突间撑开装置等均可获得动态固定。

1.3.3　展望

脊柱导航领域的进一步发展，以及多种微创技术如部分经皮技术、新型植入物的应用，将引导脊柱外科的未来。融合技术和融合材料将有很大的变化。植入物会更多地采用各种部分可吸收的生物材料，微机电系统和生长因子或基因科技的应用也将成为日常临床的一部分。在更远的未来，可以更多地通过细胞生物学的手段进行椎间盘修复，从而替代机械装置的植入。而如今认为是致残的和严重的退行性椎间盘疾病，在将来可以通过注射软骨细胞的椎间盘再生，或者是应用抗分解代谢、非软骨源性分裂素、软骨形态发生素和细胞内调节因子等分子技术，通过早期组织修复手术得到切实可行的治疗[5-6,8]。此外，对抗退变过程本身的新技术亦会出现。这其中就包括通过长期给予分子药物以延迟甚至逆转退变过程的基因疗法。所有这些发展都意味着对各种脊柱疾病的

治疗都将逐渐变成更为个体化的治疗。未来将会出现个体化的脊柱手术，例如，在某些情况下采取坚强固定，另一些情况则可采用动态固定或保留脊柱功能的方法，甚至两者结合。为了培养未来的外科医生，医学训练应该包括脊柱外科的亚专科，以保证他们接受常规和专业脊柱外科方面的更高水平的培训[6]。由于脊柱疾病病例及其带来的问题不断增多，所导致的社会经济压力亦逐渐增大，这也促进了鉴别诊断方法和有效靶向治疗的进一步发展。随着人口平均寿命的提高和医疗资源的减少，这一压力会在未来几年内更为突出。未来脊柱外科需要依靠学科间的共同努力来防治脊柱疾病。未来的几十年内，这一领域向亚专业分化基本已成定局。亚专业学科的专业化发展将推动脊柱外科发展成为一门独立的专科。然而，未来的脊柱外科不应仅仅满足于作为一门分支学科继续发展，而应着眼于整体，努力发展成为专业性强、规范严格、多学科联合且能为患者提供多种脊柱治疗手段的独立专科。

（李威、郑帅　译）

参考文献

1. Praemer A, Furnes S, Rice DP (1992) Musculoskeletal conditions in the United States. AAUS, Rosemont, pp 1–99
2. Taylor VM, Deyo R, Cherkin DC, Kreuter W (1994) Low-back pain hospitalization: recent United States trends and regional variations. Spine 19:1207–1213
3. Shibata KM, Kim DH (2006) Historical review of spinal arthroplasty and dynamic stabilizations. In: Kim DH, Cammisa FP, Fessler RG (eds) Dynamic reconstruction of the spine. Thieme, New York/Stuttgart, pp 1–16
4. Freudiger S, Dubois G, Lorrain M (1992) Dynamic neutralisation of the lumbar spine confirmed on a new lumbar spine stimulator in vitro. Arch Orthop Trauma Surg 119:127–132
5. Kaech D (2008) Future perspectives in spine surgery. ArgoSpine News J 19:77
6. Vieweg U (2005) Stabilization in spine surgery-past, present, and future. BackUp 1:1–2
7. Debure A (1992) Modern trends in spinal surgery. J Bone Joint Surg Br 74:6–8
8. Deyo RA, Mirza SK (2006) Trends and variations in the use of spine surgery. Clin Orthop Relat Res 443:139–146

第 2 章　脊柱的手术稳定原理

Tobias Pitzen

2.1　引言

本章将首先阐述脊柱固定的力学基础——脊柱不稳的定义及相关问题，再简要介绍脊柱外、内固定的原理。作者将主要从病变部位和植入物的稳定效果两方面描述脊柱固定的原理。最后，作者将说明脊柱固定后患者的运动是如何受限的。

2.2　脊柱的稳定与不稳定

人的脊柱结构比较复杂，是由柔韧结构（韧带与椎间盘）和"刚性"结构（椎骨）连接构成的。脊柱的主要功能有：

1. 在各种各样的承重方式和情况下保持人的直立位。

2. 保护神经结构（包括神经根、脊髓）。

根据 White 和 Panjabi 的观点，脊柱稳定性的定义是：在生理负荷下，脊柱限制运动形式的能力，避免损伤或激惹脊髓和神经根，防止因结构改变引起的失功能性变形、疼痛或功能障碍[15]。与之相反，脊柱稳定性受到破坏称为脊柱不稳。因此，脊柱不稳定可能首先导致正常姿态的丢失（图 2.1），其次引起疼痛，进而造成神经结构损伤。脊柱不稳定时需要用脊柱固定来防治上述可能发生的情况。如果措施得当，脊柱固定可以将不稳定的脊柱变为稳定的脊柱。本章中，作者将（以其个人观点）阐述脊柱固定的主要原则。

2.3　如何诊断"脊柱不稳"

虽然上文对脊柱不稳作出了很好的定义，但要将其转化为可度量的距离和角度仍非易事[8,14]。特别是对于退行性疾病，要判断节段间的不稳情况更是难上加难。然而，对于脊柱肿瘤或外伤来说，判断一个节段是否不稳则更为明显，如：

- 椎体大范围缺损（图 2.1 和图 2.2）
- 楔形椎体,涉及 2 个或 3 个柱（Denis 所述）[1]
- 水平位移超过 3.5mm
- 成角大于 11°（图 2.1）
- 核磁共振（MRI）扫描诊断为椎间盘和韧带的破坏

上述几项均提示存在脊柱不稳，若同时合并局部疼痛或神经功能障碍则更具诊断价值。

2.4　与病变部位相关的脊柱固定

依照基本原则，对位于脊柱前部的任何病变（图 2.1 和图 2.2），最好的治疗是经前路的减压和固定；而对位于后部的任何病变（图 14.1），则最好采取后入路的减压和固定；若有多处病变导致复合的节段不稳,通常需要前后联合固定（图 2.3）。然而，也要注意这其中有很多例外。

2.5　脊柱固定开始步骤（外部稳定、序列重建、减压）

一旦怀疑或诊断脊柱严重不稳，则首先需要对

图 2.1　由于 L_2 大块缺损引起脊柱的后凸畸形，并导致后方韧带被破坏。（a）矢状位 MRI 扫描；（b）矢状位 CT 重建

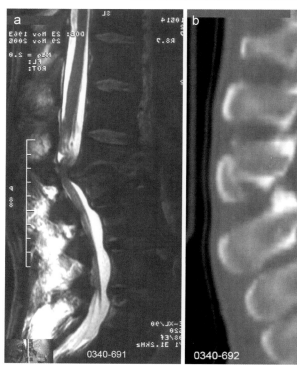
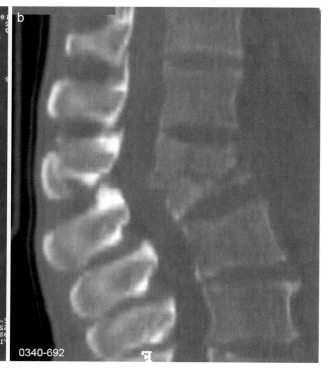

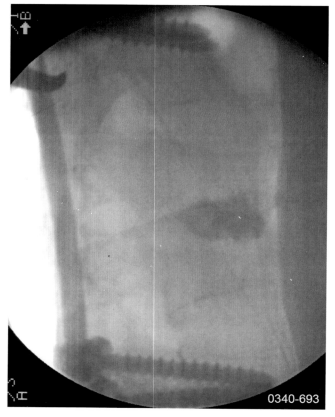

图 2.2　后路椎弓根螺钉-棒固定后，脊柱序列得到重建，至少暂时能够对抗屈伸、侧弯和轴向旋转等力矩。然而，由于造影剂提示前方缺损，应避免承受轴向载荷（如举起患者）

患者的脊柱进行制动（首先应采用体外制动，如制动垫、支具等），以提供外部稳定。然而请务必记住，任何形式的外部固定，甚至 Halo 架固定都会允许颈椎在一定程度内的活动[2]。对患者进行治疗的相关人员都应熟知患者的脊柱是否为不稳的情况，如果需要运送脊柱不稳的患者，例如，转运至手术室或术前准备时，必须要小心处理。

脊柱序列重建可以在闭合或开放术式下完成[7]。闭式操作通常包括颈椎牵引，这一操作可将外力通过固定夹具传递至头部[13]。此外，根据患者个人的损伤机制不同也可附以手法复位。手法复位将会使脊柱节段恢复或消除一定程度的倾角或旋转。然而，这样的操作总会存在椎体或椎间盘脱位导致脊髓受压的风险。因此，即使是在神经监测情况下，作者也不推荐闭式复位。依作者的观点，在对神经结构进行减压后再行开放式复位会更为安全。

2.6　脊柱内固定术

在对脊柱进行减压和复位后，一些植入物可以用来稳定脊柱。然而，正确选择固定方式并非易事。下面的内容将帮助读者了解如何选择合适的植入物

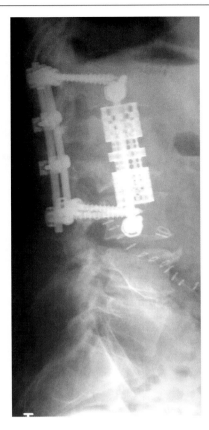

图 2.3　在置入椎间融合器并采用侧方棒-钉固定后，脊柱即可以承受轴向压缩力。此例中由于前后方均存在不稳，故采取了前后路结合的固定方法

以稳定脊柱本身。

2.6.1　后路脊柱固定的首选植入物

后路脊柱固定的首选植入物是关节突螺钉（用于颈椎）或椎弓根螺钉（脊柱通用），螺钉间由固定棒连接（棒与棒之间亦可通过横向连接杆固定）。不同类型的螺钉各有优缺点：椎弓根螺钉有着更大的拔出力，因而能够比关节突螺钉提供更好的三维固定，这也意味着椎弓根螺钉-棒系统的固定通常可以承受更高的载荷力[6]。但关节突螺钉-棒固定的机械强度通常已满足颈椎固定的需要，而椎弓根螺钉并发症的发生率比关节突螺钉高得多[5,12]。作为钉-棒结构外的固定，不同类型的钩或钢丝都可以用于固定脊柱节段，但现代钉-棒结构优越的力学性能是毋庸置疑的。对于脊柱后路稳定术，无论采用什么样的器械进行固定，最终都应具有抵抗屈伸、侧弯、

轴向旋转和牵拉等作用。同时，后路固定系统一般不用于抵抗轴向负荷或压缩。

2.6.2　前路脊柱固定的首选植入物

如果需要前路减压，那么则必须采用前路固定。如需切除椎间盘，可在椎体间植入三面皮质骨的骨块或椎间融合器，以取代被切除的椎间盘。对于退变性不稳定，还可以考虑使用人工椎间盘。如需切除椎体，同样可以植入三面皮质骨的骨块，或填充了植骨或植骨替代物的椎间融合器。椎间融合器和植骨块的主要作用在于抵抗压缩，提供前屈稳定性以及一定程度的侧弯和旋转稳定性，但在前纵韧带被切除的情况下则完全不能起到后伸稳定的作用。如果附加上前路钢板（或胸腰椎前路钉-棒固定），则具有后伸稳定的作用。即使所有的韧带都被损坏，前路采用椎间融合器和钢板，后路采用关节突螺钉-棒的固定也能够完全稳定脊柱[9]。不过我们也需要记住，对于交界区（特别是颈胸段和胸腰段）的脊柱不稳通常需要进行更长节段的固定（图2.4 和图 2.5）。

2.6.3　后路与前路固定

最基本的原则是，如果后方脊柱结构被破坏，通常应该选择脊柱后路稳定（图 2.1）。从图 2.2 我们可以明显地看到，在脊柱序列重建之后，后路固定已足以暂时使脊柱处于稳定状态。然而，图 2.2 的病变部位也明显波及脊柱前方，需要应用椎间融合器或植骨块和钢板从前方对脊柱进行固定。造影剂所显示的脊柱大块缺损需要用植入物桥接，以承受脊柱的轴向压力[4]（图 2.3）。再次强调，后路固定系统，如关节突螺钉-棒或更为牢固的椎弓根螺钉-棒固定系统，毫无疑问可以提供更好的三维稳定性（屈伸、侧弯及轴向旋转方向的稳定性）[11]。因此，若脊柱极度不稳，后路固定通常效果更佳。这也就是为什么对于极度不稳定的脊柱首先采取后路固定的原因。

然而，椎间前路固定（使用任何种类的椎间融合器或植骨块）在抵抗轴向载荷或压缩时提供了更好的稳定性。前路钢板能提供三维稳定性，尤其是在额外需要增加抵抗后伸载荷（如抬头）的

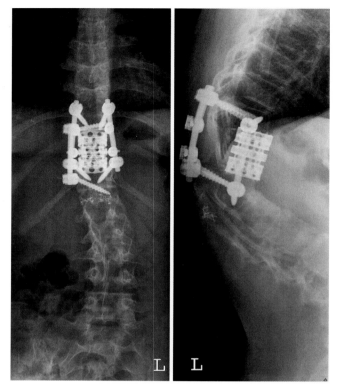

图 2.4　接受 T_{11} 全椎体切除术的 12 岁女孩的胸腰椎侧位和前后位 X 线片。在胸腰椎交界区采用椎间融合器，侧方钉-棒固定，后方钉-棒固定进行短节段稳定术，其结果是脊柱的矢状位和冠状位的外形均不能长期稳定

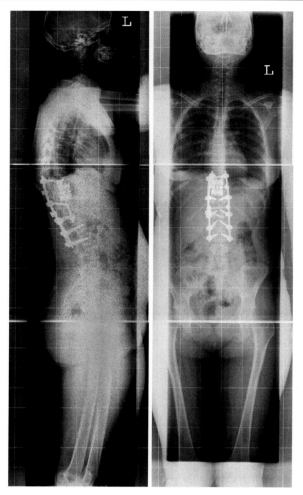

图 2.5　上一例脊柱前后路翻修后的全脊柱正侧位片。可见椎间融合器已可以承载全身的轴向载荷，钉-棒固定在三个维度上使脊柱达到稳定状态

稳定性时。总而言之，椎间隙内植入椎间融合器或植骨块可以很好地抗压缩，而前路钢板能提供后伸稳定性。

2.7　植入物的工作原理

后方固定系统（如椎弓根螺钉-棒系统或关节突螺钉-棒系统）可用于：
- 从各方向上（屈伸、旋转、侧弯）稳定脊柱节段。
- 但对压缩载荷无稳定作用。

前方椎间系统（椎间融合器、椎间盘假体）可用于：
- 传递两椎体间的轴向压力。
- 恢复单一或多个节段的高度。

- 防止后凸形成。
- 对节段间的前屈、旋转和侧弯起稳定作用（若前纵韧带被切除，则对后伸无稳定作用）。

前方钢板和前方螺钉-棒系统可用于：
- 增强椎间融合器的稳定性，在前纵韧带切除的情况下，提供显著的后伸稳定性。
- 防止椎间融合器脱出。

2.7.1　如何选择坚强、半坚强或动态内固定？

在采取坚强固定时，结构间不存在任何活动性，如前方颈段钢板固定的螺钉与钢板间不存在活动性。

与坚强固定相反，如果内固定结构之间存在一定活动度，则为半坚强固定，甚至动态固定系统。出于使内固定更为稳固的目的，对于脊柱极度不稳的患者，有的外科医生更倾向于选择坚强内固定。然而，以颈椎损伤模型为例，有证据表明动态钢板固定获得的三维稳定性足以与坚强固定的效果抗衡[3]。此外，动态钢板固定还具有显著缩短融合时间、降低并发症发生率的优点。但是，动态钢板固定后易出现脊柱矫正丢失的现象[10]。

2.8　短期固定与长期固定

上述内容介绍了短期脊柱固定的原则，然而需要记住的是，如果没有椎体间融合，这些植入物都可能会失去稳定作用（如折断、移位）。只有在固定椎体间出现骨桥连接，脊柱才能获得永久的稳定性（图 2-6）。自体植骨块可以从髂嵴或别处获取，从预显露的手术入路前方或后方植入。如果没有自体骨，可以使用一些骨替代物。应注意的是，植骨将会与患者的骨质直接接触，在骨愈合期间应该避免使用非甾体抗炎药和激素，并戒烟。

2.9　创伤机制

对脊柱创伤机制的分析有助于选择合适的固定方式。合适的固定方式可以抵抗引起损伤的力和力矩的作用，以稳定脊柱。这也就意味着我们需要了解创伤机制。举例来说，一名 38 岁的男性患者遭遇车祸，诉颈部严重疼痛，前额可见一小伤口。CAT扫描（矢状位重建，图 2.7）未见脊椎脱位或骨折，但 MRI 提示前纵韧带和椎间盘损伤（图 2.8）。这说明过伸（前额损伤）是导致椎间盘和前纵韧带损伤的主要原因。因此，必须切除椎间盘并在椎间植骨或置入椎间融合器。理想的固定必须提供后伸稳定性，例如前路钢板固定。由于此例中椎间盘必须替换，完整的固定形式是应用椎间融合器或植骨块，辅以前方钢板（图 2.9）。

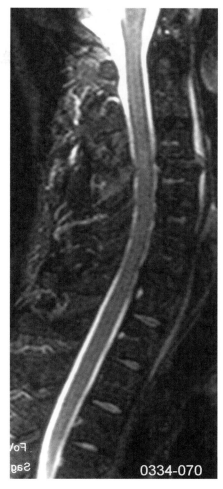

图 2.6　在 C_5 椎体替换后植入含有三面骨皮质的髂骨块，最终获得 $C_4 \sim C_6$ 的骨桥连接。骨桥连接可以使脊柱获得永久的稳定性

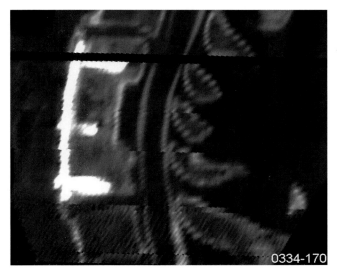

图 2.7　患者的颈椎 CAT 扫描结果。可见无骨性破坏

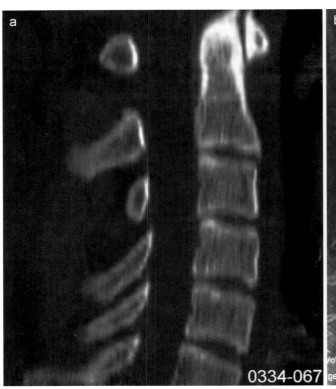

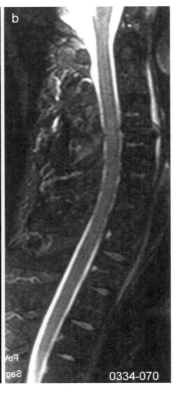

图 2.8　患者颈椎 CT（a）和磁共振（b）影像。可见前纵韧带和 C₃ ～ C₄ 椎间盘结构破坏

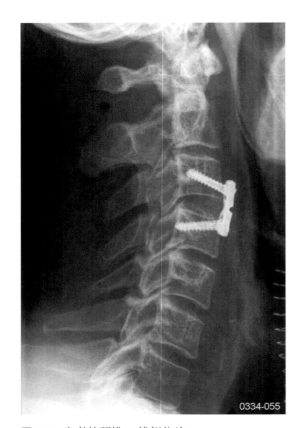

图 2.9　患者的颈椎 X 线侧位片

2.10　术后负重

在 CT 尚未显示骨性融合之前，应嘱患者自主活动时要小心。基于内固定力学知识，我们应了解"什么可以做，而什么不能做"。以下用两个例子说明：

1. 采用椎间融合器重建椎体的患者可以承受压缩。如果所有后方韧带完整，则前屈、侧弯和旋转运动不会有大的危险。但后伸的稳定性有限。辅以钢板可以增强后伸稳定性。

2. 对由于脊柱炎破坏了椎间盘和邻近椎体大部分结构的患者，应采用后路椎弓根螺钉–棒系统固定（图 2.2）。虽然这样的固定有很好的三维稳定性以及抵抗牵拉的作用，但不具抗压缩的稳定性。所以该患者不应行走或坐立，但脊柱可以转动。

因此，我们应该了解各类植入物的生物力学特点。

（李威、郑帅　译）

参考文献

1. Denis F (1995) The three column spine and its significance in the classification of acute thoracolumbar injuries. Spine 20:1122–1127
2. Dickmann CA, Crawford NA (1998) Biomechanics of the craniovertebral junction. In: Dickmann CA, Spetzler RF, Sonntag VKH (eds) Surgery of the craniovertebral junction. Thieme, New York, pp 59–80
3. Dvorak MF, Pitzen T, Zhu Q (2005) Anterior cervical plate fixation: a biomechanical study to evaluate the effects of plate design, endplate preparation, and bone mineral density. Spine 30:294–301
4. Goel VK, Clausen JD (1998) Prediction of load sharing among spinal components of a C5–C6 motion segment using the finite element approach. Spine 23:684–691
5. Kast E, Mohr K, Richter HP et al (2006) Complications of transpedicular screw fixation in the cervical spine. Eur Spine J 15:327–334
6. Kothe R, Rüther W, Schneider E et al (2004) Biomechanical analysis of transpedicular screw fixation in the subaxial spine. Spine 29:1869–1875
7. Ordonez BJ, Benzel EC, Naderi S et al (2000) Cervical facet dislocation: techniques for ventral reduction and stabilization. J Neurosurg 92:18–23
8. Panjabi MM, White AA, Johnson RM (1975) Cervical spine mechanics as a function of transection of components. J Biomech 8:23–32
9. Pitzen T, Lane C, Goertzen D et al (2003) Anterior cervical plate fixation: biomechanical effectiveness as a function of posterior element injury. J Neurosurg 99:84–90
10. Pitzen TR, Chrobok J, Stulik J et al (2009) Implant complications, fusion, loss of lordosis, and outcome after anterior cervical plating with dynamic or rigid plates: two-year results of a multi-centric, randomized, controlled study. Spine 34:641–646
11. Schmidt R, Wilke HJ, Claes L et al (2003) Pedicle screws enhance primary stability in multilevel cervical corpectomies: biomechanical in vitro comparison of different implants including constrained and nonconstrained posterior instrumentations. Spine 28:1821–1828
12. Sekhon LH (2005) Posterior cervical lateral mass screw fixation: analysis of 1026 consecutive screws in 143 patients. J Spinal Disord Tech 18:297–303
13. Sutton DC, Silveri CP, Cotler JM (2000) Initial evaluation and management of the spinal injury patient. In: Surgery of spinal trauma. Lippincott Williams & Wilkins, Philadelphia, pp 113–127
14. White AA, Johnson RM, Panjabi MM (1975) Biomechanical analysis of clinical stability in the cervical spine. Clin Orthop 109:85
15. White AA III, Panjabi MM (1990) Clinical biomechanics of the spine, 2nd edn. JB Lippincott, Philiadelphia

第3章　脊柱外科的植入物材料

Werner Schmoelz

3.1　引言

　　一般来说，骨科应用的生物材料可以分为三类：金属、陶瓷和聚合物。理想的骨科植入物材料特性，应该是具有近似于骨皮质的低弹性模量、高耐磨性、高强度、高耐腐蚀性、高韧性和高延展性。然而没有任何一种材料具备上述性质。况且，低弹性模量和高强度还是一对相互矛盾的特性。因此，应依据具体的需求选取最能突出其特性的材料来制备植入物。这也就导致在一种植入物里混合使用多种不同的材料，以尽可能满足不同的应用需求。在20世纪，脊柱植入物主要由金属或合金制成，如不锈钢、钛金属和钛-铝-钒合金等。近年来，非金属生物材料领域的发展使新材料［如PEEK（聚醚醚酮）和复合材料等］得到应用。

3.2　定义

　　从广义上说，骨科植入物材料属于生物材料范畴。对于生物材料的定义现已获得专家共识，即医疗器械装置中所应用的、以与生物体相互作用为目的的一种无自生能力的材料[12]。

　　通常来说，骨科手术中应用的生物材料可以分为三类：金属、陶瓷和聚合物。骨科理想的材料特性应符合以下几点：接近皮质骨的低弹性模量、高耐磨性、高强度、高耐腐蚀性、高韧性和高延展性。然而在现实中没有任何一种材料的性质能够面面俱到，况且上述的低弹性模量和高强度还是一对互相矛盾的特性。因此，选择植入物时，应依据具体的需求选取最能突出其特性的材料。

　　这也就要求在一种植入物里混合使用多种不同的材料，以尽可能满足应用的需求。在20世纪，脊柱植入物主要由金属或合金制成，如不锈钢、钛金属和钛铝钒合金等。近年来，非金属生物材料领域的发展使得新材料（如PEEK和复合材料等）的应用逐渐得到推广。

3.3　物理特性

3.3.1　强度

　　材料抵抗外界应力的能力称为强度。屈服强度是指材料发生塑性变形时在应力-应变曲线上的屈服点。对不同的外加应力（压缩、拉伸、剪切），材料的强度亦不同。对于大多数骨科植入物来说，疲劳强度是材料的各项标准中最为重要的一条，即在循环载荷中承受交变应力的能力，这在患者术后的日常活动中显得尤为重要。由于金属材料的强度由其微结构决定，所以在生产过程中对金属的处理（铸造、锻造、退火等）均会影响其强度。

3.3.2　柔性：弹性模量

　　弹性模量描述了物体承受应力与所产生形变程度的关系，由应力-应变曲线的线性斜率决定。为使应力遮挡最小化，植入物的弹性模量应在皮质骨弹性模量的范围之内。

3.3.3　抗腐蚀性

　　所谓腐蚀，是指材料与周围组织产生电化学反应，进而被降解成构成材料的原子状态。人类的体液环境对金属本身非常不利，因此，抗腐蚀能力也是植入材料生物相容性中很重要的一项指标。抗腐蚀

氧化膜遭破坏后金属表面会被腐蚀出许多点状的凹坑,称为麻点腐蚀。缝隙腐蚀可由局部化学反应引起,主要发生在脊柱内固定的棒/钉或钢板/螺钉连接处[11]。此外,还有电偶腐蚀,指的是电极电位不同的两种金属与体液构成原电池,进而对金属产生的腐蚀作用。

3.3.4　高耐磨性

由相互接触的两个表面之间的相对运动导致的材料损耗称为磨损。与上述的腐蚀相比,磨损则是由机械运动引起的。表面的接触运动导致材料以细小颗粒的形式损耗(图 3.1)。磨损微粒引起的炎症反应可导致局部骨量减少,从而对内固定物的稳定性产生负面影响(图 3.2)。总的来说,载荷增加会增大磨损度,而摩擦表面的硬度增大会减小磨损度。

3.3.5　生物相容性

一般来说,生物相容性是指使材料在特定应用中不产生过度宿主反应的能力[12]。对骨科植入物,可以理解为对植入的非人体组织的生物相容能力。需要注意的是,因为器械可能由多种材料制成,所以生物相容性是对特定材料而不是特定器械而言的。

3.4　常用的植入物材料

大多数用于骨骼重建的骨科植入物(例如钢板、螺钉、棒、关节假体等)都由金属材料制成。这是因为金属能承受高强度及动态的载荷。为了增强植入物固定强度和(或)细胞长入速度,与骨质的接

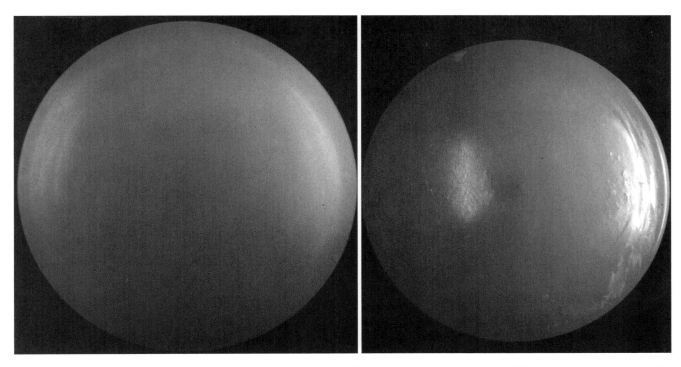

图 3.1　经模拟磨损测试后的全椎间盘置换假体的聚乙烯(PE)核心。左图:未施加载荷的对照样本,右图:载荷的测试样本右侧出现环形磨损

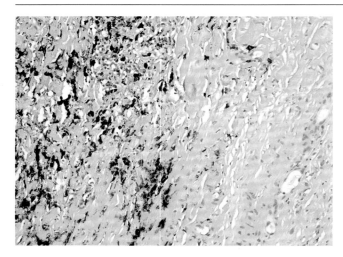

图 3.2 植入物附近的金属磨损颗粒引起的组织反应

触面可制成粗糙的、预涂层处理的或特制多孔涂层等形式。

表 3.1 中摘录了常用植入物的材料特性并与皮质骨进行了对比。有关化学组成和附属材料特性的更多资料请参阅参考文献。

3.5 金属

绝大多数的脊柱植入物（螺钉、棒、钩、人工

椎体等）都以金属材料制成。金属内固定物具有较高的拉伸、压缩、剪切性能和疲劳强度，生物相容性好，耐腐蚀，耐磨，符合骨外科植入物所需的承载能力。合金的柔韧度和强度与制造过程（铸造、冷和热锻）有关。材料特性还可以通过进一步的热处理（退火）而加强。金属的耐磨性可以通过渗氮法和离子注入等方式进行处理而得到增强。

3.5.1 不锈钢

最常用的不锈钢是 316L（ASTM F138、F139）。其成分中含铁、碳、铬、镍和钼。降低合金的含碳量，能增强其抗腐蚀性。不锈钢材料制成的钢板、椎弓根固定系统和螺钉一直沿用至今。近年来，钛金属以其更好的生物相容性而得到广泛关注。然而，不锈钢植入物有性价比高的优势，仍在世界范围内广泛应用。

3.5.2 钴铬合金

最常用的钴铬合金是钴–镍–铬–钼（CoNiCrMo，ASTM F562）和钴–铬–钼（CoCrMo，ASTM F75）两种。铬可以增强其抗腐蚀性，钼能增加合金强

表 3.1 植入物的材料力学性能

材料	ASTM	弹性模量（GPa）	屈服强度（MPa）	极限强度（MPa）
金属				
不锈钢[3]	F55，F56，F138，F139	190	331 ~ 1213	586 ~ 1350
钴铬合金[3]	F75，F562	210 ~ 232	448 ~ 1500	951 ~ 1795
钛合金				
CPTi[2]	F67	110	485	760
Ti-6Al-4V[3]	F136	116	896 ~ 1034	965 ~ 1103
Ti-35Nb-7Zr-5Ta[4]	—	55	596	
高聚物				
PMMA[9]	F451-99	1.8 ~ 3.3	35 ~ 70	38 ~ 80
PEEK[5-6]	F2026-02	3.6 ~ 13	12 ~ 60	70 ~ 208
UHMWPE[8]	F648	0.5 ~ 1.3	20 ~ 30	30 ~ 40
陶瓷				
氧化铝[7]	F603-83	380	310 ~ 3790	310 ~ 3790
氧化锆[5]	F1873-98	201	420 ~ 7500	420 ~ 7500
皮质骨[1,10]	—	12 ~ 20	114	133 ~ 205

（译者注：ASTM designation：美国材料试验学会标准编号）

度、硬度、生物相容性和抗腐蚀性。鉴于这些特性，这一材料常被用于关节置换和固定骨折等需要较长寿命的植入物上。然而，由于镍的含量较高，CoNiCrMo 合金的磨损颗粒可能会引起中毒。

3.5.3 钛合金

钛金属在骨科植入物材料中的首次应用可以追溯到 20 世纪 30 年代。商业用纯钛（CPTi，ASTM F67）和钛合金（Ti-6Al-4V，ASTM F136）是两种最常用的钛基金属材料。钛合金由于有更稳定的氧化膜保护，其生物相容性和耐腐蚀性都比不锈钢和钴铬合金要好。钛合金的弹性模量大致是不锈钢和钴铬合金的一半，与骨质更接近；而其强度则大于不锈钢。但由于钛合金的耐磨性较钴铬合金差，因此，一般不被作为轴承材料。

钛基合金的优势是其在 CT 和 MRI 中的伪影较小。目前，研究者们正尝试进一步降低钛基合金的弹性模量，使其与皮质骨的弹性模量更为相近。

3.6 陶瓷

陶瓷具有高耐磨性、低摩擦系数和很好的生物相容性，但其断裂韧性较低。因此，这种材料主要用来制作关节假体的轴承面。在全髋关节置换中最常用的陶瓷材料是氧化锆（ZrO_2）和氧化铝（Al_2O_3）。在骨科中应用的其他形式的陶瓷，如羟基磷灰石和玻璃陶瓷则可作为植入物的涂层。

3.7 高分子聚合物

纵观医学应用的各个方面，高分子聚合物是其中最多见的一类生物材料。在骨科植入物的应用中，选择特定高分子聚合物时所需考虑的最关键特性是屈服强度、磨损率和抗蠕变性。

3.7.1 聚乙烯（PE）

超高分子量聚乙烯（UHMWPE）有摩擦系数低、磨损率低和抗蠕变的优点，因而成为了全关节置换中最常用的轴承材料。聚乙烯材料首先由 J. Charnley 应用于全髋关节置换，其后全膝关节置换亦采用了这一材料，现已应用于全椎间盘置换术中。

3.7.2 聚甲基丙烯酸甲酯（PMMA）

PMMA 更广为人知的商标是 Plexiglas（宝克力®，译者注）。在骨科领域，PMMA 首先被应用于髋关节成形术中，以固定股骨柄和髋臼。如今，可注射的 PMMA 骨水泥的黏稠度已可根据不同应用要求而调节。其特点在于高抗蠕变性和良好的屈服强度，并能与周围骨组织形成结构性的界面。在脊柱外科中，这一材料被应用于椎体成形术和后凸成形术，对于一些骨质疏松的患者还可以用来辅助固定椎弓根螺钉。

3.7.3 聚醚醚酮（PEEK）

PEEK 最初为工程应用而发明，并在航空和汽车工业上广泛应用。在 20 世纪末，这一材料被引入生物材料领域。PEEK 复合材料的力学特性可以通过向其中添加碳纤维而进行调整，从而达到比钛合金还要理想的效能。在脊柱固定中，PEEK 及其复合材料常用于制造椎间融合器，以及一些椎弓根螺钉和内固定棒。因其具有射线可透性，在术后评价骨性融合情况时，影像学上不会出现类似金属植入物所形成的伪影。

（李威、郑帅 译）

参考文献

1. Ashman RB, Cowin SC, Van Buskirk WC et al (1984) A continuous wave technique for the measurement of the elastic properties of cortical bone. J Biomech 17:349–361
2. Breme J, Biehl V (1998) Metallic biomaterials. In: Black J, Hastings G (eds) Handbook of biomaterial properties. Chapman & Hall, London, pp 135–213
3. Brunski JB (2004) Classes of material used in medicine. In: Rater BD, Hoffmann AS, Schoen FJ, Lemons JE (eds) Biomaterials science: an introduction to materials in medicine. Elsevier/Academic, London, pp 137–153

4. Geetha M, Singh AK, Asokamani R et al (2009) Ti based biomate-rials, the ultimate choice for orthopaedic implants – a review. Prog Mater Sci 54:397–425

5. Hallab NJ, Wimmer M, Jacobs JJ (2008) Material properties and wear analysis. In: Yue JJ, Bertangnoli R, McAfee PC, An HS (eds) Motion preservation surgery of the spine. Saunders/Elsevier, Philadelphia, pp 52–62

6. Kurtz SM, Devine JN (2007) PEEK biomaterials in trauma, ortho-pedic, and spinal implants. Biomaterials 28(32):4845–4869

7. Li J, Hastings G (1998) Oxide bioceramics: inert ceramic materials in medicine and dentistry. In: Black J, Hastings G (eds) Handbook of material properties. Chapman & Hall, London, pp 340–354

8. Park J, Lakes RS (2007) Biomaterials – An introduction, 3rd edn. Springer Science+Business Media, New York

9. Polymers: a property database. http://www.polymersdatabase.com/. Accessed 2010

10. Reilly DT, Burstein AH (1974) Review article. The mechanical properties of cortical bone. J Bone Joint Surg Am 56:1001–1022

11. Vieweg U, van Roost D, Wolf HK et al (1999) Corrosion on an internal spinal fixator system. Spine 24:946–951

12. Williams DF (1986) Definitions in biomaterials. In: Proceedings of a consensus conference of the European society for biomaterials, Chester, 3–5 March 1986. Elsevier, New York

第 4 章　脊柱植入物的力学与生物力学测试

Werner Schmoelz, Annette Kienle

4.1　引言

力学与生物力学测试可就脊柱植入物的安全性、有效性及功能提供重要信息，主要包括静态和动态测试。力学测试应该按标准测试程序进行，或在某些情况下按非标准测试方法处理，而生物力学测试则应依照文献公认的方法进行，仅在动态测试时可采用个体化测试方法。测试应该力求标准化，使不同实验室的测试结果可直接进行比较。然而，鉴于标准化加载通常简化了在体情况，应该考虑添加更符合生理条件的测试，并使其成为将来标准测试的方法。力学测试主要用于评价植入物的安全性，而有效性及功能的评价则需要生物力学测试。通常根据每种植入物的设计、材料、功能和适应证的不同来进行具体的力学及生物力学测试。总之，力学测试可分为静态测试和动态疲劳测试以及特殊类型的测试，如磨损或腐蚀测试。生物力学测试侧重于与生物组织相互作用的准静态及短期动态的测试。

4.2　力学测试

4.2.1　静态测试

几乎所有的新型植入物都需要接受静态力学测试。以人工椎间盘为例，如果不经过静态压缩、沉降、蠕变、脱位和脱出测试，则无法获得认可。压缩和沉降测试可参照美国材料试验学会（ASTM）标准[3-4]，而蠕变、脱位和脱出测试则需按个性化测试方案进行。ASTM F 2077 及 ASTM F 2346 标准建议采用静态轴向压缩加载直至破坏的方法来测试椎间植入物的强度[4]（图 4.1）。这一标准化加载方法可实现不同实验室测试数据之间的比较，但

是其测试结果很难解读，因为单轴加载并不能反映脊柱所承受的正常和多方向的载荷。由于尚无客观的安全标准，我们不得不将测试结果与其他同类植入物进行对比。遗憾的是，科学文献中鲜见此类数据，而监管机构的数据库又大多是非公开的。因此，新植入物通常需要与一种在形状、材料、适应证等方面与其相似，且已获准的装置进行直接比较。如果没有这类装置的比较，其测试结果可以基于科学文献来评价，但这要求测试实验室有研究基础。

ASTM 或 ISO 标准并没有涵盖植入物安全性评价所需的所有测试程序，例如，人工椎间盘的脱出试验就不在其中，那么就需要个性化测试方法。测试方法的差异导致在比较不同实验室之间的测试结果时更为复杂。从另一个角度讲，非标准化的测试方法可以满足植入物的个体化评价需求，反映脊柱的生理载荷环境，从而加强测试结果的针对性。

4.2.2　动态疲劳测试

反复循环加载的动态测试可以评价植入物失败的风险。ASTM F 1717 标准推荐的椎体切除损伤模型常用于新后路稳定装置的评价[1]（图 4.2）。以两个超高分子聚乙烯块模拟椎体，在两"椎体"之间的空缺区域以代表完全切除的中间椎体。植入物跨越空缺区域，承受两个"椎体"间的所有载荷，以此模拟极端的最差状态。由此所得的失效载荷（即植入物断裂之前可耐受的最大载荷）小于在体的失效负荷。因此，与静态测试相同，有可比较的数据是十分必要的。对于脊柱前 / 后路稳定系统而言，建立椎体切除模型仍较为理想；但对于保留部分活动的半刚性内固定来说，则不能采用该模型，因其固定仍依赖前方的支撑。一种新的 ISO 标准可以满

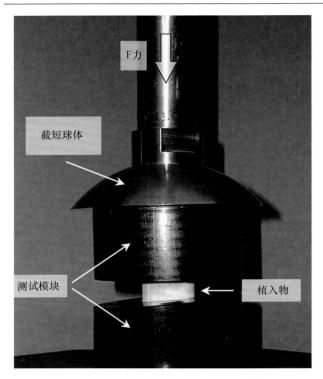

图 4.1 ASTM F 2077 标准轴向压缩测试装置[2]。通过截短球体及代表邻近椎体的两个模块对植入物施加单轴载荷

足这一要求[9],该标准采用弹簧来模拟前方支撑(图4.2)。由于其更符合生理性加载特点,因此,也有助于解读测试结果。这些测试标准仍在进一步完善中,以期同样适用于其他保留运动的植入物评价,如小关节或髓核的置换。

除测试装置以外,循环加载的次数也需要适应于在体情况。循环加载的次数通常在 250 万～1000 万次。对于植入人体仅数周或数月的植入物,循环加载次数为 250 万次,而对于像人工椎间盘这类"永久性"植入物,循环加载次数为 1000 万次。一般认为,500 万次循环加载代表植入人体 2～2.5 年的负载情况[1-2]。1000 万次循环"极端"加载则等同于 80 年的体内磨损情况。遗憾的是,这方面的研究数据仍很少[5]。

4.3 生物力学测试

4.3.1 准静态柔性测试

离体生物力学测试可评价植入物术后即时效果

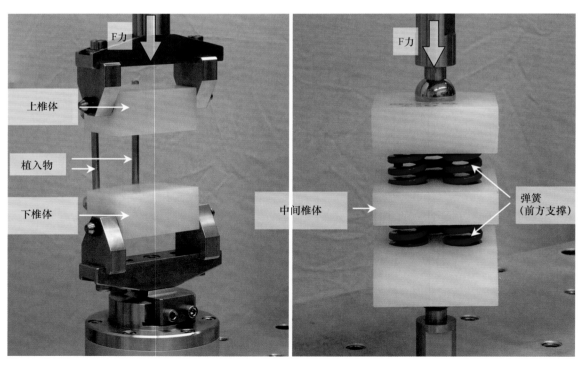

图 4.2 左图:ASTM F 1717 标准化椎体切除模型[1],植入物跨过两"椎体"之间的空缺部分(切除椎体);右图:ISO/FDIS 12189 标准化测试[9],未切除中间椎体,采用弹簧来保证前方支撑(该图中看不到植入物,因为植入物在整个模型的后方)

和治疗节段处脊柱器械的功能，一般都应当按脊柱植入物测试推荐的使用纯力偶加载[12,17]。多个研究团队在不同的装置上实施了纯力偶加载的概念。即在一个主要运动平面（侧弯、屈伸和轴向旋转）中引入旋转运动，同时保留在其他 5 个自由度上的自由运动（图 4.3）；加载过程中，通过六轴载荷传感器和三维运动分析系统持续记录弯曲力矩和节段间运动。评价所用器械生物力学效能的标准参数包括运动范围（ROM）和中性区（NZ）两个方面。与完整节段相比，固定节段的载荷传递及其变化可以通过测量椎间盘内压力[15-16]或内固定棒[6,14]的应力来表示。为了进行更为生理性的脊柱加载，可以在测试装置上施加轴向预载荷，以代表上肢体重和（或）肌力对脊柱的作用[13]。在相关文献中，这种加载被称为"跟随力"。然而，跟随力的实施仍然存在部分缺陷，这是因为主观地设置跟随力

将产生剪切应力。而且不论是否有跟随力的加载，运动范围及中性区所反映出的脊柱器械固定效果大多相同，但绝对值有所不同[11]。因此，为了使在不同实验室用不同脊柱固定器械的测试结果具有可比性，各实验室均应采用纯力偶的加载方法，在此基础上再进行其他形式的加载。为了弥补测试标本间的差异，凸显不同器械固定后脊柱节段运动范围的差异，通常的做法就是归一化，即以与正常节段运动范围的百分比表示固定后节段的运动范围。

4.3.2　植入物动态松动

基于液压伺服材料试验机的各种自制的试验装置用于评价脊柱器械的远期效果和功能（图 4.4）。这些装置被用于研究植入物的锚定以及通过反复多

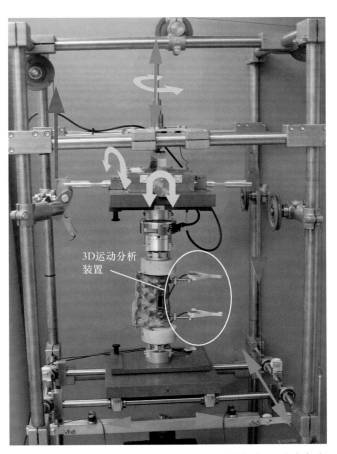

图 4.3　特制的纯力偶加载测试台。绿色箭头表示平移自由度，黄色箭头表示旋转自由度，红色箭头代表产生纯力偶的配对力

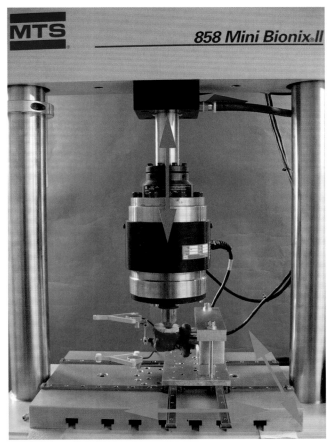

图 4.4　导致椎弓根螺钉松动的试验测试装置。绿色箭头表示平移自由度，红色箭头表示施加载荷

次加载引发植入物–骨界面的松动，这在骨质量降低患者的治疗中尤为引人关注。一般来说，生物力学测试通过周期性力控制加载方式来诱发植入物的断裂或松动，这种加载方式模拟了数天至数月的在体负荷情况。不同的加载方法都可以加速模拟体内植入物–骨界面的松动或破坏的发生。恒定力作用在不同位置，或阶跃力作用在同一部位均是经常采用的方法[7]。为了诱发植入物松动和证明循环加载次数与骨密度之间的相关性，持续增加力控制的加载方式[8]最适于评价各种固定的植入物锚定和螺钉的设计。

（林周胜、邹琳 译）

参考文献

1. ASTM F1717-11A (2011) Standard test methods for spinal implant constructs in a vertebrectomy model. Current edition approved July 1, 2011. Published July 2011, pp 1–20

2. ASTM F2077-11 (2011) Test methods for intervertebral body fusion devices. Current edition approved July 15, 2011. Published August 2011, pp 1–9

3. ASTM F2267-04 (Reapproved 2011) (2011) Standard test methods for measuring load induced subsidence of intervertebral body fusion device under static axial compression. Current edition approved Dec. 1, 2011. Published January 2012, pp 1–7

4. ASTM F2346-05 (Reapproved 2011) (2011) Standard test methods for static and dynamic characterization of spinal artificial discs. Current edition approved Dec. 1, 2011. Published January 2012, pp 1–10

5. ASTM F2423-11 (2000) Standard guide for functional, kinematic and wear assessment of total disc prostheses. Current edition approved July 1, 2011. Published August 2011, pp 1–9

6. Cripton PA, Jain GM, Wittenberg RH et al (2000) Load-sharing characteristics of stabilized lumbar spine segments. Spine 25:170–179

7. Disch AC, Knop C, Schaser KD et al (2008) Angular stable anterior plating following thoracolumbar corpectomy reveals superior segmental stability compared to conventional polyaxial plate fixation. Spine (Phila Pa 1976) 33:1429–1437

8. Ferguson SJ, Winkler F, Nolte LP (2002) Anterior fixation in the osteoporotic spine: cut-out and pullout characteristics of implants. Eur Spine J 11(6):527–534

9. ISO 12189:2008(E) (2008) Implants for surgery – Mechanical testing of implantable spinal devices – Fatigue test method for spinal implant assemblies using an anterior support. Published 29 Feb 2008, pp 1–19

10. Kettler A, Schmoelz W, Shezifi Y et al (2006) Biomechanical performance of the new BeadEx implant in the treatment of osteoporotic vertebral body compression fractures: restoration and maintenance of height and stability. Clin Biomech (Bristol, Avon) 21(7):676–682

11. Niosi CA, Zhu QA, Wilson DC et al (2006) Biomechanical characterization of the three-dimensional kinematic behaviour of the Dynesys dynamic stabilization system: an in vitro study. Eur Spine J 15(6):913–922

12. Panjabi MM (1988) Biomechanical evaluation of spinal fixation devices: I. A conceptual framework. Spine 13:1129–1134

13. Patwardhan AG, Havey RM, Carandang G et al (2003) Effect of compressive follower preload on the flexion-extension response of the human lumbar spine. J Orthop Res 21:540–546

14. Rohlmann A, Bergmann G, Graichen F et al (1997) Comparison of loads on internal spinal fixation devices measured in vitro and in vivo. Med Eng Phys 19:539–546

15. Schmoelz W, Huber JF, Nydegger T et al (2006) Influence of a dynamic stabilisation system on load bearing of a bridged disc: an in vitro study of intradiscal pressure. Eur Spine J 15:1276–85

16. Wilke HJ, Neef P, Caimi M et al (1999) New in vivo measurements of pressures in the intervertebral disc in daily life. Spine 24:755–762

17. Wilke HJ, Wenger K, Claes L (1998) Testing criteria for spinal implants: recommendations for the standardization of in vitro stability testing of spinal implants. Eur Spine J 7:148–154

第 5 章　脊柱牵开器

Luca Papavero

5.1　引言

外科牵开器能够持续、充分地显露手术部位，但不可避免地会压迫被牵开的组织，增加组织压力，从而减少组织的血流灌注。组织缺血性损伤的程度随着手术时间的延长及局部组织压力的升高而加重。如果短时间内未能及时建立有效的血液循环，这类缺血性损伤可使受压组织产生永久性损伤。不同部位的组织耐受缺血的时间不同，脑组织仅有数十秒，而肌肉组织则可达数分钟甚至更长。为解决这一问题，术者必须在手术过程中反复去除或减轻牵开器的压迫。管状牵开器经肌间隙牵开组织，减轻了对肌肉的压迫程度，MRI 图像证实其术后肌肉损伤程度较轻，术后镇痛药的使用也明显减少，在某些脊柱手术中具有重要的应用价值。射线可透性牵开器不但可充分显露手术视野，而且不影响 X 线成像，方便术中 X 线影像系统的使用，使骨骼解剖结构的显像更加清晰。

5.2　定义

大多数自动牵开器由一细长的齿条和两条牵开臂组成，其中一条为固定牵开臂，另一条为可动牵开臂。两条牵开臂通常垂直于齿条。通过转动作为扭矩杆的曲柄启动齿轮传动装置，使可动臂沿齿条滑动。撑开叶片通常附着于牵开臂的下方。自牵开器被发明以来，将两个或两个以上的牵开臂撑开的基础设计和原理一直沿用至今。有研究

采用大鼠模型分析了肌内压升高、肌内血流降低以及腰痛的关系。该模型用一个气囊模拟牵开器，增加腰椎旁肌内压以减少其血流[1]。与假手术组相比，在植入气囊后第一天，肌内压显著升高，肌内血流降低，L_1 背根神经节中调节疼痛的 P 物质也显著升高。与正常腰椎旁肌肉相比，植入气囊 1 小时后出现肌肉纤维水肿。在植入后第 1、7 和 28 天，肌肉纤维均表现出水肿、炎症细胞浸润以及明显萎缩。长时间使用自动牵开器可导致肌肉收缩功能下降，瘢痕组织增加，并出现术后肌肉功能障碍[2]。

肌肉损伤与腰椎间盘手术中肌肉的牵拉、放松时间密切相关[3]。研究提示，腰椎椎板切除术中，如果肌肉牵拉时间超过 60 分钟，术后 6 个月时腰痛 VAS 评分、ODI 和 SF-36 残疾评分结果显著变差；但是没有明确证据表明各项预后指标与牵开器类型、手术医师以及伤口长度间存在联系[4]。以上资料均来自标准牵开器。有作者同时利用尸体标本和临床研究比较经棘突旁置入的开放式牵开器和经肌间隙置入的管状牵开器的效果，发现后者可以明显降低腰椎旁肌肉内压。此外，MRI 发现管状牵开器手术组的肌肉水肿在术后 6 个月明显低于其他组[5]。在微创腰椎间盘切除术中，如果使用经肌间隙置入的管状牵开器，其术后镇痛药的用量明显低于经棘突旁放置开放式牵开器的术后用量[6]。

5.3　分类

鉴于牵开器种类繁多，且随着脊柱手术的发展不断改进，目前尚无完整分类标准。在此试行以下分类方法：

（a）固定机制

1. 手持固定

2. 自动固定

3. 手术台固定

（b）X 线穿透性

1. 不透 X 线（不锈钢）

2. 半透 X 线（钛、铝）

3. 全透 X 线（PEEK、碳）

（c）肌肉 / 骨接触

1. 经骨膜下

2. 经肌肉间

（d）解剖区域

1. 颈椎

2. 胸椎

3. 腰椎

（e）手术入路

1. 前路

2. 旁路

3. 后路

当然，按以上分类方法，一种牵开器可同时属于多种类型。个别术者喜欢在经肌间隙置入腰椎椎弓根螺钉时选择前路颈椎手术的牵开器。另外，管状牵开器的设计初衷是用于腰椎间盘突出手术，目前也在前路齿突螺钉置入的微创手术中得以充分应用[7]。

5.4　临床实例

若仅凭各类牵开器最突出的特性来进行选择，其选择范围非常有限。本章中所列举的例子来自于作者本人的临床经验，只能代表整个脊柱领域临床经验中的沧海一粟。

受篇幅的限制，本章无法对各类牵开器均进行详细描述。一些读者偏爱使用的牵开器可能在本文未能提及，对此笔者深感歉意。

5.5　颈椎

经口咽入路：自动固定、环式牵开器，带独立叶片（图 5.1）。

下颈椎前入路：主要有两种，一种是通过对称反向牵开力自动固定牵开器，带透 X 线叶片（图 5.2a）；另一种为固定于手术台的环式牵开器（图 5.2b）。

下颈椎后入路：用于传统手术的自动固定牵开器（Adson，Gelpi）。在颈椎后路椎板成形术中，与持续牵开组（如钝头臂 Adson）相比，间断释放牵开器（如锐头臂 Gelpi）可显著减少术后轴性疼痛（$P<0.025$）和颈肌萎缩（$P<0.001$）（图 5.3a）[8]。固定于手术台的管型牵开器用于经肌间隙手术（后外侧椎间孔切开术，侧块螺钉置入，图 5.3b）。

5.6　胸椎

旁路：固定于手术台的环式牵开器，铝制叶片，椎体叶片固定针插入椎体内（图 5.4）。

后路：参见腰骶部手术。

5.7　腰骶椎

前路：常用固定于手术台的环式牵开器（详见胸椎手术）（图 5.5），其次是锚定于椎体上的自动固

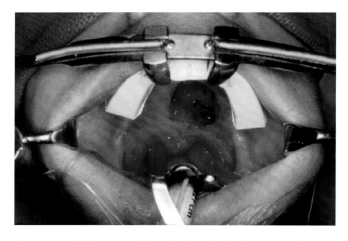

图 5.1　患者采用经口插管，抗压气管插管位于口腔底部。开口器置于上齿弓（注意橡胶保护），并压住舌头（避免挤入舌面和牙齿之间）。可选牵开器：Crockard（Codmann，USA），Spetzler-Sonntag（Aesculap，Germany）（Countesy of img. medscape.com）

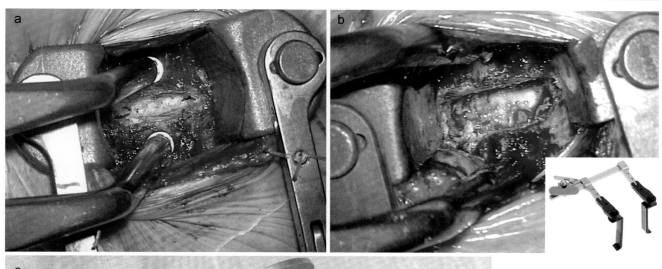

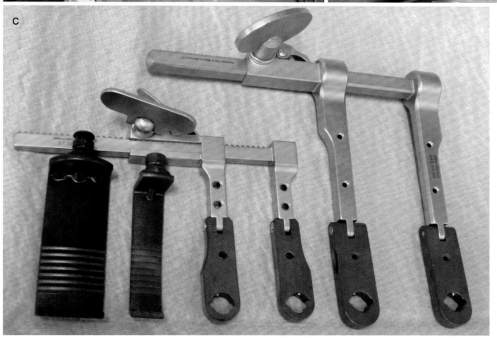

图 5.2　（a）带透 X 线叶片的经典颈椎牵开器（Medicon，Germany）。为了减小创面，可用牵开螺钉替代上、下叶片。（b）侧叶宽度从 24mm 减到 12mm。黑色部分由 PEEK 制成（The Invisible，Medicon，Germany）。（c）传统颈椎牵开器和微型颈椎牵开器的比较。黑色部分为 X 线可穿透

定牵开器。

后路：脊柱外科中最常用的手术入路之一。10年以前，后路减压、融合内固定手术常采用后正中入路，沿棘突和椎板双侧骨膜下双侧剥离。术者借助骨性标志辨别手术区域，其优势在于可充分显露解剖结构，缺点是术后椎旁肌肉因失神经支配和萎缩而造成功能受损（图 5.6a）。

在经皮椎弓根螺钉置入过程中，牵开器叶片固定于螺钉头（图 5.6b）。

腰椎微创手术中的经典 Caspar 式牵开器可结合窥器和反拉钩，适用于经骨膜下（椎板内、经椎板）以及经肌间隙（椎旁）两种途径。微型版的 Caspar式牵开器可进一步减少手术创伤（图 5.6d）。

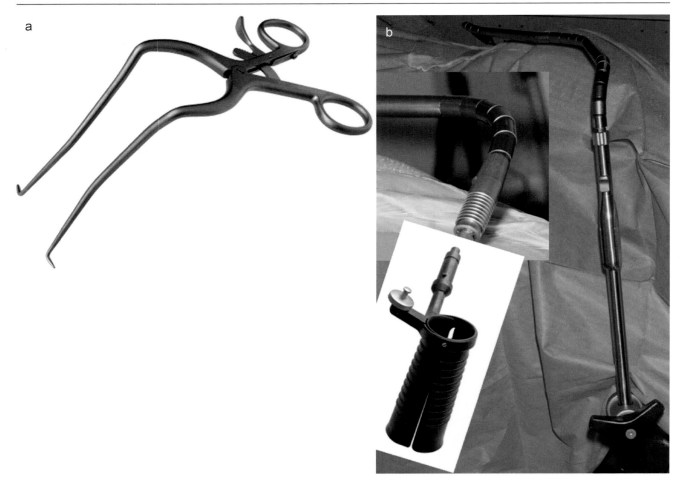

图 5.3 （a）Gelpi 深部牵开器（With permission of Aesculap AG，Tuttlingen，Germany）。（b）"蛇形"牵开器，可调节持握臂一端固定于手术台，另一端连接可扩张的管状牵开器。通常情况下，钝性分离颈椎或腰椎椎旁肌肉后置入管状牵开器（XS-Mikrodisk，Medicon，Germany）（© by Medicon）

5.8　小结

- 已有大量文献研究致力于探讨与牵开器相关的缺血性组织损伤。
- 处于试验阶段的新型牵开器带有压力和氧分压传感器，可显示实时数据，确定牵开的安全阈值和持续时间，更好地量化牵开损伤[9]。

- 刺激灌注牵开器是我们的远期研究目标。当毛细管血流受阻在较短的时限内，去除牵开器后灌注即可迅速地部分或全部恢复。因此，根据循环灌注情况改变牵开器压力可确保手术全程维持有效的组织灌注。

（林周胜、邹琳　译，吴晓亮　审校）

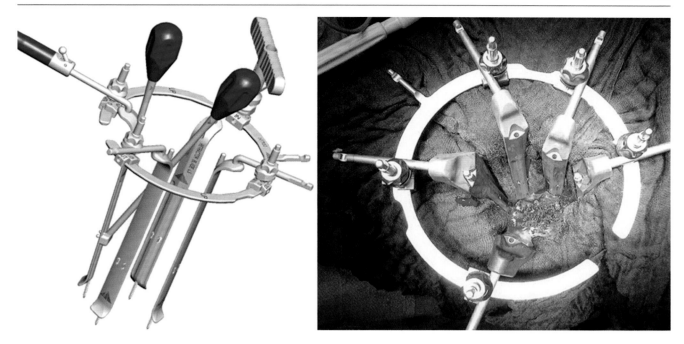

图 5.4　EndoRing（Medtronic，USA）既可利用固定针的自动固定，也可连接固定装置固定于手术台。利用叶片推进器，外科医生可以安全地操纵牵开器叶片，同时叶片可保护其后方的周围组织（a 为示意图，b 为术中实况）（Used with permission from Medtronic International Trading Sarl ©02/12/2010 Medtronic International Trading Sarl）

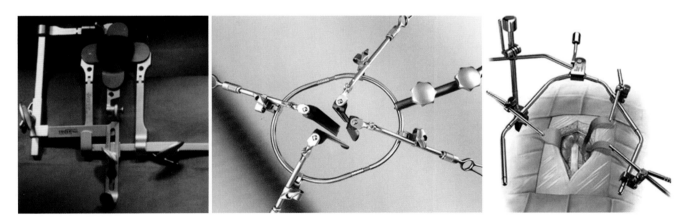

图 5.5　用于微创腰椎手术的牵开器。左：自动式（MIASPAS，Aesculap）；中：闭环式（Actic-o retractor，Aesculap）；右：开环式（With permission from Aesculap AG, Tuttlingen, Germany）

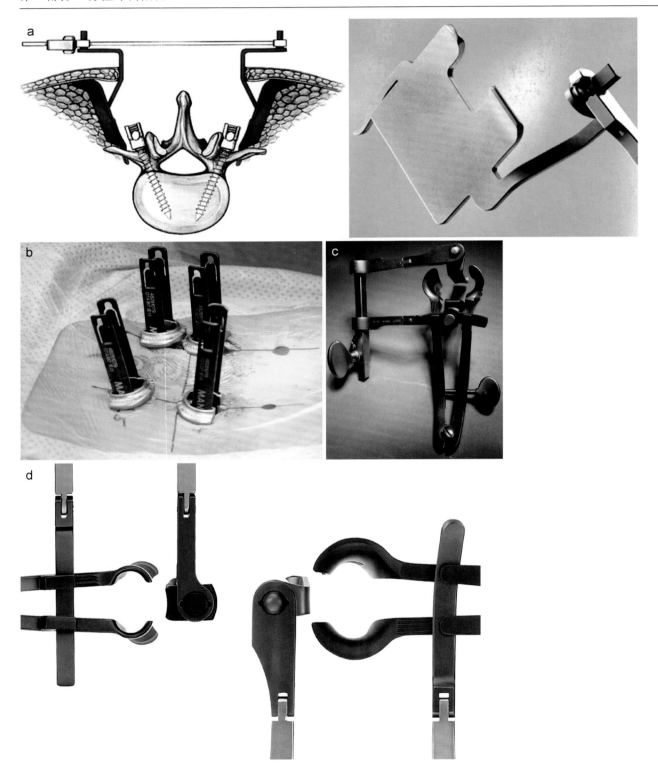

图 5.6　（a）特殊类型牵开器，可减少皮肤损伤，同时最大程度地牵开周围肌肉组织以顺利置入螺钉（SLR，Aesculap）（With permission from Aesculap AG，Tuttlingen，Germany）；（b）经皮经肌间隙入路、X 线辅助置入椎弓根螺钉，将钛质细叶片接入螺钉头部以牵开肌肉，便于置入连接棒（Mantis，Stryker）；（c）Caspar 式牵开器研制于 20 世纪 70 年代，现仍是脊柱微创手术中最常用的牵开器之一；（d）微型 Caspar 式牵开器（图左）可减小切口长度和分离肌肉的数量，叶片为 PEEK 材料，可进行侧位透视（Piccolino，Medicon）（© by Medicon）

参考文献

1. Kobayashi Y, Kikuchi S, Konno S et al (2007) Increased intramuscular pressure in lumbar paraspinal muscle and low back pain. Poster 101 at EuroSpine, 25–28 Oct 2007, Brussells

2. Taylor H, McGregor A, Medhi-Zadeh S et al (2002) The impact of self-retaining retractors on the paraspinal muscles during posterior spinal surgery. Spine 27:2758–2762

3. Kotil K, Tunckale T, Tatar Z et al (2007) Serum creatine phosphokinase activity and histological changes in the multifidus muscle: a prospective randomized controlled comparative study of discectomy with and without retraction. J Neurosurg Spine 6:121–125

4. Datta G, Gnanalingham K, Peterson D et al (2004) Back pain and disability after lumbar laminectomy: is there a relationship to muscle retraction? Neurosurgery 54:1413–1420

5. Stevens K, Spenciner D, Griffiths K et al (2006) Comparison of minimally invasive and conventional open posterolateral lumbar fusion using magnetic resonance imaging and retraction pressure studies. J Spinal Disord Tech 19:77–86

6. Brock M, Kunkel Ph, Papavero L (2008) Lumbar Microdiscectomy: Subper iosteal vs. transmuscular approach and influence on the early postoperative analgesic consumption. Eur Spine J 17:518–522

7. Hott JS, Henn JS, Sonntag VK (2003) A new table-fixed retractor for anterior odontoid screw fixation: technical note. J Neurosurg 98(Suppl 3):294–296

8. Yokohama T (2003) Release of the muscle retractors can reduce axial symptoms after cervical laminoplasty. Poster presented at the 31st annual meeting cervical spine research society, CSRS, 11–13 Dec 2003, Scottsdale

9. Fischer G, Saha S, Horwat J et al (2005) Intra-operative ischemia sensing surgical instruments. Poster at Complex medical engineering, 15–18 May 2005, Takamatsu

第6章 影像和脊柱导航

Stefan Kroppenstedt

6.1 引言

常规 X 线透视能在脊柱手术中提供实时的脊柱解剖图像，这是脊柱外科医生所熟悉的。X 线透视的主要缺点是职业性放射暴露和在同一时间只能显示一个平面的图像。图像引导的脊柱导航技术克服了常规透视的局限性，已经成为脊柱外科手术的重要工具。它简化了复杂的脊柱外科手术，并增强了手术的功能，提高了手术效果。然而，图像引导也有其局限性，并不能取代外科医生自身的经验和判断。脊柱的影像导航包括 CT、透视、三维 C 臂透视等几种方式，每种方式都有其优点和局限性。误区和错误的发生与仪器精确度、操作技术以及操作的难易程度等有关。需要对这些问题透彻理解，以确保在脊柱外科手术中能够有效利用图像导航。

6.2 透视

透视是利用 X 线照射，在荧光屏上产生一个内部结构的实时动态图像。标准常规透视是脊柱外科医生最熟悉的，在脊柱手术中提供实时的脊柱解剖图像。现代外科图像增强器（也称为 C 臂，根据它的形状命名）由发生器（放射线源）、图像接收器（增强摄像头）和监视器单元（含有图像存储器和处理单元）组成（图 6.1）。目前，用于手术操作的仪器包含两个显示屏。C 臂被固定在移动式支架上，它可以随意移动以及向任意方向转动（横向和纵向，在患者周围进行轨道运动、旋转和高度调整）。

6.2.1 辐射防护

除了在同一时间只能显示一个平面外，透视的另一个主要限制是职业性辐射暴露，因此，辐射的防护具有重要意义。作用于患者的 X 线可分为有效辐射和散射辐射。部分有效辐射经患者的身体折射后，在各个方向上形成低能量的散射辐射离开身体。为了避免工作人员和患者非手术部位受到散射辐射的影响，应遵守以下规则：

（1）散射辐射的预防
- 保持尽可能短的辐射时间。
- 确保射线发射器和图像接收系统放置准确后再开始照射。使用激光定位灯可以更准确地定位而减少照射。
- 移动过程中使用脉冲模式透视。
- 尽可能使用最低放射量（半剂量方案）。
- 使用窄槽或虹膜式光圈以减少照射面积，因为散射辐射的剂量与射线通过患者的体积大小直接相关。

（2）散射辐射的防护
- 距离是最好的辐射保护，因为辐射随着距离而衰减。
- 使用辐射防护服。
- 保护患者非手术部位的重要器官。

此外，图像接收系统尽可能接近患者的身体（从而增大焦点或皮肤距离），不但可以改善图像质量，也大大降低了患者的辐射暴露[4]。

6.3 技术要点

- 术前检测仪器是否正常运作。
- 患者摆好体位后（消毒和铺巾前），确认 C 臂

图 **6.1** 手术图像增强器（C臂）由发生器（a）、图像接收器（b）和显示屏（c）组成（With permission of Siemens）

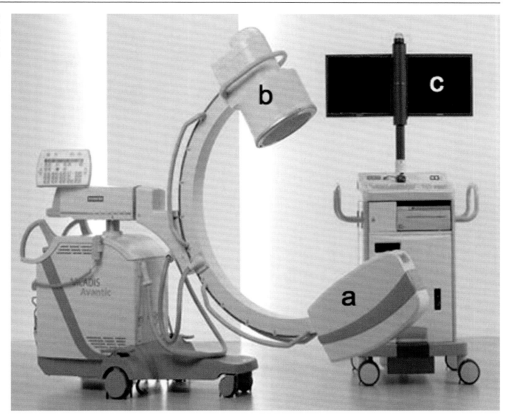

在操作范围内无阻碍。

• 手术间的所有人员都必须穿辐射防护衣。

• 防止和避免散射辐射。

• 术中及时存储重要图像，方便调用。

• 进行图像对比时，将其中一个图像传输到辅助显示器。

• 手术后，保存并记录必要的图像。

6.4 脊柱导航

脊柱导航技术将患者脊柱的三维模型显示在计算机屏幕上，并用实时图像虚拟外科医师手中的手术器械。脊柱导航系统的种类繁多，使用的成像方式也不尽相同。但其主要部件是相似的，包括：连接 2 个光学定位相机的计算机影像工作站（图6.2）、固定于患者身体和导航器械上的动态参考基准（DRB）和导航仪器。光学定位相机可发射和追踪红外线，后者被 DRB 和导航仪器上的光源反射器持续地反射回定位相机（图 6.3）。另一种导航方式利用 DRB 和导航仪器上的 LED 发射红外线，后者被接受并传送到计算机工作站；通过注册后，工作站可提供同步、多平面的脊柱解剖图像，并可实时追踪、显示手术器械与脊柱解剖结构的位置关系[1]（图 6.4）。目前，常用的脊柱导航的成像方式包括：CT、X 线透视、两者相结合（匹配 CT – 透视）和三维– X 线透视[2-3]。

6.4.1 术前 CT 影像的导航系统

基于 CT 的导航系统采用术前手术部位的 CT 数据集，并存储于计算机工作站中。计算机将数据进行重建，并转换成不同平面的视图，因此，有利于术者术前制订手术计划。术野充分显露后，导航前需要对患者进行匹配。将 DRB 牢靠固定于脊柱上，数码光学照相机通过 DRB 的信号跟踪患者的空间位置，再利用探头对手术椎体的表面进行接触或扫描（图6.5）。计算机可以根据这些信息创建椎体轮廓，并自

图 **6.2**　脊柱导航系统：摄像机（a）和工作站监视器（b）（With permission of Brainlab）

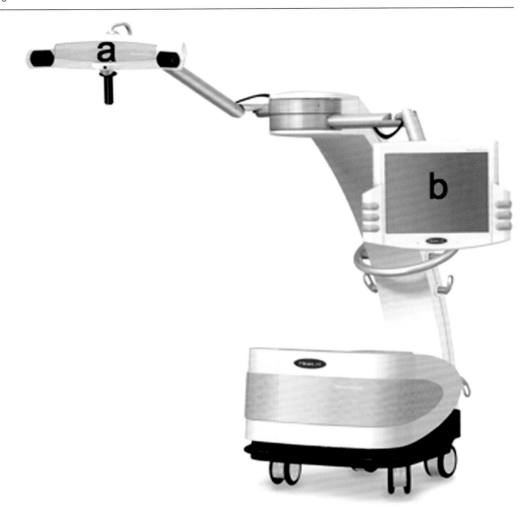

动映射到 CT 数据上。最后，需要对系统的准确性进行验证。将探针尖端放置在手术区域内的特定解剖标志上，观察计算机工作站监视器显示的虚拟探针，真实和虚拟探针的位置必须对应。

6.4.2　优点

- 便于术前制订手术计划。
- 避免辐射暴露。
- 不需要透 X 线的专用手术床。

6.4.3　缺点

- 需要一个特殊的术前 CT 图像方案。
- 标记过程可能是困难和费时的。

- 由于术前采集 CT 图像时患者的体位与手术时不同，术前的数据集可能无法反映术中标记的解剖结构。

6.4.4　X 线透视影像的导航系统

基于 X 线透视的导航系统采用带有标定靶标的 C 臂获得术中透视影像。这些图像（至少一个投影）将自动传送到计算机工作站进行处理。计算机可显示已保存的透视图像，并将实时追踪的手术器械虚拟图像进行叠加。与基于 CT 的导航不同，透视导航无需手动注册（匹配）。此外，还有一些软件能够整合术前 CT 和术中的透视影像（CT－透视匹配）。

图 6.3　连接到 C_2 棘突的参考帧（a）和导航电钻（b）

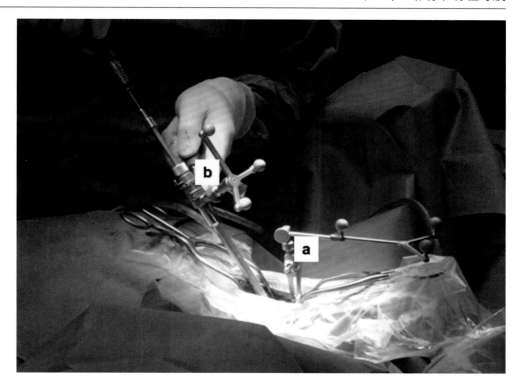

6.4.5　优点

- 提供术中实时的脊柱解剖图像。
- 适合于微创手术。

6.4.6　缺点

- 无法像 CT 导航一样提供横截面图像。
- 某些情况下，透视导航难以获得清晰图像，如下颈椎或上胸椎部位的手术，以及肥胖、骨质疏松和脊柱畸形的患者。

6.4.7　采用术前 CT 影像的导航，并术中透视（CT- 透视匹配）

CT–透视匹配导航是一种微创方法，利用两幅术中的透视图像来匹配术前的 CT 数据集。注册时，通过手工预置的工作流程，由系统对手术部位的 CT 图像和透视图像进行整合。

6.4.8　优点

- 微创标记。
- 高质量 CT 图像、三维重建和横截面图像。

6.4.9　缺点

- 需要额外的预置体位时间。
- 需要最终验证微创情况下的配准精度。

6.4.10　三维 C 臂透视影像的导航系统

该方法应用带有标定靶标的旋转三维 C 臂透视仪。当 C 臂以手术部位的脊柱为中心进行自动旋转透视时，可获得该部位的连续图像（图 6.6）。利用专门软件可以将透视图像重建为横截面、矢状面和冠状面图像，因此，这个设备可以起到 CT 的作用。

图 6.4 工作站屏幕显示经 C_1 ~ C_2 关节突螺钉置入轨道（上方屏幕）和 C_5 侧块螺钉置入轨道（下方屏幕）

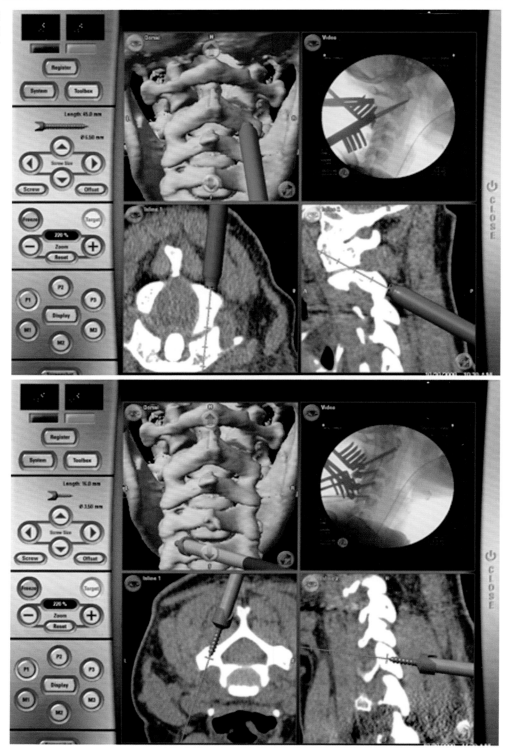

图 6.5　导航工作站屏幕上展示 C₂ 椎体匹配区域

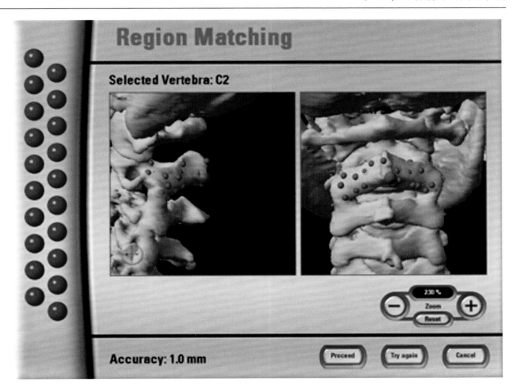

图 6.6　三维 C 臂透视，C 臂自动围绕患者旋转 190°（With permission of Medtronic）

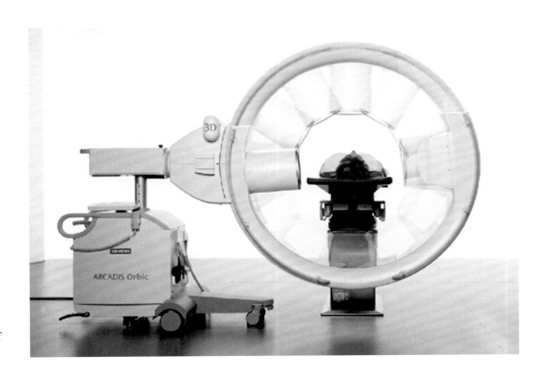

6.4.11　优点

- 减少手术人员的 X 线放射暴露。
- 非常适合微创手术。
- 提供术中患者的实时三维重建图像。
- 免去了依赖于手术医师的匹配步骤。
- 可同时对三个相邻腰椎的区域进行图像采集和导航。
- 可在患者离开手术室前获得术后图像。

6.4.12　缺点

- 患者辐射暴露较大。
- 手术设备投入成本高。

6.5　适应证

- 尤其适用于以下情况的脊柱内固定手术：
  —上颈椎和颈胸交界部位的手术。
  —脊柱畸形。
  —微创 / 经皮入路。
- 整块肿瘤切除术。
- 活检。

6.6　禁忌证

- 图像质量不高。
- 系统精度验证失败。
- 缺乏脊柱导航经验。
- 术者无法在缺乏导航的情况下完成该手术。

6.7　必要设备条件

- 完整的脊柱导航系统。

- 可透 X 线的碳素手术床和头托 / 固定头夹(CT 导航除外)。

6.8　技术要点

- 将 C 臂的显示器与工作站的显示器并排放置，高度合适，便于外科医生在操作过程中观察。
- 应用（三维）C 臂：术前检查图像质量，排除伪影；确保定位相机的视野无遮挡，避免干扰匹配。
- CT 导航：检查术前的 CT 图像质量，确保图像能够用于术中导航（如排除 CT 床的伪影等）；术中配置一台备用的标准 C 臂，以备必要时使用。
- DRB 的固定必须牢靠，以避免由松动造成的失准。如果 DRB 匹配后固定松动，必须重新匹配。
- 作者强烈建议术中反复、规律地检验系统精确性，尤其在置入螺钉前。
- 设计好摄像机的位置，使组件（DRB 和导航仪器）之间的通讯不受干扰，同时使术者获得合适的位置，能够舒适地进行手术操作。
- 对于微创手术：由于克氏针对于邻近节段注册精确度的影响较小，建议先置入所有导针，再行拱丝扩张钉道。

（袁亮、刘祺　译，吴晓亮　审校）

参考文献

1. Holly LT, Foley KT (2007) Image guidance in spine surgery. Orthop Clin N Am 38:451–461
2. Gebhard F, Weidner A, Liener UC, et al. (2004) Navigation at the spine. Injury 35 Suppl 1:35–45
3. Holly LT, Foley KT (2003) Intraoperative spinal navigation. Spine 28:54–61
4. Kreienfeld H, Klimpel H, Bottcher V (2006) Use of X-rays in the operating suite. In: Aschemann D, Krettek C, editors. Positioning techniques in surgical applications. Vol. 4.2. Berlin: Springer; pp. 37–9

第 7 章　外科显微镜在脊柱外科中的应用

Frank Grochulla

7.1　引言

　　微创脊柱手术的目的是在获得与传统开放手术相同效果的同时，最大限度地减少医源性创伤。外科显微镜是外科领域最令人兴奋的进展之一。德国 Carl Zeiss 公司在光学和光电子产业领域处于领先地位，首先将显微镜引入外科领域。在 20 世纪 50 年代中期，外科显微镜首先应用于耳鼻喉外科手术；70 年代中期，应用于脊柱手术。Caspar、Yasargil 和 Williams 等是采用显微外科手术治疗腰椎间盘疾病的先驱[1-4]。此后，外科显微镜成为脊柱外科领域的一个重要工具。

7.2　定义

　　用于微创手术的外科显微镜是一种具有不同放大倍率的立体双目显微镜，能够提供立体的三维图像。显微镜能够获取更好的手术视野。立式显微镜可以通过手、脚调节电动变焦镜头来控制工作距离。头戴式显微镜通过更换目镜来达到放大倍数的改变。外科显微镜将深部的解剖结构放大为清晰与明亮的图像，使术者能够进行微创手术。在外科显微镜的帮助下，外科医生能够保留深层次的重要结构，以减少组织的创伤与出血（见放大镜和外科显微镜的利弊，表 7.1）。外科显微镜种类较多，其中立式、落地式及台式最为常见。壁式与顶置式的外科显微镜也比较常见。Zeiss 和 Leica 所生产的外科显微镜系统在脊柱手术中最为常用（图 7.1）。

7.3　优点

- 放大并同时照亮手术视野。
- 三维放大。
- 共轴投照
- 术者与助手可以根据需要保持舒适的姿势（图 7.2），并且有独立的视线。
- 助手可以看到手术视野（教学）。
- 学习曲线短。
- 更小的皮肤切口，微创入路。
- 减少组织创伤与失血。
- 可以为法医学、科研和教学录制视频（图 7.3）。

7.4　缺点

　　使用外科显微镜没有真正意义上的缺点，但是某些方面要牢记：

- 一些"缺点"（如手眼协调）都与外科医生的学习曲线相关，长时间的显微外科学习后能够避免。
- 特别设计的手术工具对于小切口显微外科手术必不可少。
- 视野局限，因此，显微外科需要细致的术前规划和详细的解剖结构知识。

7.5　外科显微镜系统组件

7.5.1　光学系统

　　现代脊柱外科显微镜的光学系统应具有以下特点：

表 7.1 放大镜与外科显微镜的利弊

	放大镜	外科显微镜
放大倍率	放大率有限且固定	放大率更大，并且可术中调节
运动	长时间的手术导致颈部疲劳和放大镜移动	显微镜不需要移动
对焦	手术开始前需重新对焦	外科医生无需关注焦距的调节
照明	与视线不平行	与视线平行并且照明更强
深度立体视觉	受皮肤小切口的限制（<65mm）	即使 25mm 的切口也可维持
教学	助手无法参与	助手可以参与
外科医生的颈椎	屈曲位固定并且需要不断调整位置，长时间的手术容易疲劳	不受影响，可倾式双目镜头可进行调整

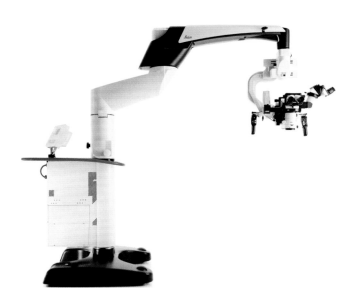

图 7.1 外科显微镜 M525 MS3（Leica）

- 至少有两个可倾斜的双目镜供术者与助手使用。
- 双目镜管的瞳距可以调节（图 7.4～图 7.6）。
- 物镜焦距可以在 150～400mm 调节。对于脊柱手术，300～400mm 的物镜最常用。

7.5.2 照明系统

脊柱显微手术最好的照明光源是氙气光源，它可以提供比卤素灯更强的光源。

7.5.3 控制系统

外科显微镜可通过手或脚来调整放大倍数、变焦、聚焦和定位。大多数较高端的仪器配备有电动

脚踏板进行焦距调节。一些系统还配备机械化控制，手术医生可通过伺服电机来集中视野和调节目镜的倾斜角度。

7.5.4 耦合与底座

显微镜与其底座采取电磁耦合是目前最先进的方法（图 7.1），这种耦合使显微镜沿其轴向的运动变得舒适与方便（自由浮动）。

7.5.5 视频与记录系统

高分辨率的三芯片数码相机与专业视频记录系统的结合使用，对于法医和科学研究是必不可少的。

7.6 显微镜调整

以下是外科显微镜能够进行调整的参数：
- 目镜的倾斜度
- 瞳距
- 目镜长度
- 焦距
- 视野与自动对焦点（部分有该功能）
- 变焦 / 放大倍数
- 光焦点
- 光强度
- 镜头与外视野间的距离
- 自由活动的程度

图 **7.2** 脊柱显微手术中的面对面位置关系允许术者和助手便捷地变换位置

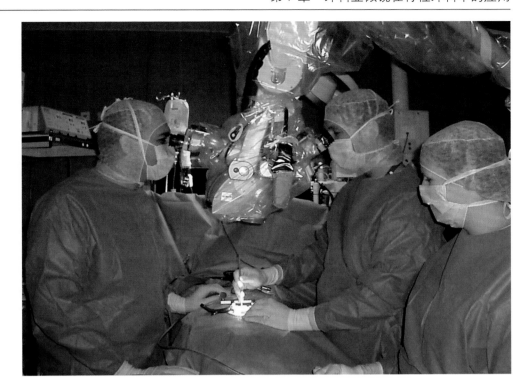

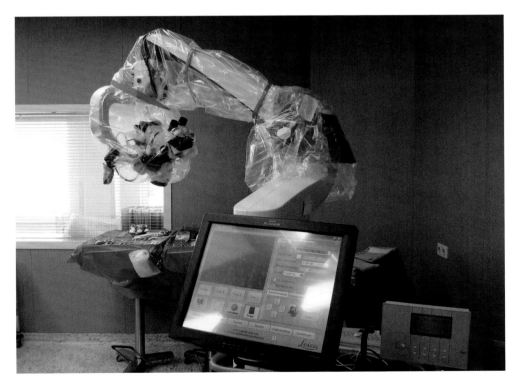

图 **7.3** 视频与计算机记录系统

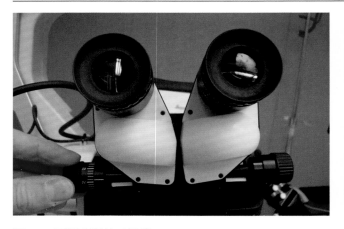

图 7.4　可调瞳距的双目管

7.7　显微外科的应用领域

脊柱显微外科的应用范围广泛[5]，主要有如下方面：

（1）颈椎
- 颈椎前路减压与融合术
- 钩突椎间孔切开术
- 椎间盘置换术
- 椎动脉减压术
- 后路椎间孔切开术
- 椎板成形术

（2）胸椎
- 前路经胸入路（椎间盘切除术、骨折）手术
- 肋骨椎骨横突切除术
- 椎间盘切除术

（3）腰椎
- 腰椎间盘突出症
- 椎管狭窄
- 椎间孔狭窄
- 关节囊肿
- 后路腰椎椎间及经椎间孔椎间融合术
- 前路微创手术

（孟越、王晓萌　译，吴晓亮　审校）

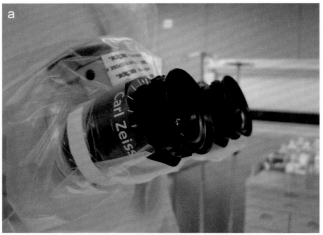

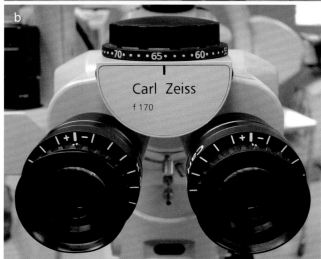

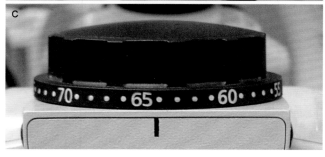

图 7.5　（a～c）两眼间距离的无菌调整，调整到最舒适的位置

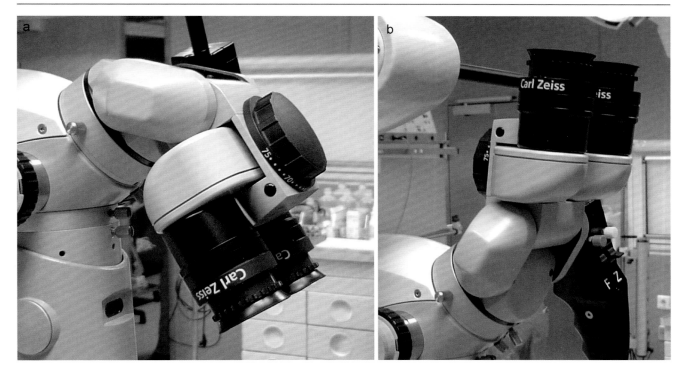

图 7.6 （a、b）根据操作台的高度、外科医生的身高以及显微镜的倾斜角度来调节目镜的倾斜度

参考文献

1. Caspar W (1977) A new surgical procedure for lumbar disc hernia-tion causing less tissue damage through a microsurgical approach. Adv Neurosurg 4:74–77
2. Mayer HM (2006) Spinal microsurgery. In: Mayer HM (ed) Minimally invasive spine surgery. Springer
3. McCulloch JA, Young PA (1998) The microscope as a surgical aid. In: McCulloch JA, Young PA (eds) Essentials of spinal microsur-gery. Lippincott – Raven, Philadelphia
4. Williams RW (1978) Microlumbar discectomy: a conservative surgi-cal approach to the virgin herniated lumbar disc. Spine 3:175–182
5. Yasargil MG (1977) Microsurgical operation of herniated lumbar disc. Adv Neurosurg 7:81

第 8 章　内窥镜在脊柱手术中的应用

Uwe Vieweg

8.1　引言

内窥镜（endoscopy 来自于希腊语，éndon 意思是内部，skopein 意思是观察）是一种能够在活体器官内观察并且操作的设备。内窥镜可以是柔性的，也可以是刚性的。在脊柱外科，内窥镜既可用于单纯的经皮手术，也可以与多种前后路手术相联合。例如，内窥镜可用于后路腰椎手术和胸椎前路手术。内窥镜使小切口外科操作变为可能。内窥镜手术的优点在于切口更小，所以术后恢复更快、疼痛更少、周围组织的损伤更小。

8.2　定义

内窥镜手术是一种微创手术，其通过插入体内的通道（内窥镜）能够到达器官内部或者手术区。在 20 世纪 70 年代后期与 80 年代初期，由于内窥镜技术得到了提升，进而用于疾病的诊断与治疗。在其他外科领域中使用的内窥镜技术，现在已被应用于脊柱疾病的治疗。光纤光源技术的进步和三芯片照相机的问世使脊柱周围结构的可视化得到了改善。利用特殊内窥镜、器械和植入物，脊柱外科医生可以在大大降低组织损伤的前提下治疗诸多脊柱疾病。内窥镜技术可以最大限度地减少手术后的疼痛。胸腔镜、腹腔镜已被用于脊柱侧凸或后凸畸形的前路松解，以及经胸腔的微创椎间盘切除术。脊柱胸腔镜的应用还拓展到包括：椎体次全切除，椎体内固定重建及神经源性肿瘤、脊柱和椎旁肿瘤的切除[1-5]。椎间融合器技术的进步使人们对腹腔镜技术产生了极大的兴趣[2]。与开放手术相比，内窥镜技术最引人注目的优势在于：

- 切口更小
- 组织创伤更少
- 减少失血
- 促进康复
- 更易于在肥胖患者上操作
- 结合镇静药的使用，进行局部麻醉及区域阻滞
- 减少术后止痛药用量
- 适用于门诊手术

内窥镜系统通常包括：

- 刚性或柔性的光学系统（图 8.1、图 8.2、图 8.3 c、图 8.4）

刚性内窥镜将被检测的物体或区域的影像通过镜筒中的透镜系统传输到目镜。而在柔性内窥镜中，则是通过光纤维进行光的传导。这种系统由直径为 $7 \sim 10 \mu m$ 的独立光纤组成，数量高达 42 000 根。

- 照明系统

光源位于体外，由光学系统引导至术区。采用冷光源可以避免对被检查器官造成热损伤。有时还可以增加数码影像传输技术（视频内窥镜）。

- 透镜系统

本系统通过光纤镜将图像传给观察者，使术者可以直线观察或成角度观察。

- 工作通道

工作通道使医疗仪器、手术器械进入手术区域。

- 内窥镜也可配备吸引和冲洗装置

脊柱内窥镜检查将内窥镜经由骶尾椎向上进入硬膜外腔（通过骶孔或骶管裂孔）。由此可直接对椎管内结构进行视频成像。由于该方法可对硬膜外间隙进行探查，因此，也被称为硬膜外腔镜检查术（图 8.4a、b）。进行脊柱内窥镜检查时，可尝试去除一些瘢痕组织或解除神经周围的粘连。

内窥镜辅助脊柱手术是利用扩张技术穿透软组

图 8.1　柔性内窥镜示意图

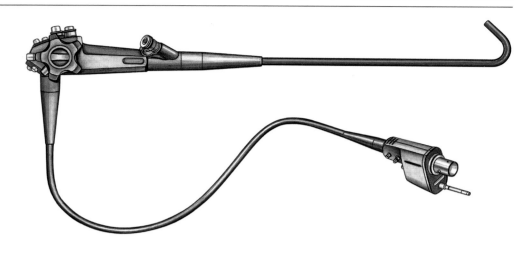

图 8.2　刚性内窥镜示意图

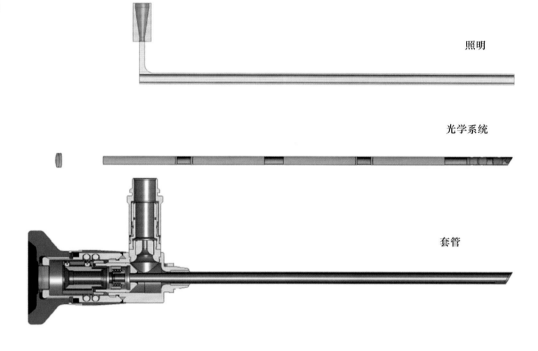

照明

光学系统

套管

织（皮肤、皮下脂肪、肌肉或筋膜）建立手术通道，避免对上述组织的切割，以减少软组织创伤。同样以减少入路创伤为目的，内窥镜技术与外科显微镜技术主要的不同首先在于图像的维度（内窥镜为二维，外科显微镜为三维）；其次前者通常是成角的特写视角，而后者则是直视的远视角。目前市面上有许多"内窥镜辅助脊柱手术"的设备。它们在技术设计与适应证上各不相同。因此，每一位外科医生都必须明确其所配套的器械装备是否适合于将开展的手术。尽管脊柱内窥镜术的入路降低了普通手

术所带来的可见创伤，但它的代价是：采用简化的二维视角、有限的延展性和手术视野。进入椎管、椎间孔的路线选择，很大程度上取决于所采用的入路轨迹和局部解剖结构。 解剖限制大多来源于骨性结构，如小关节、椎弓根、椎板等，同时椎间孔入路还受制于神经根的位置，颈椎入路则需要考虑到椎动脉的解剖。结合光学系统的特性（如观察角度和放大倍数），搭配合适尺寸的工作通道与工具，去除解剖限制，将获得手术部位的清晰视野，且使病灶得到安全处理。此外，与内窥镜配套的磨钻、环

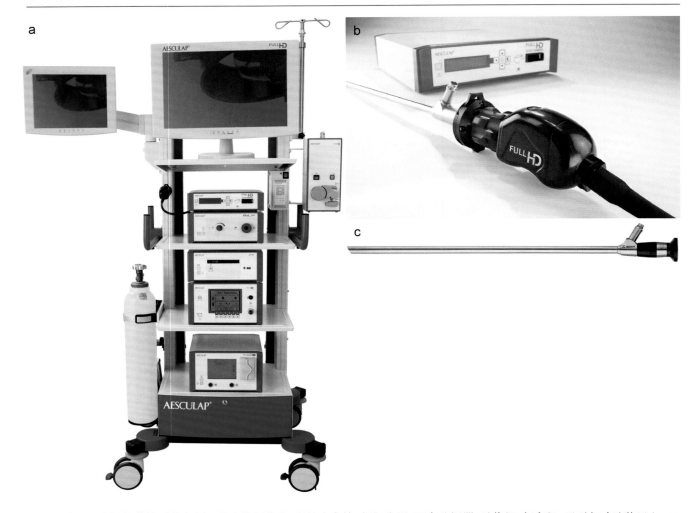

图 8.3 （a～c）视频传输系统包括 3 芯片的摄像头、硬性内窥镜、氙灯光源、两台监视器、录像机、打印机、吸引与冲洗装置（With permission of Aesculap AG，Tuttlingen，Germany）

钻和咬骨钳等器械可以去除骨性结构，以扩大通道的术野。然而，当需要额外的通道调整器械位置时，非直视下使用环钻钻孔及骨质过多切除是无法避免的；在传统的脊柱微创手术入路上使用内窥镜技术，其优点往往得不到体现，甚至在某些情况下反而成为劣势。正侧位 X 线透视对于手术入路的准确规划、术中控制和器械位置的记录必不可少。

8.3 分类

各种内窥镜所使用的光学系统不同，其临床适应证也有所区别。

- 刚性内窥镜

刚性内窥镜的光学系统由一系列棱镜与透镜有序排列组成（图 8.2）。

- 纤维内窥镜

纤维内窥镜是一种柔韧的内窥镜。该光学系统由玻璃纤维束构成。其观察的区域更大，图像更亮（图 8.1）。

- 电子内窥镜

电子内窥镜在纤维内窥镜的基础上进一步开发，其顶端附着一个具有微型摄像机功能的 CCD 芯片，能将图像发送到显示器上。

- 色素内窥镜和变焦内窥镜

色素内窥镜可以进行细胞染色。例如，在胃肠

图 8.4　硬膜外腔镜（KARL STORZ Endoskope）(a、b)

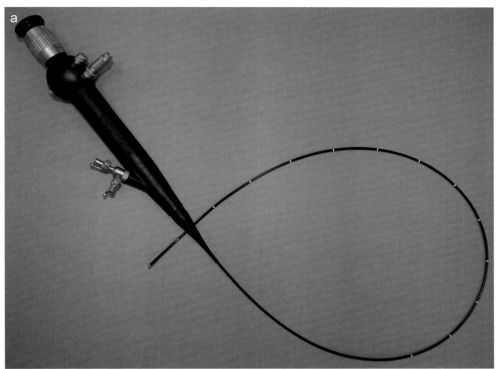

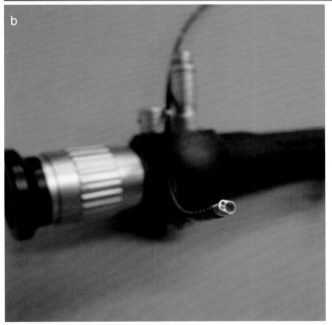

病学领域，黏膜的区域可以喷一种无害的颜料（如靛蓝胭脂红）。这在脊柱领域应用较少。

内窥镜辅助脊柱手术需要协调好以下几方面：

• 内窥镜通道

可以使用不同的胸腔镜或腹腔镜入口，或一系列的管状扩张器。

• 手术引导

术中透视确认操作节段必不可少。

• 内镜成像

数字成像、内窥镜考量和照明。

• 外科内窥镜器械

切开工具、拉钩、冲洗器、吸引器、止血、电凝和内窥镜钻头。

· 内窥镜使用中的脊柱植入物

8.4 内窥镜在脊柱手术中的应用

8.4.1 颈椎前路

对于颈延髓交界区的前路手术，内窥镜辅助经口入路是除常规前路经口腔微创入路以外的另一个选择[6]。

该入路与传统的显微外科方法非常相似，血管神经鞘位于工作通道两侧，内脏结构定位在工作通道内侧。工作套筒的前端放置于前纵韧带上及相邻椎体的前侧缘。因此，不需要切除椎间盘即可穿过椎间隙，这在传统的显微外科手术是无法实现的。利用专用的配套工具，包括磨钻、环钻、显微刀片、不同类型的钳子、钩和双极电凝等，可在内窥镜下切除突出椎间盘，必要时还可去除多余的骨赘。使用该方法，通过精细的操作和解剖，能够显露到椎间孔周围和椎管内，但无法进入椎弓根之间的区域。与脊柱其他部位相比，于颈椎前路使用内窥镜辅助手术有其独特的优势，颈前路内窥镜手术能够更有效地进行椎管和（或）神经根（甚至椎动脉）减压，且不需要行椎间盘切除、椎间融合或椎间关节成形术。

术后通常不需要引流或制动。

8.4.2 颈椎后路

手术入路和技巧与传统的经后路手术相似，但需要不同直径的工作管道和前文提及的各类用于前路手术的专用内窥镜器械。Fessler 等[7]曾发表了关于 25 例后路显微内窥镜下颈椎间孔切开术的病例分析。

8.4.3 胸椎前路

借助胸腔镜和纵隔镜，并使用特殊的套管和工具，脊柱手术可以在内窥镜辅助下进行或完全在内窥镜下开展。例如，使用胸腔镜技术可以对胸椎间盘突出进行减压术，或进行前外侧钢板固定。1994 年，

Rosenthal 等[3]首次报道了采用胸腔镜手术进行胸椎间盘切除术。视频辅助胸腔镜手术在脊柱外科领域具有广泛的适应证[11-12]。使用该技术能够进行神经根、脊髓的减压，还可以进行椎间植骨融合内固定、椎体切除重建和内固定，以稳定胸椎[8]（图 8.5 和图 8.6）。

8.4.4 后路腰椎

椎板间入路

此入路与常规显微外科入路相似。通过有限的黄韧带切除进入椎管，硬膜或神经结构损伤的风险与显微手术入路相似。该入路显露椎间盘后方椎管结构的难易程度取决于矢状位上进入椎板间隙的角度和手术节段。同样地，椎弓根间的区域及对侧硬膜腹侧结构难以用该技术显露。当椎板间窗口过小，特别是采用具有较大工作通道及较大外径的现代内窥镜时，往往需要切除部分椎板的边缘和（或）小关节内侧面，以顺利建立工作通道。

内窥镜手术的一个明显优势是能够轻易转换为开放手术。

后外侧入路

最常用的经椎间孔入路，可用于切除突出于椎间孔周围的椎间盘组织，以及由此进入椎间盘内进行各种操作。此入路与人体矢状面成 60°的夹角，在相应椎间盘水平进入椎间孔。患者可采用俯卧位或平卧位。术中的主要风险是神经根（特别是在椎间盘高度的过度丢失时）和血管受损。为了充分显露椎间孔，往往需要切除上关节突的外侧缘，尤其是椎弓根短小的患者，即使关节突关节无骨赘增生，也同样需要切除上关节突外侧缘。同时该入路只能到达腹侧硬膜外区域的侧面。

远端或极外侧入路

这是最近发展的一种方法，Ruetten 等对其进行了大量研究[4]。使用这种入路，能够进入腹侧硬膜外隙区域（椎弓根间的水平例外）、椎间孔与椎间孔外侧区域。通常以与矢状面呈略小于 90°的角度进入椎间孔。在冠状面上，在关节突水平进行皮肤穿刺。患者取俯卧位。与后外侧入路相比，该方法可以减少关节突的遮挡，但对于椎弓根短小和椎间盘突出较大的患者，进入椎管前方的区域仍有相当难

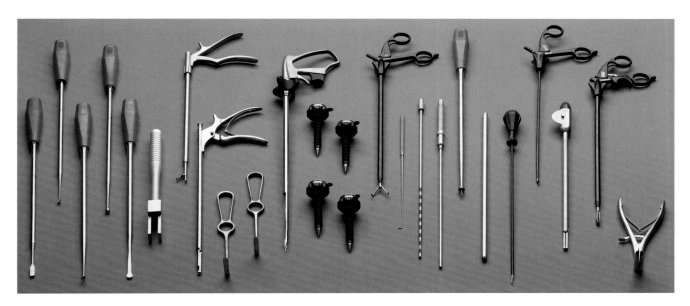

图 8.5 各类专用的脊柱胸腔镜手术器械,包括用于解剖椎前组织、椎间盘和骨性结构的长柄器械(Mispas TL, Aesculap)(With permission of Aesculap AG, Tuttlingen, Germany)

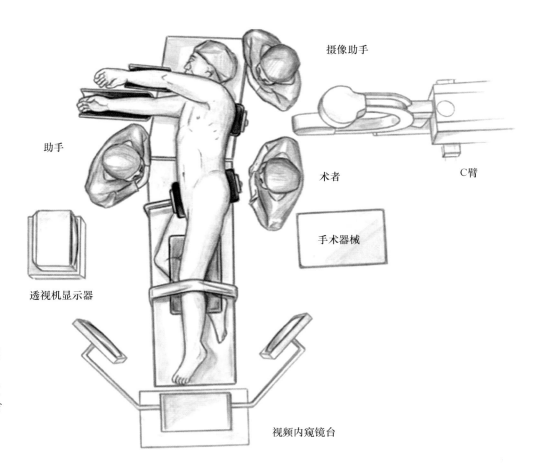

图 8.6 脊柱外科常用胸腔内窥镜的手术室布局,外科医生可以直视视频监控器(With permission of Aesculap AG, Tuttlingen, Germany)

图 8.7 Hellinger 医师采用的选择性经皮内窥镜颈椎减压术（PECD）（With permission of KARL STORZ Endoskope，Germany）

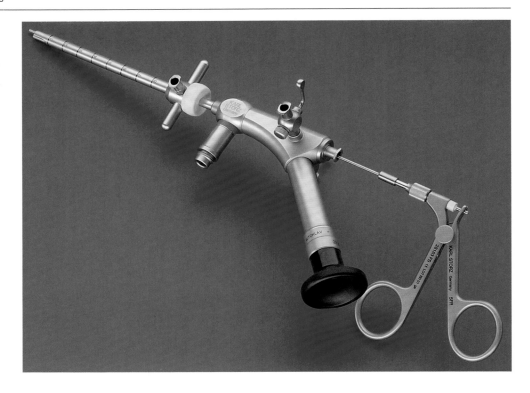

度。其手术风险与后外侧入路手术相似。硬膜损伤的风险较高，在上腰椎水平，腹膜后器官损伤的风险也较高。因此，对于上腰椎的患者，术前需要进行 CT 或 MRI 检查，以明确手术节段的腹膜后解剖情况。

8.4.5 前路腰椎

腹腔镜技术使在脊柱腹侧开展各种手术成为可能。1991 年，Obenchain[9] 行腹腔镜 L_5 ～ S_1 椎间盘切除术；1992 年，Zdeblick[2] 通过腹腔镜行 L_5 ～ S_1 椎间融合器植入。在 L_4 ～ L_5 与 L_5 ～ S_1 水平，通过腹腔镜能够行前路椎间融合器植入[8]。利用腹腔镜的腹膜后技术，可行前路钢板植入，恢复前柱的稳定性[10]。

脊柱内窥镜技术可以分为经皮［图 8.7 ～ 图 8.10，选择性经皮内窥镜颈椎减压术（PECD）；ENDOSPINE 手术套管；胸腔镜脊柱手术—set acc. to Rosenthal；经皮腰椎椎间孔内窥镜，KARL STORZ Endoskope］或内窥镜辅助技术（EASYGO，KARL STORZ Endoskope）。

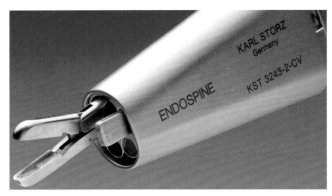

图 8.8 ENDOSPINE 手术套管（With permission of KARL STORZ Endoskope，Germany）

8.5 技术要点

- 内窥镜作为精密仪器，需要细致操作。一旦主轴损坏或暴力撞击会造成镜片松动或在内部滑脱。镜片松动主要表现为目镜的浑浊，损害进一步加重可造成内窥镜系统的报废。
- 含有棱镜的主轴末端部必须避免高温。不同制造商有各自的标准，但通常上限为 65 ～ 70℃，

图 8.9　脊柱胸腔镜手术器械—set acc. to Rosenthal（With permission of KARL STORZ Endoskope，Germany）

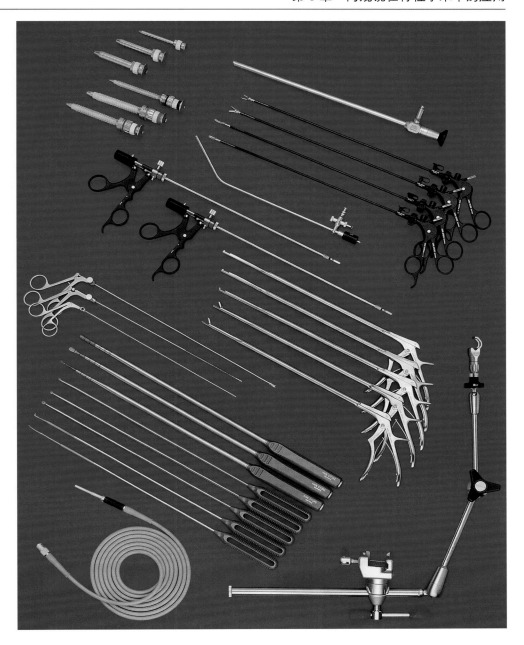

有些制造商能达到 150 ～ 200℃。

- 如果柔性内窥镜中的光纤受损或者过度弯曲，可造成部分光纤断裂，导致内窥镜图像上出现小黑点。

- 为掌握内窥镜技术，手术医生需要得到系统的培训，包括尸体标本和动物活体培训，观摩实际操作，以及在住院医师培训和脊柱外科专科进修中系统学习。

（孟越、叶文斌　译，吴晓亮　审校）

图 **8.10**　经皮腰椎间孔内窥镜器械（With permission of KARL STORZ Endoskope，Germany）

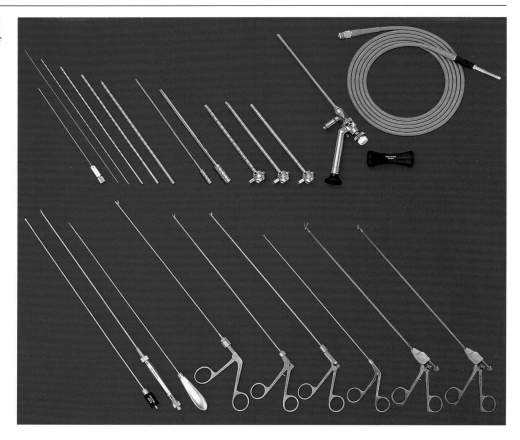

参考文献

1. Beisse R, Potulski M, Beger J et al (2002) Entwicklung und klinischer Einsatz einer thorakoskopisch implantierbaren Rahmenplatte zur Behandlung thorakolumbaler Frakturen und Instabilitäten. Orthopade 31:413–422
2. Bohlmann H, Zdeblick T (1988) Anterior excision of herniated thoracic discs. J Bone Joint Surg Am 70:1038–1047
3. Rosenthal D, Rosenthal R, De Simone A (1994) Removal of protruded thoracic disc using microsurgical endoscopy. Spine 19:1087–1091
4. Ruetten S, Komp M, Merk H et al (2008) Full-endoscopic interlaminar and transforaminal lumbar discectomy versus conventional microsurgical technique: a prospective, randomized, controlled study. Spine 33:931–939
5. Ruetten S, Meyer O, Godolias G (2003) Endoscopic surgery of the lumbar epidural space (epiduroscopy): results of therapeutic intervention in 93 patients. Minim Invasive Neurosurg 46:1–4
6. Frempong-Boadu A, Faunce W, Fessler R (2002) Endoscopically assisted transoral-transpharyngeal approach to the craniovertebral junction. Neurosurgery 51:60–66
7. Fessler RG, Khoo LT (2002) Minimally invasive cervical microendoscopic foraminotomy: an initial clinical experience. Neurosurgery 51:37–45
8. Kim DH, Jaikumar S, Kam AC (2002) Minimally invasive spine instrumentation. Neurosurgery 5:15–25
9. Obenchaim TG (1991) Laparoscopic discectomy: case report. J Laparoendosc Surg 1:145–149
10. Mack MJ, Regan JJ, Bobechko WP (1993) Application of thoracoscopy for diseases of the spine. Ann Thorac Surg 56:736–738
11. Raju S, Balabhadra V, Kim DH et al (2005) Thoracoscopic decompression and fixation (MACS-TL). In: Kim DH, Fessler RG, Regan JJ (eds) Endoscopic spine surgery and instrumentation. Thieme, New York
12. Waisman M, Saute M (1997) Thoracoscopic spine release before posterior instrumentation in scoliosis. Clin Orthop 336:130–136

第9章 全内窥镜脊柱手术的器材

Sebastian Ruetten

9.1 引言

微创技术能够减少对组织的创伤。近年来，医学领域普遍强调微创的重要性，而内窥镜技术在该方面具有明显的优势。关节镜技术利用光学透镜下连续冲洗获得清晰术野，已被证实具有重要的临床应用价值。除了减少创伤，内窥镜技术还能提供良好的视野和照明。腰椎全内窥镜手术包括两种入路：经椎间孔和经椎板间隙入路。与关节镜手术类似，内窥镜手术也需要连续冲洗。由于腰椎内窥镜手术只有一个手术通道，器械必须经过该通道进入手术区域。近年来，内窥镜手术器械的发展为内窥镜手术的开展创造了必要条件。

9.2 脊柱内窥镜的定义

全内窥镜技术是脊柱外科领域中一个相对较新的概念，主要是通过内窥镜通道进行的腰椎微创手术。具体手术操作步骤为：经单个腰椎内窥镜的手术通道进入手术区域，通过冲洗达到连续性的可视化监测，对腰椎管及其邻近结构的病变部位进行手术治疗。腰椎内窥镜手术主要包括两种手术入路：经椎间孔/椎间孔外侧入路和经椎板间隙开窗入路。

9.3 脊柱内窥镜的基本器械

开展脊柱内窥镜手术，除了标准的手术器械和部件外，还需要专门的腰椎内窥镜手术器械（Richard Wolf GmbH，Knittlingen，Germany），主要包括：

- 杆状透视镜

椭圆形的杆状透视镜最大外径达 6.9mm，内含一个直径 4.1mm 的偏心性工作通道。杆状透视镜常常连接有光源系统和冲洗套管。其可视角度为 25°。经椎间孔/椎间孔外侧入路和经椎板间隙入路的杆状透视镜由于长度不同，其光学特性也不尽相同（图 9.1）。

- 通道扩张器械

工作通道采用钝性扩张技术获得。

经椎间孔/椎间孔外侧入路需要以下器械：

—脊柱穿刺针：穿刺至椎管内、外的目标区域。

—导针：取出穿刺针后，导针可引导扩张器扩张。

—扩张器：建立手术套筒的操作通道。

—手术套筒：套置于扩张器外，当扩张器取出后，可插入纤维光缆。

经椎板间隙入路需要下列器械：

—扩张器：建立手术套筒操作通道。

—手术套筒：套置于扩张器外，当扩张器取出后，可插入纤维光缆。

手术套筒开口呈斜角，可在没有明显解剖腔隙的区域创建手术视野和操作区域。冲洗液经椭圆形的光缆和圆形的操作套筒之间的空隙吸出。经椎间孔/椎间孔外侧入路与经椎板间隙入路的手术套筒可用长度不同（图 9.2）。

- 手动器械

手术器械通过内窥镜工作通道进入手术区域。可以选择不同型号的钻头、剪刀、咬骨钳和其他手术器械，器械直径为 2.5～4mm。经椎间孔/椎间孔外入路和经椎板间隙入路的手动器械的可用长度不同（图 9.3）。

- 电动骨钻和打磨器

骨钻和打磨器通过工作通道进入手术区域，手术操作的全程均为可视化操作。可选用菱形、圆形

图9.1　杆状透视镜及内窥镜工作通道（With permission from Wolf Endoscope, Knittlingen, Germany）

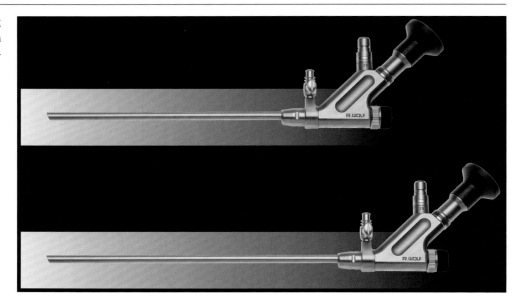

图 9.2　扩张器和手术套筒（With permission from Wolf Endoscope, Knittlingen, Germany）

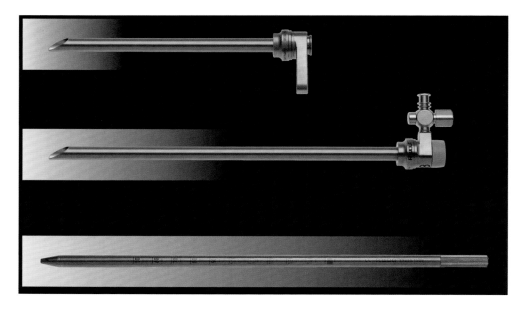

或椭圆形骨钻进行骨打磨，同时用软组织保护器保护软组织。骨钻直径为 2.5 ～ 4mm。髓核钳的直径为 4mm。

• 双极电凝

为了方便进行术中凝血，可采用半限制、球形双极电凝。双极电凝采用射频电流模式，可减少紧邻神经结构的组织损伤。

• 内窥镜手术的基本器械

除了基本手术器械和内窥镜光缆，内窥镜手术中还需要维持液体流动的器械，例如：监视器、摄像机、光源、记录系统、液体泵、打磨器或射频发

生仪。也可采用内窥镜和关节镜手术应用的手术器械（图 9.4）。

• 手术室的器械配置

需要可透 X 线的电动调控的手术台和 C 臂。器械及仪器在手术室内的放置没有统一标准，与关节镜及其他内窥镜的操作大致相同。

9.4　技术要点

• 遵守手术操作的基本指征（根据神经根或脊

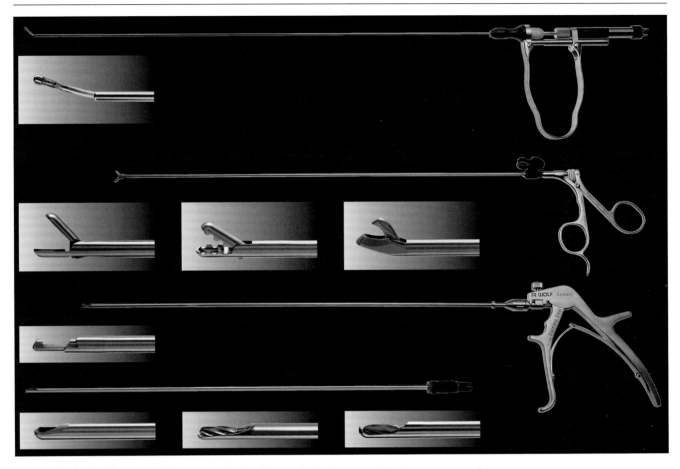

图 9.3　内窥镜器械和磨钻头（With permission from Wolf Endoscope, Knittlingen, Germany）

髓受压情况决定如何减压）
• 遵守不同手术入路的特有指征（经椎间孔 / 椎间孔外或经椎板间隙入路）
经椎间孔入路 [1-3,5]
—鉴于腹部结构的特性，在不间断地直视下，经侧方入路可充分到达椎管。
—手术操作区域应该严格限制在椎间盘的尾侧以避免损伤神经根。
—对椎间孔内 / 外椎间盘突出或是椎间孔狭窄患者，选择经椎间孔外入路。

—椎管内操作空间不足时，可切除腹侧上关节突。
经椎板入路 [2-5]
—皮肤切口靠近正中线，便于内窥镜进入椎管。
—避免硬脊膜的损伤，松解神经前鉴别相关结构的外侧边界。
—避免长时间过度牵拉神经组织。
—椎管内操作空间不足时，切除部分椎板边缘。

（林振、周剑　译，吴晓亮　审校）

图 9.4 内窥镜的基本设备
（With permission from Wolf Endoscope, Knittlingen, Germany）

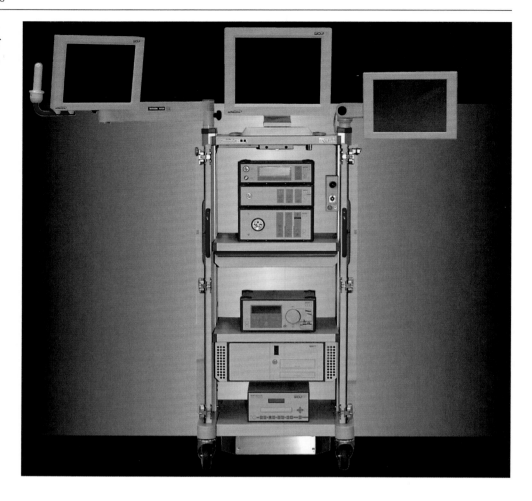

参考文献

1. Ruetten S, Komp M, Godolias G (2005) An extreme lateral access for the surgery of lumbar disc herniations inside the spinal canal using the full-endoscopic uniportal transforaminal approach. Technique and prospective results of 463 patients. Spine 30:2570–2578
2. Ruetten S, Komp M, Merk H, Godolias G (2007) Use of newly developed instruments and endoscopes: full-endoscopic resection of lumbar disc herniations via the interlaminar and lateral transforaminal approach. J Neurosurg Spine 6:521–530
3. Ruetten S, Komp M, Merk H, Godolias G (2008) Full-endoscopic interlaminar and transforaminal lumbar discectomy versus conventional microsurgical technique: a prospective, randomized, controlled study. Spine 33:931–939
4. Ruetten S, Komp M, Merk H, Godolias G (2009) Surgical treatment for lumbar lateral recess stenosis with the full-endoscopic interlaminar approach versus conventional microsurgical technique: a prospective, randomized, controlled study. J Neurosurg Spine 10:476–485
5. Ruetten S, Komp M, Merk H, Godolias G (2009) Recurrent lumbar disc herniation following conventional discectomy: a prospective, randomized study comparing full-endoscopic interlaminar and transforaminal versus microsurgical revision. J Spinal Disord Tech 22:122–129

第 10 章　电子外科学

Uwe Vieweg

10.1　引言

电子外科学，是指用高频电流对生物组织进行切割、电凝、脱水或烧灼的一门科学。电流经过组织时，细胞液膨胀、蒸发，细胞破裂，最终导致组织切割、出血凝固。目前，电子外科学广泛应用于手术操作中，因此，对于脊柱外科医生，了解电子外科学的基本原理及安全措施是十分必要的。

10.2　定义

电子外科学是指用高频能量器械对组织进行单纯切割、切割伴电凝和单纯电凝的操作过程（同义词：高频手术、灼热疗法、电凝、电子外科学）。电子外科学在各个外科领域均有十分重要的作用。目前，高频率手术器械频率通常设置为 300 ～ 600kHz（图 10.1）。应用高频能量器械进行手术的优点是：出血少；操作温度高，可防止微生物污染；手术皮肤切口小。

10.3　操作步骤和设备

- 单纯高频电流进行组织止血和切割（例如 MBC 200 Söring GmbH）
- 高频电流配合氦气作为电流载体进行组织止血和分离（例如 CPC 1000–1500–3000 冷冻等离子凝固，Söring GmbH）
- 高频电流配合电离氩气作为电流载体进行组织止血及灭活（例如 VIO-APC 2 氩离子等离子凝固术，ERBE Elektromedizin GmbH）
- 应用高频电流和灌注生理盐水的中空绝缘电极探针进行高频诱导热疗（组织消融）（例如 Elektrotom HITT 106，Integra LifeSciences）
- 高频诱导小关节热疗，例如，将绝缘探针定位在特定组织内，使用高频电流进行治疗（例如 MultiGen RF generator，Stryker）

10.4　高频电刀制造商

- Aaron Medical Industries
- adeor Medical Technologies GmbH
- Aesculap AG
- Elliquence，ellman International
- ERBE Elektromedizin GmbH
- Gyrus ENT
- Integra LifeSciences
- MEGADYNE Medical Products
- Naeem Jee Corporation
- PEAK Surgical
- Schuco，Söring GmbH
- Stryker Valleylab

10.5　基本物理原理 [1-5，8]

电流通过组织时，细胞液膨胀、蒸发，进而细胞碎裂，达到切割组织或电凝的效果。当人体受到电流刺激时，主要会产生三种作用：法拉第效应、电解效应和热效应、电流也可以刺激神经和肌肉细胞。交流电频率达到 100Hz 时，对神经肌肉组织的刺激效果最明显。随着频率增加，刺激效果逐渐降低，电流逐渐失去其组织破坏性和致命性。

图 10.1　高频电外科器械的频率范围

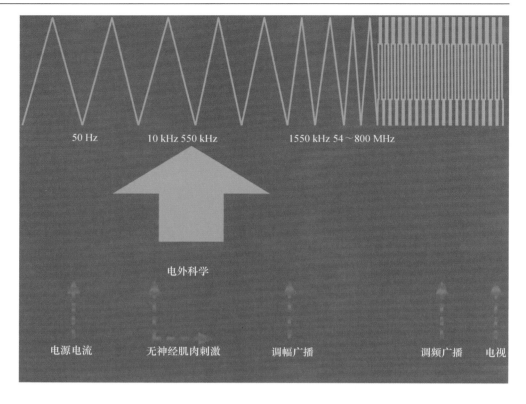

高频交流电的电解和神经刺激作用的范围非常局限。根据焦耳定律，单位组织（ΔV）体积产生的热量（ΔQ）与组织的电阻率（ρ）和电流密度（j）的平方成正比。$\Delta Q = \rho \cdot j^2 \cdot \Delta V \cdot \Delta t$，电流密度 $j = 1 \sim 6$ A/cm^2 是恒定的。身体组织比金属电极有更高的电阻，因此，电流经过周围组织时，主要加热周围组织而不是产生电流。组织加热作用在工作电极周围更加明显，因为工作电极横截面很小，当电流经过时，其电流密度很高，故产生的热量更高。而在回流电极板中，回流电流可以扩散到很大的区域，因此，对组织的加热作用轻微。电流引起组织热作用的强弱还主要取决于以下因素：电流密度、组织的电阻率和电流刺激的时间。

以下变量可影响电流对人体组织的作用效果：电压大小、电极大小、刺激时间、电极操作方式、组织类型、电极波形和组织焦痂。电极面积越小，电流密度越大。因此，应用电压相同条件下，电极的体积越小，越容易分离组织。任何条件下，电极刺激时间越长，产热越多；产热越多，邻近组织热传导热量越多。不同组织之间的电阻不同，而焦痂会增加电阻，因此，应保持电极清洁，以维持其较高的工作效率。

10.6　高频电流的影响

外科手术的高频电流的作用，可分为两大类：电切和电凝[1,3,5-8]。电切分离组织，而电凝使组织脱水凝固。

- 电凝是组织蛋白因体积减小和水分脱失产生的凝固（图 10.2）。按照电凝的作用深度，可分为深层和表层电凝。根据电凝形式不同，可分为凝固或电灼（图 10.3）。凝固是指电极直接接触组织进行电凝（接触电凝）。电灼或喷射凝固是指电极靠近组织时引起的电火花导致组织表面碳化或凝固（非接触式电凝）。

电极距离组织几毫米时，会产生电火花，使细胞内、外液蒸发。电灼和凝固之间的主要区别是，电灼时组织和电极之间无直接接触。电灼主要用于大面积的封焊组织，其电凝深度取决于电流的大小。如果电流强度较大，可发生组织碳化和焦痂，从而抑制热量传导到更深层的组织。电极移开后，烧焦组织因黏着于电极尖端，也随之移开。然而，如果采用较小电流、较长时间的模式，可使电极周围组织产生气化，其范围深度略大于电极直径。根据使

图 10.2　电切与电凝对组织作用的示意图（电凝：通过加热细胞使液体蒸发；电切：高频能量加热，细胞液蒸发，细胞膨胀，细胞破裂）

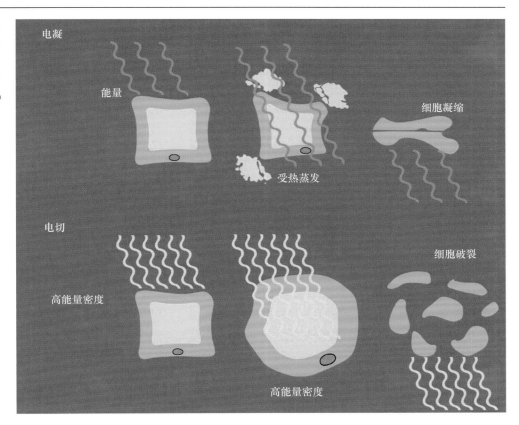

图 10.3　电切与电凝分组及其作用效果示意图（电切分型：纯切或混切；电凝分型：凝固或电灼）

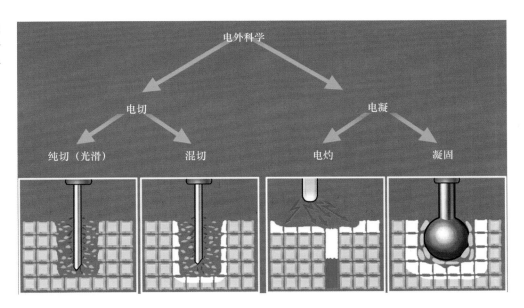

用电流的性质，电凝可分为以下几类：

柔和电凝（<190 V）：在这种电压强度下，不会产生电火花或电弧，可避免不必要的组织破坏，并可以避免组织碳化。

强化电凝（峰值高达 2.35 kV）：该模式下可产生电火花以引起深层组织的电凝。强化电凝可导致组织碳化。通常采用球形且面积小的电极能够增强其电凝效果。

喷射电凝（峰值高达 8 kV）：喷射电凝时强烈的电火花可以产生大量的热量，使大面积组织受到加热。

- 电切同时需要高频电流和面积较小的工作电极。其能够使细胞液快速蒸发，导致组织的切割分离，同时在切割的边缘产生凝固（图 10.2）。电切可分为单纯电切和混合电切（图 10.3）。单纯电切可最大限度地降低边缘的凝固作用。

10.7　电极配置

目前，高能量电外科设备通过一个低温的工作电极（以单极或双极模式），将电能施加于人体组织（表 10.1）。双极模式时，电压通过一个特殊的镊子作用于人体组织，镊子的两个齿连接电极的两极。镊子夹住组织时，电流通过钳夹的组织并对其进行加热，达到止血效果。对于单极模式，工作电极位于手术区内。回流电极板贴附于患者身体的其他部位。电流必须在流经患者体内后到达回流电极板。单极模式时，通常采用大面积的柔韧金属化塑料板作为回流电极板，回流电极贴附于患者皮肤上，并于主机相连。外科医师操作时使用尖头的工作电极，电流通过电极的尖端，从身体到返回电极，然后再返回到主机。

10.8　安全防护措施

- 绝缘

躺在手术台上的患者必须完全绝缘（干毛巾、塑料垫等）。患者必须与一切金属、导电物品隔离。皮肤褶皱、乳房褶皱和四肢之间用干布片隔离。在麻醉状态下采用单极模式进行高频电流手术时，必须确保回流负极板与患者身体之间有良好的接触。若接触不良，易在与回流电极板接触不良的部位造成严重烧伤；此外，一旦回流电极接触不良，其他与身体接触的接地金属可以成为替代回路并造成烧伤。

- 回流电极板的位置和类型

回流电极板应尽可能放在手术区域附近，保持与患者身体充分接触。回流电极应始终保持有效，需要严格监测返回电极与患者之间的接触情况。应用回流电极监测（CQM）系统（安全系统），可有效避免患者灼伤。此系统可以全程监测返回电极与患者的接触情况。当进行电刺激时，检测器可以检测手术过程的变化。

表 10.1　单极和双极模式的区别

	单极	双极
极点	电极作用于手术区域，面积小，然后通过较大面积的回流电极返回主机	双极镊子两齿之间彼此绝缘，用双极镊子直接钳夹组织，电流仅在钳夹组织之间流通
作用	在电极和组织交界处产生高热（凝固），高电压下产生电火花并进行电灼	仅对双极镊子钳夹组织进行加热，产生电凝
应用	电凝，凝固，电灼，切割，有时可形成焦痂，封闭血管	电凝，血管闭合
优势	可以通过改变电极进行不同操作；快速止血	仅需要较小的电流（为高频单极电极的 20%～30%），电流的作用区间是可以计算的，组织烧伤风险小
劣势	回流电极需要固定，如果回流电极板松脱，易导致组织烧伤的风险，电流作用区域不能精确控制，接触接地的金属物品易导致短路	不能切割、电灼

- 麻醉设备

术前监测，必须使用高电阻的心电图输入电缆或单极扼流圈。术前，要确认从工作电极到回流电极的电流不经过心脏区域，或是电流很小。

10.9　技术要点

- 正确体位（干燥和绝缘）
- 与接地物体无接触
- 无皮肤和皮肤的接触（患者身体的各个部分之间）
- 短电缆，不接触接地的金属部件
- 无循环的电缆，且未使用金属支架进行固定
- 谨慎处理的消毒剂（包含酒精的消毒剂可以由电火花点燃）
- 返回电极监测（CQM）系统（安全系统）

10.10　发展趋势

电外科的进一步发展，涉及使用氦气（冷冻等离子体凝固）或离子化的氩气（氩离子凝固），允许电流不与电极和组织之间接触。两种等离子凝固技术不需要返回电极，且不涉及电流流过身体或气化组织的区域。因此，它们能够快速和有效地止血，不会发生重大的组织损伤。

（林振、周剑　译，吴晓亮　审校）

参考文献

1. Ainer BL (1991) Fundamentals of electrosurgery. J Am Board Fam Pract 4:419–426
2. Arnold P, Advincula WK (2008) The evolutionary state of electrosurgery: where are we now? Curr Opin Obstet Gynecol 20:353–358
3. Boughton RS, Spencer SK (1987) Electrosurgical fundamentals. J Am Acad Dermatol 16:862–867
4. Elliott-Lewis EW, Mason AM, Barrow DL (2009) Evaluation of a new bipolar coagulation forceps in a new bipolar coagulation forceps in a thermal damage assessment. Neurosurgery 65(6):1182–1187
5. Hainer BL (1991) Fundamentals of electrosurgery. J Am Board Fam Pract 4:419–426
6. Hausmann V (2006) High-frequency surgery. In: Krettek C, Aschemann D (eds) Positioning techniques in surgical applications. Springer, Heidelberg, pp 41–54
7. Reidenbach HD (1993) Fundamentals of bipolar high-frequency surgery. Endosc Surg Allied Technol 1:85–90
8. Vellimana AK, Sciubba DM, Noggle JC et al (2009) Current technological advantages of bipolar coagulation. Neurosurgery 64:11–19

第 11 章　脊柱外科动力器械

Frank Grochulla，Uwe Vieweg

11.1　引言

外科动力系统能够为颈椎、胸椎和腰椎各部位的脊柱微创手术提供高效的动力工具，尤其是在需要对骨质进行修整和切除时，其作用更为显著。根据速度不同，动力系统可分为高速和低速两大类。动力系统的控制包括脚踏和手控，驱动力的类型有电动、气动和蓄电池。在脊柱外科中常见的动力工具有椎钻、骨锯和磨钻。其中高速磨钻在显露椎管的过程中具有重要应用价值。

11.2　发展历史

动力器械系统的发展具有几个重要的里程碑，包括 1935 年蛇牌公司（Aesculap）发明第一台电动外科器械；20 世纪 60 年代引入了气动系统；70 年代发明了柔性缆线动力系统；80 年代引入电池供电的动力系统；90 年代对气动系统与高速电动系统的整合等。过去的 20 年中，手术动力系统不断得到改善和提高，其功能和应用范围也得到极大的扩展。

11.3　分类及操作细节

现有的手术动力系统种类较多，不同系统根据其动力装置的差异，每分钟转速（rpm）由 10 000～90 000 以上不等；此外操控装置也不同（手控和脚控）。

11.3.1　动力系统

- 气动系统（HiLAN® XS，ComPact Air Drive Ⅱ，Air Pen Drive，Synthes）
  该系统应用可反复消毒的共轴柔韧软管连接主机和脚踏控制板。
- 电动系统（Microspeed® uni Aesculap；Servotonic EC Ⅰ/Ⅱ 100，Medicon Instruments；Linotec E9000，Stryker；Zimmer surgical motor systems，ElectricPen Drive，Synthes）（图 11.1）

电动系统和气动系统的应用并没有太多区别，其选择更多取决于使用者的喜好和偏爱。

决定选择的因素	电动和气动的对比
噪音	气动系统噪音较大
操作	电动系统更易于装配（不需要特殊的高压气流） 电动系统的缆线比气动系统更软、更轻
用途	电动系统可以进行更多操作（高速、低速、钻孔、打磨）
个性化设置	电动系统的开启/停止设置、振动角度设置等，可以通过个性化设置界面进行调控
价格	电动系统价格更高

11.3.2　配件

手术动力系统具有多种配件（磨钻、钻头、锯）。磨钻、椎钻有各种大小和形状（图 11.2）。锐利的磨钻（圆柱形磨钻和 Rosen 磨钻）可用于打磨骨皮质

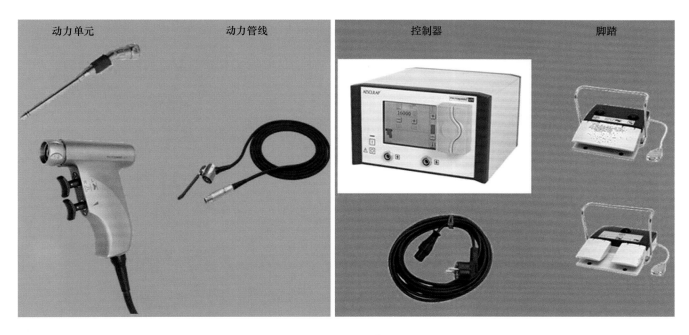

动力单元　　　　　　动力管线　　　　控制器　　　　　　脚踏

图 11.1　手术动力系统的组件（动力单元、手柄、控制器、电缆、脚踏）（With permission of Aesculap AG, Tuttlingen, Germany）

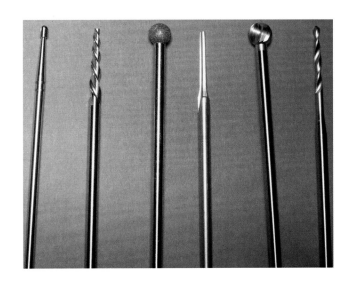

图 11.2　切割磨钻和 Rosen 磨钻

和骨松质，但由于容易撕裂软组织（硬膜囊和神经组织），不能应用于椎管手术。钝性的磨钻（如金刚钻）更适合于打磨邻近有重要软组织（血管、神经和硬脊膜）的骨质。

连接钻头的手柄分带角度和直筒状两种。其中带角度的手柄更适用于微创手术。高速打磨时，为了避免局部温度过高，持续冲洗尤为必要。可将电动冲洗系统与电钻整合进行持续冲洗。如果没有冲洗系统，也可以使用注射器进行简单冲洗。

11.4　适应证

不同的操作器械在脊柱手术中具有不同的适应证。
- 高速磨钻和钻头可用于去除骨皮质和制作钉道，便于骨牵引、椎弓根螺钉及其他接骨螺钉的置入（图 11.2 和图 11.3）。
- 为椎体次全切及椎间融合预备植骨床（图 11.4）。
- 骨锯及高速 / 低速磨钻可用于取自体骨，并为自体骨块塑型（图 11.5 和图 11.6）。
- 高速或低速磨钻可用于减压和显露（椎板成形术、椎板开窗术、椎板切除术、小关节切除术、椎间孔切开术）（图 11.7 ～图 11.11）。

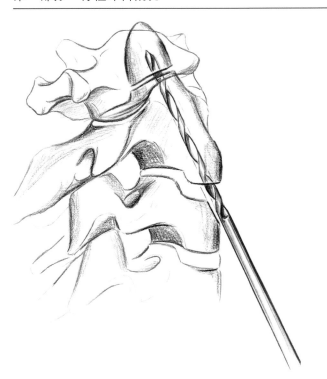

图 11.3　用钻头制备接骨螺钉钉道（With permission of Aesculap AG, Tuttlingen, Germany）

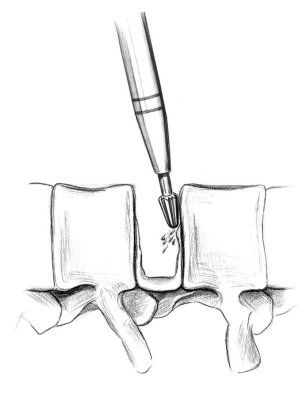

图 11.5　为椎体次全切和椎间融合制备植骨床（With permission of Aesculap AG, Tuttlingen, Germany）

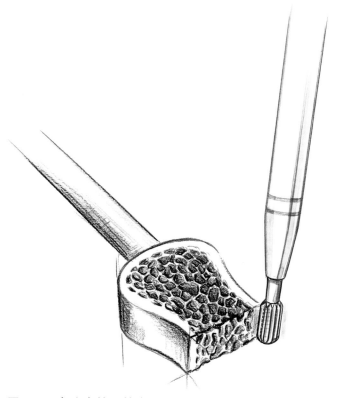

图 11.4　高速磨钻和钻头可用于去除骨皮质和制作钉道，便于骨牵引、椎弓根螺钉及其他接骨螺钉的置入（With permission of Aesculap AG, Tuttlingen, Germany）

11.5　技术要点

- 对动力系统的润滑虽然简单，但却十分重要。灭菌前电机和把持手柄要喷专用润滑油进行润滑。
- 确保电机和手柄的完全润滑，避免术中润滑。
- 使用前，外科医生应该仔细检查器械。
- 带脚踏的高速磨钻应由术者自己操作。
- 始终应用完整并且锋利的器械（磨钻），以避免电机系统过热或损坏。

（林振、周剑　译，吴晓亮　审校）

图 11.6、图 11.7　应用骨锯取自体髂骨，并用高速 / 低速磨钻打磨（With permission of Aesculap AG, Tuttlingen, Germany）

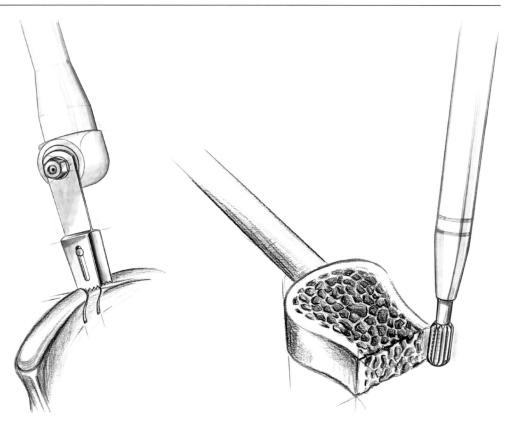

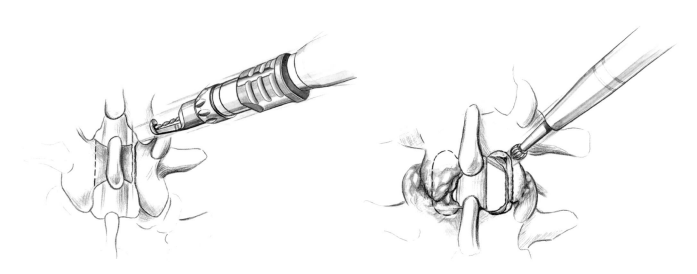

图 11.8、图 11.9　高速或低速磨钻用于各类减压手术（椎板成形术、椎板开窗术、椎板切除术、小关节面切除术、椎间孔切开术）（With permission of Aesculap AG, Tuttlingen, Germany）

图 **11.10**　用长柄钻头经小切口行胸椎椎体切除术（With permission of Aesculap AG, Tuttlingen. Germany）

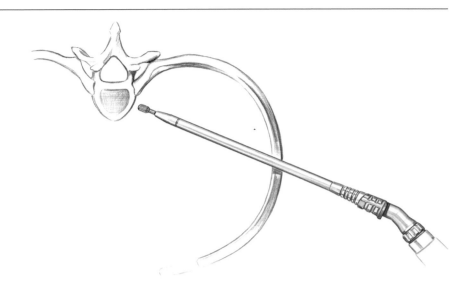

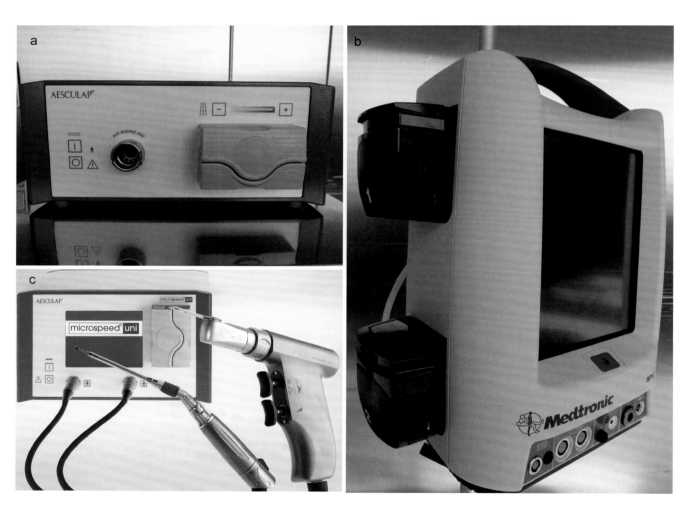

图 **11.11**　（a）气动系统（HiLAN，Aesculap）；（b）电动系统（Midas Rex Legend，Medtronic）；（c）带有不同把持手柄的动力系统（HiLAN，Aesculap）（With permission Aesculap AG, Tuttlingen, Germany）

参考文献

1. Albee FH (1929) Some scientific aspects of orthopaedic surgery. J Bone Joint Surg Am XI:696
2. Beer RR et al (1998) Biorobotic approaches to the study of motor systems. Curr Opin Neurobiol 8(6):777–782
3. Dyas FG (1914) The treatment of acute osteomyelitis of the long bones by means of the dental engine and a large burr: preliminary report. JAMA LXII(1):216
4. Kale S (2008) Power tools in orthopaedic surgery – an update. Orthop Prod News 48:56–62
5. Kurtz AD (1930) Chronic osteomyelitis: operation with large drill and high-speed motor. J Bone Joint Surg Am 12:182–183

第 12 章　骨移植和移植骨替代物

Robert Morrison

12.1　引言

骨移植或骨替代物在脊柱手术中用于填补、桥接缺损和促进脊柱融合。其生理过程类似于骨折愈合，具有相同的空间和时间因素。理想的材料应具备骨生成、骨诱导和骨引导特性。传统的自体骨移植仍然被认为是"金标准"，但其应用存在一系列的问题，由此促进了其他骨替代物的发展。其中同种异体或异种骨的使用也因其自身存在的问题受到限制。另外还有骨替代物，近年来骨替代物的材料、形状和应用方式日益趋向多元化。虽然目前骨替代物还不能完全替代自体骨，但其优点突出，供给不受限制，且避免了取骨部位的并发症。同时以骨替代物为载体，结合生长因子和间质干细胞，为其应用带来了广阔的前景。

12.2　定义

12.2.1　自体骨

骨移植物来自患者身体的不同部位。最常见的部位为髂嵴，但也可以取自椎骨、肋骨、胫骨和腓骨[12]。

12.2.2　自体骨替代物

自体骨替代物能够取代自体骨实现骨缺损填充、桥接和融合[13]。其供给量不受限制，并可避免取骨部位并发症的发生。但骨替代物无法同时具备骨诱导、骨传导和骨生成的特性[12]。

12.3　骨再生生理学

骨骼是人体中少数保留再生能力的器官之一。与其他器官不同，骨骼并非通过瘢痕修补自身的缺损，而是通过骨折愈合彻底恢复初始形态和质地。骨折愈合是一个复杂的生理过程。

骨骼愈合的基本原理有以下两类[10]：

- 一期愈合（即"直接愈合"）非常罕见，并不是脊柱外科中常见的愈合形式。
- 二期愈合伴有骨痂形成，包括骨膜内成骨和软骨成骨。骨痂的形成需要多能间充质干细胞（MSCs）、具有活力的细胞群和充足的血供。

在骨愈合的级联反应中，某些先决条件是已知的，其中最重要的因素是需要有活力的细胞群。MSCs 可存在于细胞群中或经血流传送至骨折部位，并在骨折部位形成大量成骨细胞。此外，骨折血肿内含有大量诱导骨折愈合的细胞因子，如白细胞介素（ILs）、肿瘤坏死因子（TNFs）、转化生长因子（TGFs）、血管内皮生长因子（VEGFs）。在众多的 TGFs 中，大量研究表明骨形态发生蛋白（BMP-2、BMP-7）在骨折愈合过程中起决定性作用[8]。第三个重要的因素是细胞外基质，为细胞的相互作用提供一个天然框架。细胞外基质的作用可以被许多骨引导材料替代，如同种异体骨、脱钙骨基质（DBM）、羟基磷灰石和钙基陶瓷等。上述支架均含有 $150 \sim 500\,\mu m$ 的最佳孔径。最后，影响骨折愈合和骨形成的一个重要因素是力学稳定性。以上四个因素的组合被称为"菱形理念"（图 12.1）。"菱形理念"在四肢骨折中常加以详细描述，在脊柱外科具有同样的重要性[5]。

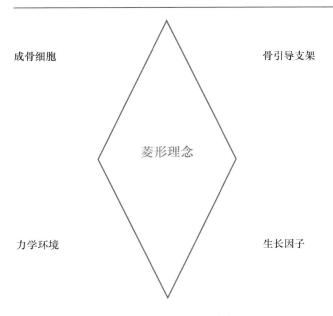

图 12.1 理想骨折愈合的"菱形理念"[5]

12.4 临床应用

理想的骨移植物（自体骨或自体骨替代物）应该具备三个属性。成骨能力是指它们包含有成骨细胞，从而能够直接成骨；骨传导能力是指它们提供一个支架结构供成骨细胞黏附和生长；骨诱导能力是指具有能够诱导未分化干细胞或骨原细胞分化成成骨细胞的细胞因子。"完美"的自体骨替代物应包括以上三个特性。

12.5 自体骨移植

虽然仍存在一定的争议，但是自体骨是骨移植物的"金标准"[12]。自体骨多取自患者髂嵴，确切部位取决于手术体位。髂嵴的优点是含有大量的松质骨和皮质骨（三面皮质移植骨）（图 12.2、图 12.3）。

优点
- 成骨能力
- 骨引导能力
- 骨诱导能力

缺点
- 供给受限
- 个别报道失败率较高
- 髂嵴骨折的风险（图 12.4）
- 因骨块重塑型导致矫正损失[7]
- 取骨部位并发症（正确操作可减少其发生）
- 额外的手术时间

12.5.1 取骨部位

- 髂嵴（前面、后面）
- 手术部位（椎体、棘突、椎板）
- 肋骨（经胸入路）
- 胫骨、腓骨

12.6 取自体髂骨的手术技术

取自体髂骨的手术操作较为简单。在髂嵴前方取骨时，需要注意保护股外侧皮神经。此外，由于髂前上棘是屈髋肌群的附着点，因此，取骨部位必须要距离髂前上棘 3cm 以上。我们建议使用双层刀片摆锯进行取骨。利用骨锯还可以预先设置好取骨深度。获取预期的带皮质骨块后，再用刮勺刮取松质骨碎片。取骨完成后用止血海绵填充缺损部位，伤口放置引流管，防止血肿形成。此外，根据临床的具体需要，可以应用特制的器械取出塞子形状的骨块（图 12.5）。这种方法取骨后的缺损较小，且可以在髂嵴以外的部位取骨。

12.7 自体骨替代物

理想的自体骨替代物应具备与自体骨一致的骨生成、骨传导和骨诱导能力，而且没有大的不良反应。替代物移植后，其与宿主骨的整合可出现截然不同的方式[2]。一种是通过直接整合或被吸收后转化成骨组织。但也可能发生类似"移植物抗宿主反应"，其结果是自体骨替代物被包裹甚至（部分）消失而无法整合[11]。

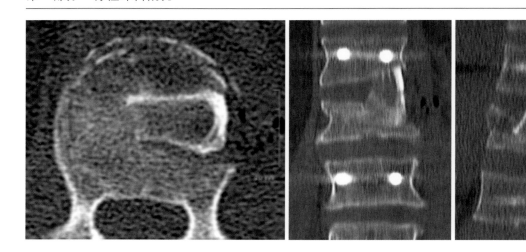

图 12.2　CT 扫描在三个平面记录自体三面皮质骨移植的正确尺寸和定位

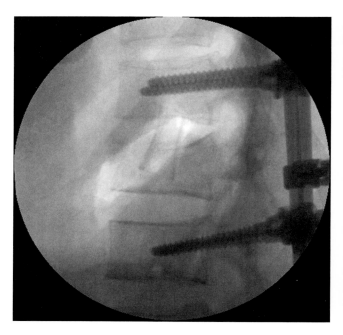

图 12.3　X 线平片显示：自体三面皮质髂骨用于单节段前路脊椎融合术，伴后路双节段椎弓根螺钉固定

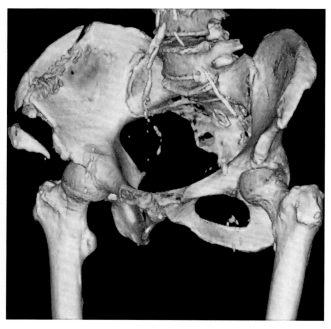

图 12.4　右侧髂嵴前方取骨后造成髂嵴骨折

12.8　同种异体骨

同种异体移植是将供体组织移植至受体。由于近年来获取、制备和储存技术的改善，同种异体骨的应用范围得到进一步推广。一些对同种异体骨需求量较大的临床中心往往配备有各自的存储仓库——骨库。"骨库"的概念常常牵涉到诸多的法律问题，在不同的国家差别较大[3]。

优点
- 骨传导能力
- 供给不受限制
- 多种形状和尺寸
- 避免取骨部位并发症

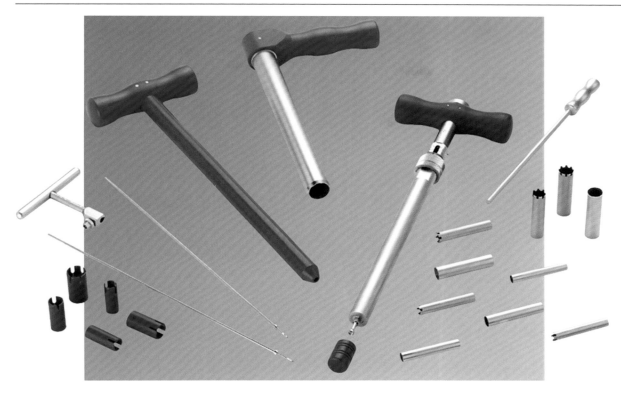

图 12.5　用于获取不同尺寸"骨塞"的各种取骨设备（©by Synthes）

缺点

- 无成骨能力（其制作过程中进行了化学加工）
- 骨诱导能力弱
- 传播传染病可能

12.9　脱钙骨基质和骨形态发生蛋白

脱钙骨基质（demineralized bone matrix，DBM）是具有骨诱导能力的脱钙同种异体骨[9]。DBM 利用酸性溶液提取同种异体骨，使同种异体骨的矿物质成分丢失，但保留了包括生长因子在内的胶原及非胶原蛋白。DBM 作为自体骨替代物，其作用效果与其含有骨形态发生蛋白（BMP）的剂量及 BMP 各亚型的比例密切相关。多数 BMP 亚型均具有聚集成骨细胞并刺激局部细胞促进骨骼形成的功能。现已知的 BMP 超过 20 种，但临床研究仅限于 BMP2 和 BMP7，不同类型的 BMP 促进成骨的能力可能存在较大差别。

优点

- 具有骨诱导能力，可促进骨形成[6]
- 不同产品骨诱导潜能存在差别[8]

- 移植扩充物（与自体骨联合使用）

缺点

- 结构完整性差
- 单独 BMP 无骨传导性

12.10　羟基磷灰石 $[Ca_{10}(PO_4)_6(OH)_2]$，磷酸三钙 $[Ca_3(PO_4)_2]$

这些替代品主要作为骨缺损的填充物。人们根据其特定的优点（如固化速度快、可注射性能）和缺点（抗剪切应力弱、生物降解性差），开发出许多新的应用领域。这类材料具有多种应用形式（图12.6，表 12.1）。

优点

- 骨传导能力（图 12.7）
- 持久稳定性
- 供给不受限制

缺点

- 无骨诱导能力
- 无骨生成能力

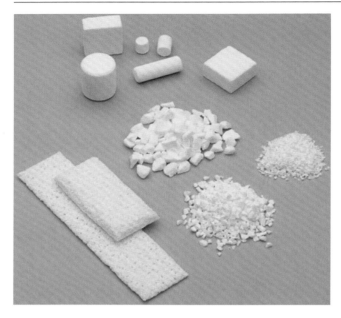

图 12.6　不同形式和形状的磷酸钙盐骨替代品（© by Synthes）

表 12.1　磷酸钙产品列表（其中包括）

产品	公司	类型
NanoStim	Medtronic	合成磷酸三钙
BoneSource	Howmedica	磷酸钙骨水泥
Alpha-BSM	DePuy	磷酸钙骨水泥
Calcibon	Biomet/Merck	磷酸钙油灰
Mimix	Biomet	合成磷酸三钙
Cerasorb	Curasan	β - 磷酸三钙
ChronOS	Synthes	β - 磷酸三钙
Vitoss	Orthovita	β - 磷酸三钙
Pro Osteon	Interpore Cross	珊瑚羟基磷灰石
Endobon	Biomet/Merck	松质羟基磷灰石
BioFuse	Corin	羟基磷灰石 / 磷酸钙
Actifuse	Baxter	硅化磷酸钙

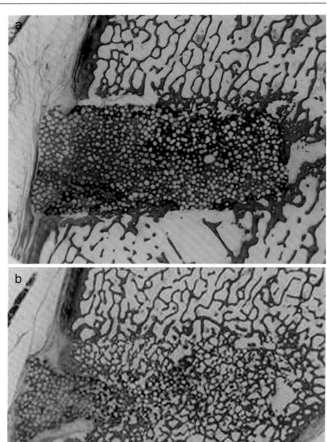

图 12.7　术后 6 周（a）和 12 周（b）混合血液的 ChronOS 组织学检查结果（© by Synthes）

12.11　临床应用

　　该领域产品的不断创新，如双向注射磷酸钙、硫酸钙和硅磷酸钙等，极大地丰富了其应用范围，也使其成为促进脊柱融合的重要材料之一[1]（填充融合器、融合器涂层、自体骨扩充物）。这些材料在使用之前应该与患者血液进行混合（图 12.8）。

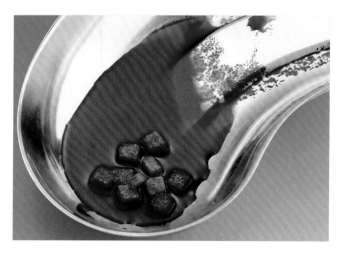

图 12.8　与血液混合的 ChronsOS 团块（©by Synthes）

12.12　其他材料（海珊瑚、硫酸钙）

这些材料目前处于实验、评估阶段，以期成为补充甚至取代目前正在使用的自体骨替代物。

12.13　展望

组织工程和生长因子研究的进一步深入，为今后骨融合和骨替代物提供了巨大的应用潜力。随着替代物的不断发展，有望对特定适应证的患者提供"理想"的个体化治疗方案[4]。

（李广军　译，吴晓亮　审校）

参考文献

1. Becker S, Maissen O, Ponomarev I et al (2006) Osteopromotion by a beta-tricalcium phosphate/bone marrow hybrid implant for use in spine surgery. Spine 31(1):11–17
2. Berven S, Tay BK, Kleinstueck FS et al (2001) Clinical applications of bone graft substitutes in spine surgery: consideration of mineralized and demineralized preparations and growth factor supplementation. Eur Spine J 10(Suppl 2):S169–S177
3. Friedlaender GE (1982) Bone-banking. J Bone Joint Surg Am 64:307–311
4. Giannoudis PV, Tzioupis CC, Tsirids E (2006) Gene therapy in orthopaedics. Injury 37(Supp 1):S30–S40
5. Giannoudis PV, Einhorn TA, Marsh D (2007) Fracture healing: the diamond concept. Injury 38(Supp 4):S3–S6
6. Kwong FN, Harris MB (2008) Recent developments in the biology of fracture repair. J Am Acad Orthop Surg 16(11):619–625
7. Morrison RH, Thierolf A, Weckbach A (2007) Volumetric changes of iliac crest autografts used to reconstruct the anterior column in thoracolumbar fractures: a follow-up using CT scans. Spine 32(26):3030–3035
8. Papakostidis C, Kontakis D, Bhandari M et al (2008) Efficiency of autologous iliac crest bone graft and bone morphogenetic proteins for posterolateral fusion of lumbar spine – A meta-analysis of the results. Spine 33(19):E680–E692
9. Petersen B, Whang PG, Iglesias R et al (2004) Osteoinductivity of commercially available demineralized bone matrix. Preparations in a spine fusion model. J Bone Joint Surg Am 86-A(10):2243–2250
10. Phillips AM (2005) Overview of the fracture healing cascade. Injury 36(Supp 3):S5–S7
11. Schimandle JH, Boden SD (1997) Bone substitutes for lumbar fusion: present and future. Oper Tech Orthop 7:60–67
12. Sen MK, Miclau T (2007) Autologous iliac crest bone graft: should it still be the gold standard for treating nonunions? Injury 38(Supp 1):S75–S80
13. Bone Graft Alternatives (according to the North American Spine Society). http://www.spine.org/Documents/bone_grafts_2006.pdf

第 13 章　Spine Tango：在线与离线的脊柱病案归档流程

Christoph Röder，Thomas Zweig

13.1　引言

　　患者照顾的核心内容，在过去相当长的一段时间曾被认为是直观可见、与心理相关、并具有感召力的理念。在这样的时代背景下，以患者和社会对医生的信任、医生对其事业的自信和奉献精神为特点的医学系统，在一定程度上取得了长足的进步。而在医学发展的漫长历史中，只有少数人提出应当对各种治疗措施及其效果进行系统评估。这些具有卓越远见的人其中就包括弗洛伦斯·南丁格尔（Florence Nightingale）护士，她在 1854 年提出运用统计学方法，分析克里米亚战争期间英国军队可预防的死亡数；被誉为"疗效管理（Outcomes Management）理念之父"的美国内科医生欧内斯特·柯德曼（Ernest Codman），早在 20 世纪早期因提出了"终末结果系统（End result system）"而闻名，这一理论认为每个患者都需要通过随访来评估其治疗后的效果及并发症；最后还有国际内固定研究学会（AO/ASIF）的创始人莫里斯 E. 穆勒（Maurice E. Müller），他在 1963 年发表了运用集中式数据库进行多点登录录入创伤登记的理念，用于评估外科医生业绩、外科技术疗效及内固定物的上市后监督。时至今日，大部分的医疗质量监督和临床数据收集仍是以医生或医院为单位独立进行，缺乏系统性和统一标准。由于各自使用不同术语、内容和独立的数据库，使数据的汇总和协调非常困难，并且阻碍统一标准的建立。欧洲脊柱协会（EuroSpine）为确保治疗效果和促进统一标准的建立，开发了一个在线和离线的脊柱手术注册登记系统，即 Spine Tango。此外，Spine Tango 还用于疗效研究及植入物的上市后监督。关于其详细信息可在以下网站上查询：www.eurospine.org 点击 Spine Tango。

13.2　质量（Quality）在医疗领域的定义

　　对于未在各专业领域内从事质量提高工作的人而言，定义"质量"可能相对简单；虽然柏拉图（Plato）引入这一术语已超过 2000 年，但目前对质量这个词的含义仍存在很大争议[14]。美国质量协会（ASQ）认为质量"是一个主观性术语，每个人可以有其自己的定义"[1]。在基于客户体验的领域，质量被定义为"达到或超过顾客的满意度"[6]。质量是一个多维的概念，在每个领域中都有特定的意义。美国医疗保健研究与质量局（AHRQ）认为质量在医疗领域的定义为"在正确的时间，用正确的方式，对正确的患者做正确的事，并且得到最好的可能结果"[15]。

　　医疗领域中质量管理的评估包括以下三个部分：
- 组织结构（包括人力资源和硬件设备）
- 医疗过程（治疗措施、处方及医患关系）
- 医疗结果（治疗最终结果，如死亡率和患者满意度）[3，15]

获取患者意见的措施可分为三类：
- 优先选择（Preferences）
- 评估（Evaluations）
- 报告（Reports）

Wensing 和 Elwyn 把"优先选择"解释为患者对医疗保健系统的期望。"评估"是患者对其在医疗保健中经历的感受，"报告"是客观的观察结果（如患者在候诊室等待的时间）。至于采用何种措施类型取决于评估的内容和目的（教育、检验、认证、质量控制或质量改进）[16]。对于医疗过程和医疗结果，最常用的评价方法是评估患者的满意度（属于评估范畴）。同时，满意度也是评估治疗措施是否有效的标准之一。Chassin[4]认为，当一项评价措施与医疗结果（死亡率、患者满意度等）相关时，即是合理的。因此，患者对于治疗结果满意度问卷的回复，尤其是当回复被用于治疗结果的研究时，也可以认为是质量控制和提高的疗效管理。

13.2.1　效果研究和质量控制的交叉

质量控制的含义更为正式，同时在医疗领域内有更高的时效性，但许多情况下，其执行和应用仍缺乏高标准和严格的方法。进入 21 世纪，随着人们对循证医学的日益重视，各种关于手术及非手术治疗方法的有效性研究，无论从质量还是数量上，均得到显著提高。此类研究通常在大学的附属医院开展，主要是因为后者本身具有从事研究的工作人员，或与从事学术研究的机构存在合作。对于医疗机构而言，开展此类研究并不能给其带来经济上的利益，恰恰相反，医学研究往往需要消耗大量的人力和财力。因此，从事研究对医疗机构而言，仅仅可能有助于提高声望和履行社会责任。然而，提高声望和履行社会责任可能带来的经济收益，远远不足以作为增加医学研究投入的依据，否则所有公立、私立医院和诊所都可能会设立自己的科研机构和聘用科研人员。然而，我们往往会忽视这样一个重要因素：对于治疗效果的研究及其产生的预测结果，可以直接帮助医疗机构及医务人员提高医疗质量和规范医疗行为[7]。

13.3　以质量保证、疗效研究、内固定上市后监督为宗旨的国际脊柱注册系统——欧洲脊柱协会的 Spine Tango

13.3.1　背景与目的

在世界各地，目前正在努力建立地区、州，甚至是国家级的骨科登记注册系统。脊柱手术的注册是其中一个较大的挑战。手术部位、病理基础、手术入路和手术技术的多样性使试图发明一种简练而全面的调查问卷变得困难。2000 年，在欧洲脊柱协会 EuroSpine 的主导下，通过与瑞士伯尔尼大学（Bern University）矫形外科评估研究协会（Institute for Evaluative Research in Orthopaedic Surgery）的合作，设计并启动了脊柱外科手术资料注册项目，称为 Spine Tango。

Spine Tango 的目标：

- 介绍欧洲脊柱外科的最新进展，包括所有脊柱病种，发病部位，手术入路和一期、二期手术
- 对不同的手术技术效果进行前瞻性观察评价，作为随机对照试验的有益补充
- 在国家和国际的层面上制订统一标准
- 质量保证和质量改进

Spine Tango 可能是第一个试图涵盖所有脊柱病种、干预方法和各个解剖节段的综合性注册系统。为实现该目标，首先必须有强大的计算机硬件作为支持。Spine Tango 前期各个问卷表——"手术""分期手术"和"随访"的修改和统一大约花费了 5 年时间，历经了约 4000 份调查样表。最终得出的结果是两张双面的 A4 问卷（手术、分期手术）和一张单面随访问卷。所有问卷均可以在网上完成，或使用可扫描的纸质问卷进行录入。在完成上述基于医生的量表的同时，瑞士苏黎世的苏泰医院（Schulthess Hospital）工作组汇编及完善了 COMI（核心疗效评估指数，Core Outcome Measures Index）量表，COMI 是 Spine Tango 注册系统官方推荐使用的基于患者问卷量表[9]。目前为止，世界范围内参加 Spine Tango 注册系统的医院约有 40 个，注册病例超过 30 000 例[12]。

13.3.2　基于医生的内容

虽然该问卷内容十分精炼，但涵盖了脊柱外科广泛的病种及各种治疗措施。之所以能够将庞大的内容进行精炼，一方面采用了树状结构，先列举主要病种，每个主要病种基础上再细分为各个特殊类型；另一方面采用了所谓的手术矩阵（Surgical Matrix），即一种将各类手术操作回归本质的专业术语系统，如减压、融合、坚强固定、动态固定、经皮操作等。

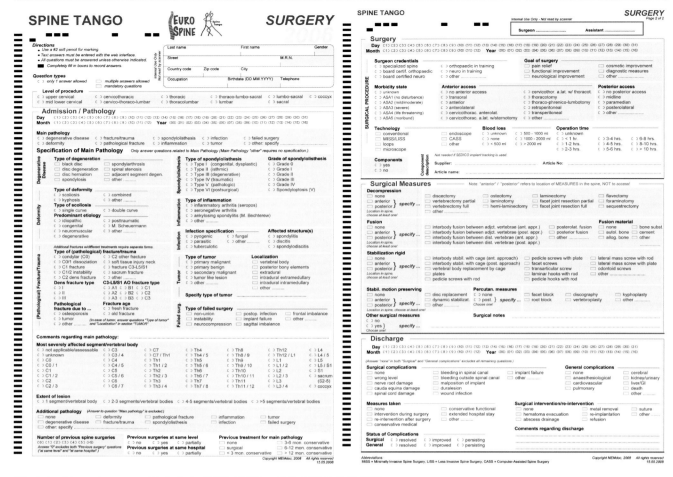

图 13.1　SSE Spine Tango 手术表（正面和反面），蓝色背景为必答问题

13.3.3　手术表

　　手术表正面的前半部分用以记录手术的部位、入院时间、病史（包括既往保守治疗、手术治疗经过）、主要和伴随病变、病变最严重的节段和病变范围。正面的后半部分为"主要病种详细情况"子表，其中每个"主要病种"包括 1～3 个问题，这些问题可以补充主要病种的具体发病情况。反面为"手术"、"手术操作"和"出院"三个子表。"手术"子表的内容最多（12 个问题），包括手术日期、植入物使用、手术目的、手术矩阵、术者资质、手术入路、手术技术、手术时间、发病状态和失血。"手术操作"子表采用的形式与"主要病种详细情况"子表相同，仅需要回答与手术操作相关的问题。通常情况下，该部分仅需回答 2～4 个问题。最后是

"出院"子表，询问出院日期、并发症（手术并发症和一般并发症）、并发症处理措施、出院时并发症的情况（图 13.1）。

13.3.4　分期手术表

　　除了手术表外，还有分期手术表和随访表。分期手术表用以记录有计划的二期手术情况，即患者住院期间一期手术结束到二期手术结束之间的情况。假如患者出院，则必须采用新的手术表。此外，对于非计划内的早期翻修手术，即使患者未出院，也需要使用新的手术表登记，此时主要诊断为"手术失败"。分期手术表除了既往手术情况和"出院"子表外，其他内容与手术表相同。

13.3.5　随访表

随访表格是单面 A4 纸，由"随访"子表和"并发症"子表组成。其纸质版本可在一分钟内完成。在记录随访日期及随访间隔后，对患者的工作状态进行记录，并将已实现、部分实现和未实现的手术目标一并记录。只记录已在手术表中登记的手术目标。之后记录当前的药物治疗、康复以及医师对手术结果的评级。"随访"子表的最后一个问题为询问是否需要进一步随访、进行翻修手术或对其他疾病进行干预。

在没有并发症的情况下，"并发症"子表仅需要在"并发症"问题上回答"否"。出现并发症时，需要记录其发生的时间、类型、治疗措施和结果（图13.2）。所有表格都可以在其网站上找到 PDF 文件（www.eurospine.org → Spine Tango → forms）。

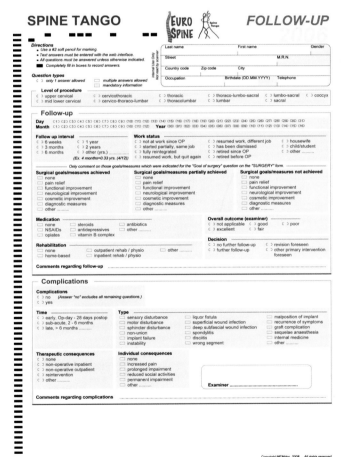

图 13.2　SSE Spine Tango 随访表（仅一页）

13.3.6　基于患者的内容

脊柱手术后的疗效评估方法很大程度上决定了手术的有效率[8]，目前还没有统一的、普遍接受的方法。过去，医生通常根据自己的观点判断疗效，并简单地评价为"优秀""良好""中等"和"较差"。有时还以术后的影像学结果作为手术成功与否的评判。然而，大多数情况下，上述评估方法得出的疗效结果往往与患者和社会认同的疗效存在差异[5]。目前，以专门为患者设计的疗效评估方法为重点，以及让患者自己对疗效进行评估的观点已广为接受。1998年，来自多个国家的专家组制订了评估下腰痛患者疗效的标准化版本[5]。专家一致认为评估下腰痛核心内容应当包括：疼痛的区域、腰部功能、总体健康状态、工作障碍、社交障碍和患者满意度[2,5]。因此，该专家组汇编了一套简洁的问卷，该问卷以 7 个术前问题涵盖了上述各个方面；由于内容简短，减轻了受访者的负担，对于常规临床使用和质量管理具有很强的实用性。此外，问卷还有其他 4 个问题需在患者被随访时进行回答，其内容包括：以患者的角度认为是否发生并发症及带来的困扰、有无针对下腰痛的二次手术、对医院整体医疗质量的满意度及患者认为手术的受益程度。满意度问题可以通过 Six-Sigma 质量管理方案评估患者对于医疗过程的看法[4,7]。同时，已有大量关于 COMI 的临床研究，不仅为 COMI 的应用和管理提供了详细的信息，还提供了许多临床上和统计上的重要因素，如临床相关性改善的最小评分、标准化反应平均值和疗效的"好""差"二元评价等[10]（图 13.3）。所有COMI 表的 PDF 文件可以从以下网站下载（www.eurospine.org → Spine Tango → forms）。

13.3.7　技术

Spine Tango 已远远不是早期那种简单的数据输入网页，而是一个具有复杂 IT 结构的国际项目，并还有大量的临床专家和科学家对其进行维护和不断更新。其中央数据库位于伯尔尼大学，是该校建立的庞大的科学文件系统端口的一部分，它为临床、植入物和影像学资料的收集提供各种方法，并为数据下载和在线统计查询提供诸多途径。其中一个关

75

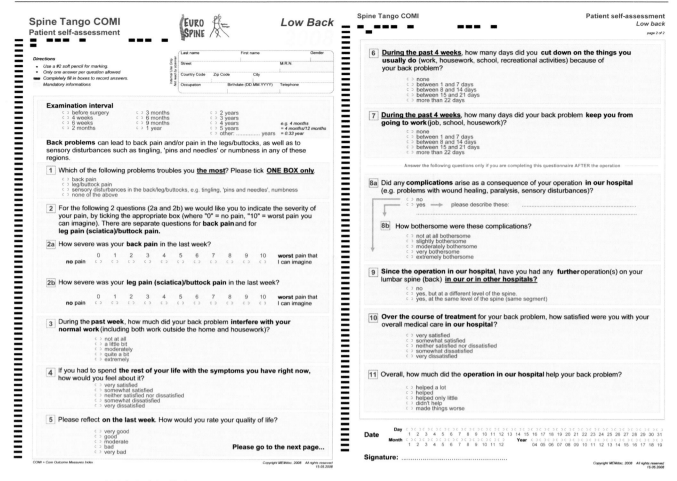

图 13.3　COMI 下腰痛患者评估表

键的步骤是所谓模块化执行，在数据发送到瑞士的中央服务器之前，各国卫星服务器使数据匿名，以保护用户和患者的隐私（图 13.4）。这些模块同时安装在德国、奥地利、意大利、英国、澳大利亚、美国、墨西哥和巴西。在那些没有过滤服务器的国家，用户可以使用 www.spinetango.org 提供的瑞士 / 国际模块。对服务器进行访问均需集中通过 EuroSpine 首页，由 www.eurospine.org → Spine Tango → modules 进入。在所有模块首页均可下载英文版 Spine Tango 用户路径手册[13]。

13.3.8　工作流程

一个服务于不同规模、结构和人员组成的医疗机构，其通用应用程序不可能针对某一个体和用户（如某个外科医师或单位）的期望和要求进行量身定做。因此，将 Spine Tango 项目及其程序和日常工作

流程进行智能、创新性整合，是其成功并持续性发挥数据收集作用的关键。直接在线数据录入，采用光学标记阅读器（optical mark reader，OMR）兼容的纸张进行纸质数据收集，或简单的 PDF 文件记录以备后期的数据登记均为可行之法，而选择何种方式主要依赖于手术室、病房及门诊是否有网络连接和网络终端的数目等；术前和术后采用面对面访谈、邮件或电话访问等方式对患者进行问卷调查，以及基于外科医师的数据收集均需要额外人力和财力的投入（图 13.5）。

目前有五种方法可以把表格和问卷的内容传输到数据库（图 13.6），即在线数据录入（a）；纸质数据录入后经 OMR 扫描辅助输入（b）；纸质数据录入后经在线界面进行输入（c）；纸质数据录入后将表格寄到 IEFO 或其他合作单位后利用 OMR 扫描辅助输入（d）；手术数据的直接在线录入（a）和 OMR 辅助患者问卷的输入（b）的联合应用，或手

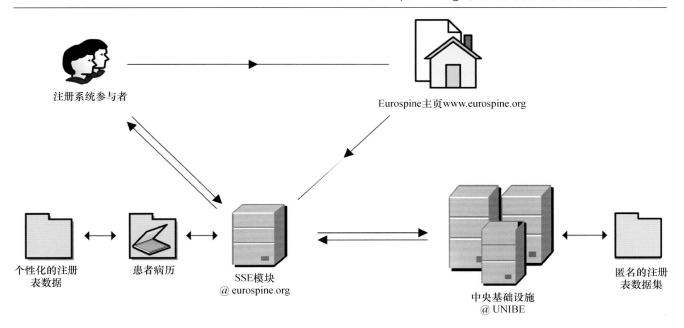

图 13.4　脊柱用户的路由选择和国家模块中的数据隔离

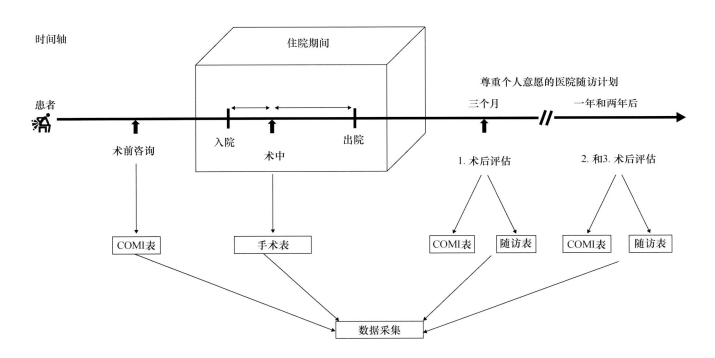

图 13.5　Spine Tango 术前和术后的基于医生和基于患者的数据采集

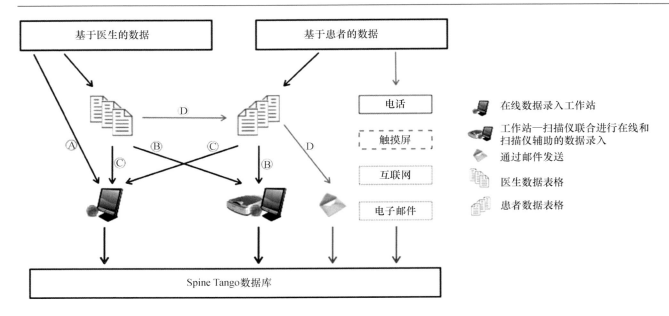

图 **13.6** Spine Tango 的数据收集模式

术数据直接在线录入（a）及患者完成的纸质问卷的延迟在线录入（c）的联合应用。不同的方法适用的环境不同。有综述对其应用进行了总结，计划在本单位安装应用 Spine Tango 之前，强烈建议认真学习各种工作流程的整合方法[17]。

（李广军 译，吴晓亮 审校）

参考文献

1. American Society for Quality (2002) Quality glossary. Qual Prog 35:43–61. http://www.ncbi.nlm.nih.gov/pmc/articles/PMC2899321/, Ref 17
2. Bombardier C (2000) Outcome assessments in the evaluation of treatment of spinal disorders: summary and general recommendations. Spine 25:3100–3103
3. Campbell SM, Braspenning J, Hutchinson A et al (2003) Research methods used in developing and applying quality indicators in primary care. BMJ 326:816–819
4. Chassin MR (1998) Is health care ready for Six Sigma quality? Milbank Q 76:565–591
5. Deyo RA, Battie M, Boerskens AJ et al (1998) Outcome measures for low back pain research. A proposal for standardized use. Spine 23(2):003–013
6. Garvin D (1984) What does product quality really mean? Sloan Manage Rev 26:25–43
7. Impellizzeri FM, Bizini M, Leunig M et al (2009) Money matters: exploiting the data from outcomes research for quality improvement initiatives. Eur Spine J 3:348–359
8. Mannion AF, Elfering A (2006) Predictors of surgical outcome and their assessment. Eur Spine J 1:93–108
9. Mannion AF, Elfering A, Staerkle AR et al (2005) Outcome assessment in low back pain: how low can you go? Eur Spine J 14:1014–1026
10. Mannion AF, Porchet F, Kleinstück FS et al (2009) The quality of spine surgery from the patient's perspective. Part 1: the core outcome measures index in clinical practice. Eur Spine J 3:367–373
11. Müller ME, Allgöwer M, Willenegger H (1963) Die Gemeinschaftserhebung der Arbeitsgemeinschaft für Osteosynthesefragen. Arch klin Chir 304:808–817
12. Röder C, El-Kerdi A, Grob D et al (2002) A European spine registry. Eur Spine J 11:303–307
13. Röder C, Chavanne A, Mannion AF et al (2005) SSE Spine Tango–content, workflow, set-up. www.eurospine.org-Spine Tango. Eur Spine J 14:920–924
14. Sower S, Fair F (2005) There is more to quality than continuous improvement: listening to Plato. Qual Manag J 12:8–20
15. Varkey P, Reller MK, Resar RK (2007) Basics of quality improvement in health care. Mayo Clin Proc 82:735–739
16. Wensing M, Elwyn G (2003) Methods for incorporating patients' views in health care. BMJ 326:877–879
17. Zweig T, Mannion AF, Grob D et al (2009) How to Tango: a manual for implementing Spine Tango. Eur Spine J 3:312–320

第二部分　上颈椎前路手术

第 14 章　上颈椎前路手术技术和植入物概述

Meic H. Schmidt

14.1　引言

上颈椎具有独特的生物力学和解剖结构，要求特殊的手术技术和内固定器械。通常，上颈椎的疾病有创伤（齿状突骨折和骨不连）、枕颈脱位、退行性变和风湿性骨关节炎引起的寰枢不稳。创伤的手术指征包括 Jefferson 骨折合并不稳和横韧带撕裂，齿状突骨折引起的前屈后伸不稳和 $C_1 \sim C_2$ 脱位。类风湿性退变引起的 $C_1 \sim C_2$ 关节不稳，也需行脊髓减压和随后的稳定手术。这个区域四种最主要的手术技术是前路齿状突螺钉固定、经口齿状突切除、后路 $C_1 \sim C_2$ 固定和前路侧块关节螺钉固定。

14.2　入路

该部位脊柱特殊的生物力学和解剖结构使前路上颈椎手术的入路和移植物（植入物）变得复杂。其中一些手术技术不推荐单独采用。如经口齿状突切除术需联合后路颈椎融合术。上颈椎的前入路通常是从标准的前路颈椎间盘切除融合术向头部进行延伸改进而来。

14.2.1　经口入路

对于类风湿关节炎或者骨折 / 不稳，有两种常见的经口入路。经口切除常用于类风湿病导致的脊髓减压，常用于有足够张口范围的患者（图 14.1）。经口入路需要特殊的牵引系统，见第 17 章的相关描

述。通常我们不采用此入路放置器械。

14.2.2　口外腹侧咽后入路

少数情况下类似的入路用来放置前路侧块关节螺钉（见第 16 章）。当存在 $C_1 \sim C_2$ 不稳或齿状突骨折时可以应用该入路（图 14.2）。通过咽后入路，双侧侧块关节螺钉经前路在克氏针系统的辅助下穿过，也可以联合应用齿状突螺钉。典型的手术是应用克氏针和空心钉配合完成，要小心监测克氏针，以免在拧入螺钉时移动。

14.3　植入物

14.3.1　螺钉

前路固定上颈椎的螺钉各种各样，取决于入路的选择。对于齿状突固定，作者使用非空心螺钉，尽管有些学者反对。咽后入路典型使用跨关节螺钉，有时联合齿状突螺钉。空心螺钉也可以使用。前方经关节螺钉应该是拉力螺钉，它会将 $C_1 \sim C_2$ 关节拉在一起促进融合。

14.3.2　钢板

前方钢板很少应用。突出的适应证是 C_1 骨折造成的创伤性不稳或齿状突切除。Ruf 描述了 Harms 钢板系统[1]。

（吴骞、袁亮　译，杨德鸿　审校）

图 14.1　Spetzler-Sonntag 牵开器显露口腔

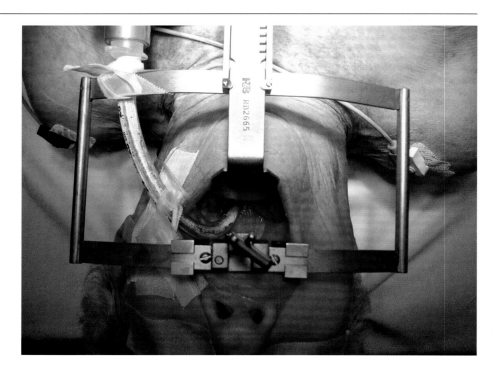

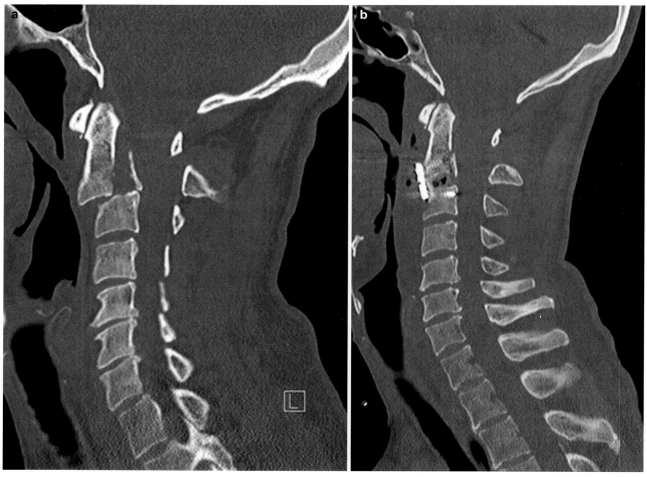

图 14.2　CT 扫描示 $C_2 \sim C_3$ 骨折脱位（a）及经咽后下颌下入路 $C_2 \sim C_3$ 前路颈椎椎间盘切除、融合术（b）

参考文献

1. Ruf M, Melcher R, Harms J (2004) Transoral reduction and osteosynthesis C1 as a function-preserving option in the treatment of unstable Jefferson fractures. Spine 29:823–827
2. Russo A, Albanese E, Quiroga M, Ulm AJ (2009) Submandibular approach to the C2–3 disc level: microsurgical anatomy with clinical application. J Neurosurg Spine 10:380–389
3. Schmelzle R, Harms J (1987) Craniocervical junction–diseases, diagnostic application of imaging procedures, surgical techniques. Fortschr Kiefer Gesichtschir 32:206–208
4. Vender JR, Harrison SJ, McDonnell DE (2000) Fusion and instrumentation at C1–3 via the high anterior cervical approach. J Neurosurg 92:24–29

第 15 章 齿状突螺钉固定

Meic H. Schmidt

15.1 引言

前路齿状突螺钉用于固定不稳的齿状突骨折是理想的，其保留了 $C_1 \sim C_2$ 旋转活动和避免了取自体骨，效果优于 $C_1 \sim C_2$ 后路融合。自从 Bohler 介绍这种技术后[4]，该手术方法变得越来越流行。现用于治疗不稳定的 II 型和浅 III 型齿状突骨折[1-3,5-9]。齿状突螺钉固定目的是立即稳定 II 型或浅 III 型齿状突骨折，而不需使用外固定器。

15.2 适应证

- II 型齿状突骨折
- 非手术治疗失败的浅 III 型齿状突骨折
- 用 Halo 架固定和其他外固定失败的老年患者
- 不愿意使用 Halo 架和其他外固定的患者

15.3 禁忌证

- 严重的 C_1 和 C_2 骨折
- II 型齿状突骨折相关的枕颈不稳
- 陈旧性骨折超过 18 个月
- 颈椎过度后凸畸形的患者
- 胸腔巨大的患者（桶状胸）
- 前方斜行骨折（图 15.1a）

15.4 技术要求

经验丰富的麻醉医生给患者经纤维气管镜插管是很关键的。可以做神经监测，包括体感诱发电位（SEP）和运动诱发电位（MEPs）。

清醒经鼻腔或纤维气道镜插管应用于不稳的患者。对于后伸时骨折复位的患者来说，传统的喉镜插管很安全。强烈推荐使用两个 X 光机用于上颈椎前后位和侧位的影像。Aesculap 前齿状突螺钉固定系统允许术中复位齿状突，不要求术前骨折完全复位。

15.5 手术计划、术前准备和体位

对胸骨上部和颈部进行常规消毒。患者仰卧位，头部使用 Halter 吊带 10 磅（1 磅 =0.4536kg）的重量牵引固定。或者，使用颅骨牵引弓（Gardner-Wells 钳）或者头环（如果患者已上 Halo 装置）牵引。常常在肩胛间放一个卷垫，使颈部尽量后伸。为了获得好的齿状突前后位片，常常使用透光开口器（红酒瓶软木塞放于齿间）。

15.6 手术技术

15.6.1 入路

- 侧位片保证正确的钉道，顺着颈部放置 K 导丝，确保胸骨不干扰螺钉的放置。
- 完成之后，用肾上腺素浸润皮肤，运用标准的 Cloward 入路进入脊柱前方（图 15.2）。
- 在 C_5 水平，沿皮肤横纹做一个单侧颈中部小切口。水平分离颈阔肌，在内侧的咽与食管和外侧的颈动脉鞘之间形成工作平面。
- 用手指钝性分离显露颈椎。
- 切开颈长肌双侧，挑起并置入带利齿的颈椎牵开器，挡片紧贴肌肉下方连接到牵开叶片上。

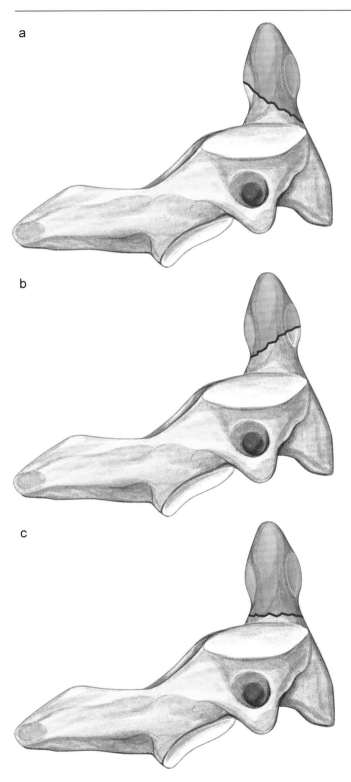

图 15.1 根据骨折线方向分为：（a）斜向前下（b）斜向后下（c）水平

- 牵开器牢固地固定很重要，因为在钻孔和固定螺钉时会在拉钩上施加一定的张力。在牵开器放好后，使用 Kittner 剥离器清理颈椎前方到 C_1 水平。
- 分离完成后，放置上位带角度的牵开器（图 15.2），这个牵开叶片应该达到邻近 C_1 水平。可以选择 6 种不同的牵开叶片。
- 这个牵开器叶片通过特殊的装置连接到侧方的牵开器叶片上。一旦放好牵开器钻孔和置入齿状突螺钉的工作通道即可形成。

15.6.2 器械使用

- 使用锋利的克氏针，通过前后位和侧位透视，选取 C_2 前下缘为进针点（图 15.3a）。进针点的定位取决于放置一个还是两个螺钉：如果放置一枚螺钉，进针点应该是在 C_2 前下缘中点；如果是两枚螺钉，应稍微偏中线外侧 $2 \sim 3mm$。
- 在双平面透视下，克氏针穿入椎体约 5mm。
- 一旦克氏针固定后，使用空心钻套入克氏针，在 C_3 的前方表面和 $C_2 \sim C_3$ 之间的纤维环切割出一个浅槽（图 15.3）。
- 连接内外钻导向器并套入克氏针。外部钻有锐刺（图 15.4），在透视下手动小心地跨过 C_3 椎体。
- 这时需要剪短穿出内部钻套的克氏针。内部钻套外保留导丝至少 1cm，以便克氏针拔出。
- 塑料冲击套筒放在克氏针上方，锤子将外钻筒锐利打入 C_3 椎体（图 15.5）。
- 内部导向钻继续向前直到接触到 C_2 下缘。这时医生可以操作手柄调整颈椎到适当的钉道角度（图 15.6）。
- 拔出克氏针时不要影响力线和位置稳定性。通过提起和下压打入到 C_3 的导向套管，调节 C_1 和 C_2 力线。如果齿状突向后移位，下压导向套管可以获得好的角度钻入。需在透视下监视。

图 15.2　C$_5$ 水平皮肤切口及软组织牵开器摆放位置（With permission of Aesculap AG, Tuttlingen, Germany）

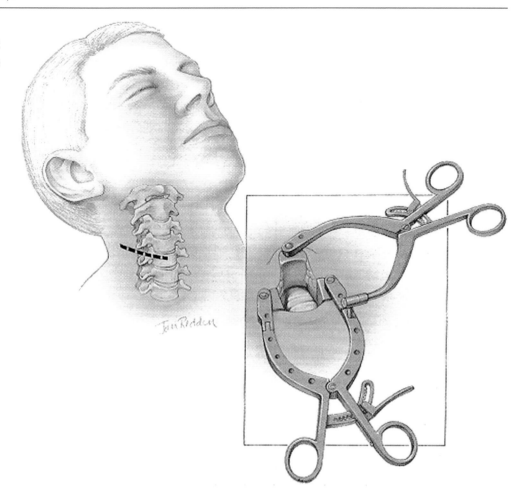

- 下一步，通过导向套管插入钻头，在前后位和侧位透视下穿过 C$_2$ 齿状突。穿过骨折位置前，下压或提拉 C$_2$ ～ C$_3$ 复合体前调整导向钻（图 15.7）。

- 一旦达到需要的力线，钻可以深入穿过齿状突尖。特别是骨质疏松患者，要穿过顶部皮质双皮质钻入来避免螺钉脱出。

- 适合的螺钉长度取决于骨钻近端量尺上刻度。先选择特殊螺纹的螺钉，然后退出骨钻，插入量尺。一般情况下，将量尺穿齿突尖测量双皮质钉道的长度。螺钉的长度由量尺长度确定（图 15.8）。

- 撤出量尺，在双透视下放置钛合金螺钉完全穿透齿状突远端皮质，有时可以回撤一点使骨块贴合。拉力螺钉协助闭合骨折空隙和加快融合进程（图 15.9）。

- 如果放入第二枚螺钉，重复同样的过程（图 15.10）。

- 撤除拉钩，用 3.0 可吸收线轻柔地缝合肌肉，关闭皮肤。通常不使用引流。透视下屈伸位可以确认稳定性。

（吴骞、袁亮　译，杨德鸿　审校）

图 **15.3**　分离暴露咽后间隙后，插入导针（a），沿导针于 $C_2 \sim C_3$ 间隙钻孔（b ~ d）（With permission of Aesculap AG, Tuttlingen, Germany）

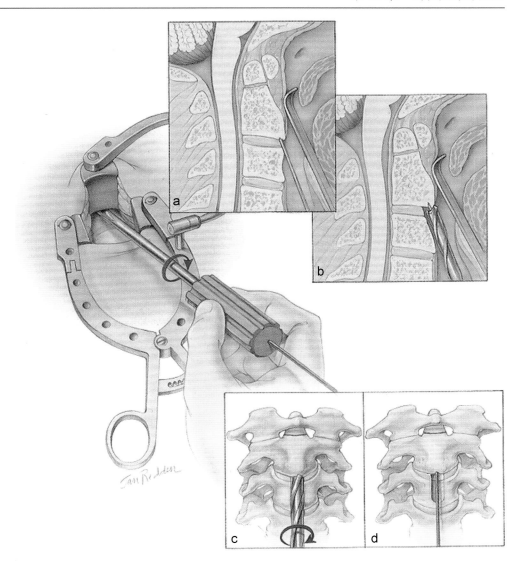

图 **15.4**　钻导向器的内外装置（With permission of Aesculap AG, Tuttlingen, Germany）

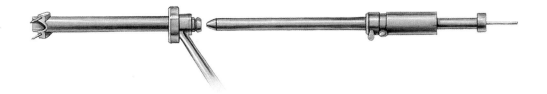

图 15.5　沿 C$_2$ ～ C$_3$ 间隙的浅漕中置入内部导向钻头（With permission of Aesculap AG, Tuttlingen, Germany）

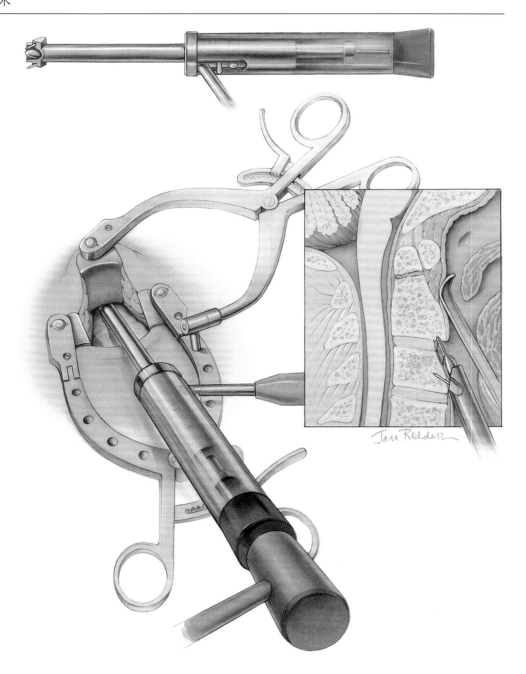

图 15.6　监视下将导向管固定于 C_3（With permission of Aesculap AG, Tuttlingen, Germany）

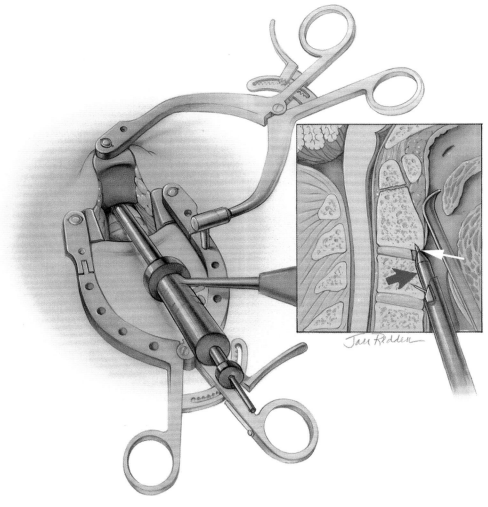

图 15.7　固定导向器至 C_3 椎体，并钻孔至 C_2 齿状突尖部（With permission of Aesculap AG, Tuttlingen, Germany）

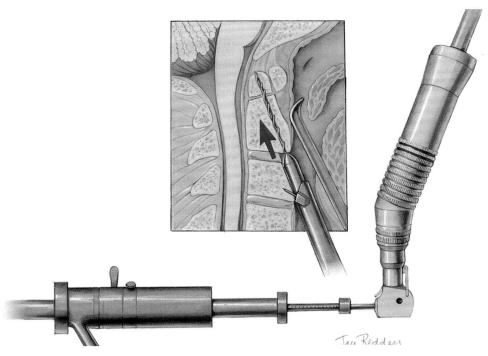

图 15.8　撤出钻头后置入量尺确定螺钉长度（With permission of Aesculap AG, Tuttlingen, Germany）

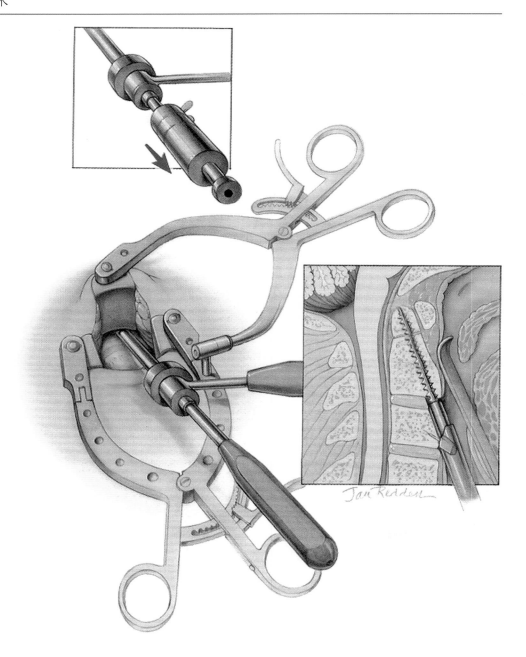

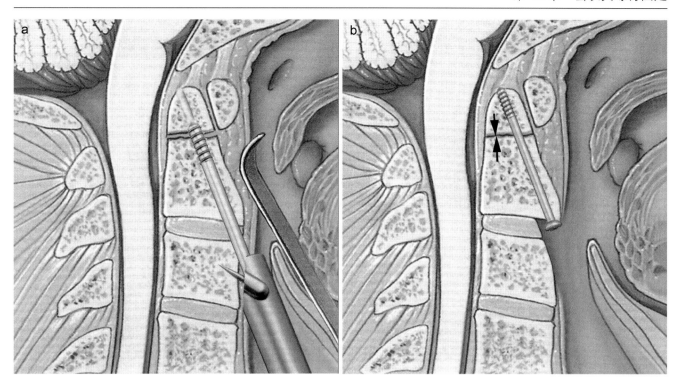

图 15.9 螺钉置入示意图（a）和骨折空隙效果（b）（With permission of Aesculap AG, Tuttlingen, Germany）

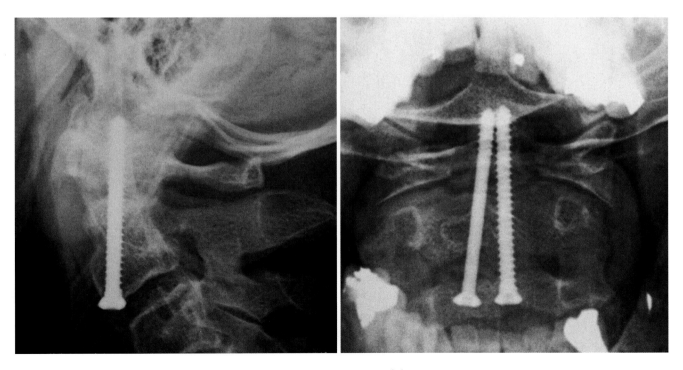

图 15.10 齿状突螺钉固定术后 X 线片（With permission of Kilmo P et al. [8]）

参考文献

1. Aebi M, Etter C, Coscia M (1989) Fractures of the odontoid process. Treatment with anterior screw fixation. Spine 14:1065–1070

2. Apfelbaum RI (1992) Anterior screw fixation for odontoid fractures. In: Rengachary SS, Wilkins RH (eds) Neurosurgery operative atlas, vol 2, 3rd edn. American Association of Neurological Surgeons, Park Ridge, pp 189–199

3. Apfelbaum RI, Lonser RR, Veres R, Casey A (2000) Direct anterior screw fixation for recent and remote odontoid fractures. J Neurosurg 93:227–236

4. Bohler J (1982) Anterior stabilization for acute fractures and nonunions of the dens. J Bone Joint Surg Am 64:18–27

5. Dunn ME, Seljeskog EL (1986) Experience in the management of odontoid process injuries: an analysis of 128 cases. Neurosurgery 18:306–310

6. Etter C, Coscia M, Jaberg H et al (1991) Direct anterior fixation of dens fractures with a cannulated screw system. Spine 16:S25–S32

7. Jenkins JD, Coric D, Branch CL Jr (1998) A clinical comparison of one- and two-screw odontoid fixation. J Neurosurg 89:366–370

8. Klimo P, Rao G, Apfelbaum RI (2005) Microsurgical treatment of odontoid fractures. In: Mayer HM (ed) Minimally Invasive Spinal Surgery. Springer, New York

9. Montesano PX, Anderson PA, Schlehr F et al (1991) Odontoid fractures treated by anterior odontoid screw fixation. Spine 16:S33–S37

10. Subach BR, Morone MA, Haid RW Jr, McLaughlin MR, Rodts GR, Comey CH (1999) Management of acute odontoid fractures with single-screw anterior fixation. Neurosurgery 45:812–819; discussion 819–820

第 16 章　前路经关节螺钉固定 $C_1 \sim C_2$

Uwe Vieweg，Meic H，Schmidt

16.1　引言

　　前路经关节螺钉固定是一项实现 $C_1 \sim C_2$ 稳定的微创技术。本章主要介绍颈前入路（Smith-Robinson）经关节螺钉固定寰枢关节。使用空心或非空心螺钉，与矢状面成外 20°角、与冠状面成后 30°角置入。这种方法的优点是立竿见影的稳定性，无需辅助使用外固定器，进而实现成本效益。这种前路固定能达到和后路固定相似的稳定性和刚度[3-6]。

16.2　手术指征[1-2, 8-9]

- 寰枢椎不稳（急性和慢性）
- 寰枢椎不稳无法实施后路手术
- 前期后路手术失败
- 寰枢椎不稳合并 Ⅱ 型齿状突骨折[1]

16.3　禁忌证

- $C_1 \sim C_2$ 关节复合体骨折
- 椎动脉走行变异
- 脖子短而粗的患者
- 高桶状胸患者

16.4　设备

　　双 C 臂可以同时行正侧位透视。其他设备装置及手术入路与膨胀螺钉骨固定一致（如定位装置、充电电钻、固定小骨片时适当的螺丝和 Synthes 齿状突螺钉系统）。

16.5　手术计划、准备和定位

　　术前患者行 CT 检查，以确保所述 $C_1 \sim C_2$ 关节复合体完整（小心旋转错位）。患者取仰卧位，头部使用 Mayfield 架固定。使用双 C 臂确定上颈椎解剖结构（图 16.1a、b）。在 C 臂透视下将克氏针按置钉方向置入，以此来确定切口部位（通常在 $C_4 \sim C_5$ 水平）（图 16.2）。

16.6　手术技巧

16.6.1　手术入路

- 推荐使用皮肤横切口，大多数病例只涉及一个阶段。（如 $C_3 \sim C_4$，在距下颌骨尾侧两指的舌骨水平位置；如 $C_4 \sim C_5$，在甲状软骨水平）。
- 在 $C_4 \sim C_5$ 水平行常规颈椎前侧入路，即可显露 C_2 椎体前部。
- 切断颈阔肌，显露颈部浅筋膜。沿胸锁乳突肌前缘纵向切开组织。
- 将胸锁乳突肌牵开至一旁，显露下方的两块颈长肌。
- 用小纱布向侧方移动，钝性分离以显露椎体面。显露出 C_3 椎体的上半部和 C_2 椎体的下半部，即可显露足够的手术视野。此步骤也可以用手指操作。

图 16.1 （a）患者体位；（b）注意术中两台 C 臂的摆放位置，以监控正位（经口）和侧位 X 线影像

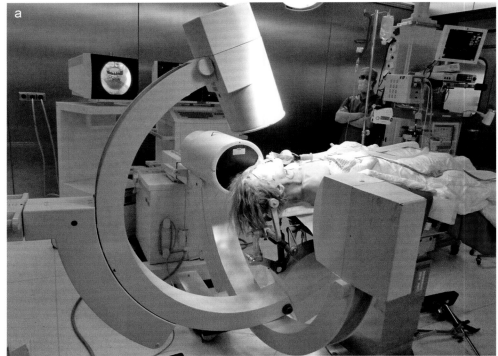

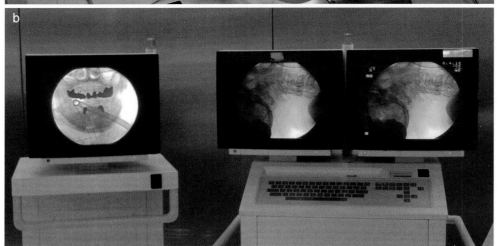

16.6.2　置钉方法

- 置钉点为 C_2 椎体中点平面，$C_1 \sim C_2$ 关节突关节内 1/3 处，C_2 椎体前裂沟下方[7]。
- 钻孔、攻丝后，将 3.5mm 或 4mm 的小骨片螺丝向外侧偏 20°、向上倾斜 30° 置入寰椎侧块中（标准拉力螺钉技术）。
- 钻孔和攻丝时关键要保护好周围软组织。
- 应注意，使用空心螺钉，置钉时用克氏针引导，会使置钉更加简单。空心钉的技术可以被用于此（图 16.3）。
- 将直径为 1.2mm、长度为 20cm 的克氏针，向后上方与冠状面成 20° 角、与矢状面成 30° 角预置入 C_2 椎体。（图 16.3a、b）
- 测量克氏针的长度以预测螺钉的长度。
- 使用的螺钉长度应为 20 ～ 25mm，使用齿突螺钉固定时，螺钉的长度可能需要 28mm 左右。安全地置入这些螺钉是可能的（图 16.4a ～ f）。

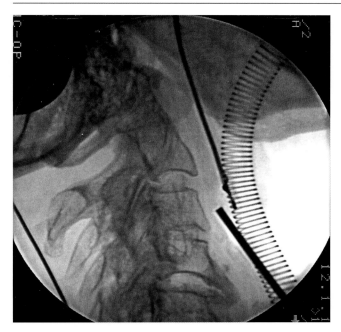

图 16.2 在 C 臂透视下将 K 导丝按置钉方向置入

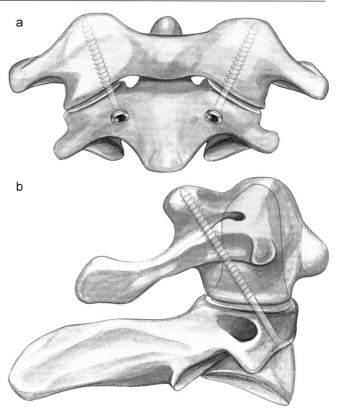

图 16.3 $C_1 \sim C_2$ 前路经关节螺钉。(a) 正面观 (20°); (b) 侧面观 (30°)

- 直径为 3.5mm 的空心全螺纹和短螺纹螺钉均可使用。
- 在寰枢侧块关节面的软骨下骨预打孔后置入空心螺钉。
- 使用空心螺钉起子置入空心螺钉。注意,应通过 C 臂摄侧位片监测螺钉的置入方向,以确保 K 导丝不向正前方前进。
- $C_1 \sim C_2$ 关节腹侧部去皮质,行松质骨植骨融合。

16.7 手术技巧

- 螺钉不能向颅骨方向置入过多,螺钉不能置入寰枕关节。置钉方向不能太偏外侧,以免损伤椎动脉。
- 经前路皮肤小切口行双侧寰枢椎关节突齿突固定,是合并齿状突骨折、临床病情恶化、骨质量欠佳患者的一种替代手术疗法。
- 对于多发性骨折和年老不宜行大手术的患者而言,这种手术方式是更适合采用的,但是 C_1/C_2 复合体的稳定性为绝对关键。

(吴骞、袁亮 译,杨德鸿 审校)

图 16.4　老年女性，82 岁，寰椎骨折合并 II 型齿状突骨折，不同层面 CT 扫描示 $C_1 \sim C_2$ 经关节螺钉和齿状突螺钉。（a）螺钉在 C_2 基底；（b）螺钉在 C_2 整体中部；（c）螺钉尖端在 $C_1 \sim C_2$ 关节和齿突；（d）螺钉在右侧 $C_1 \sim C_2$ 关节中的侧位影像；（e）齿状突螺钉；（f）螺钉在右侧 $C_1 \sim C_2$ 关节中的侧位影像

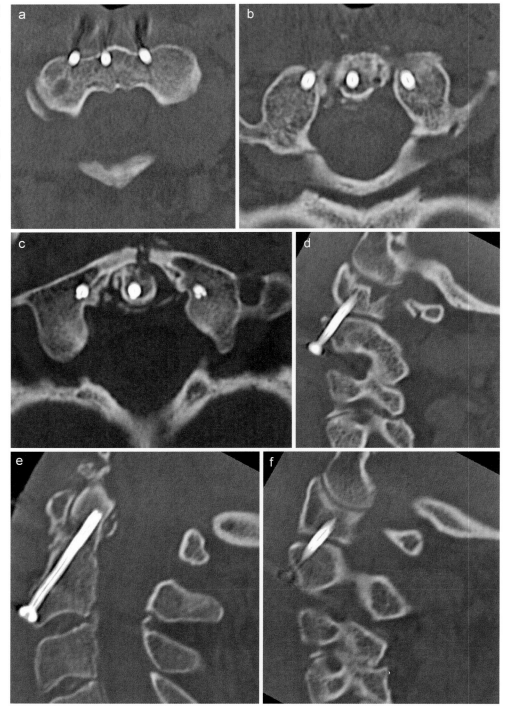

参考文献

1. Dean Q, Jiefu S, Jie W, Yunxing S (2009) Minimally invasive technique of triple anterior screw fixation for an acute combination atlas axis fracture: case report and literature review. Spinal Cord 48(2):174–177
2. Kim SM, Lim TJ, Paterno J, Hwang TJ et al (2004) Biomechanical comparison of anterior and posterior stabilization methods in atlantoaxial instability. J Neurosurg 100(3 suppl):277–283
3. Koller H, Kammermeier V, Ulbricht D, Assuncao A, Karolus S, van den Berg B, Holz U (2006) Anterior retropharyngeal fixation C1–2 for stabilization of atlantoaxial instabilities: study of feasibility, technical description and preliminary results. Eur Spine J 15:1326–1338
4. Lu J, Ebrahim NA, Yonk H et al (1998) Anatomic considerations of anterior transarticular screw fixation for atlantoaxial instability. Point of view. Spine 23:1229–1236
5. Pepin JW, Boune RB, Hawkins RJ (1985) Odontoid fractures with special references to the elderly patients. Clin Orthop Relat Res 193:178–183
6. Reindl R, Sen M, Aebi M (2003) Anterior instrumentation for traumatic C1-C2 instability. Spine 28:E329–E333
7. Sen MK, Steffen T, Beckman L et al (2005) Atlantoaxial fusion using anterior transarticular screw fixation of C1-C2: technical innovation and biomechanical study. Eur Spine J 14:512–518
8. Six E, Kelly DL (1981) Technique for C1, C2 and C3 fixation in cases of odontoid fractures. Neurosurgery 8:374–377
9. Vaccaro AR, Lehman AP, Ahlgren BD, Garfin SR (1999) Anterior C1-C2 screw fixation and bony fusion through an anterior retropharyngeal approach. Orthopedics 22:1165–1170

第 17 章　经口咽入路齿突切除术

Meic H，Schmidt，Uwe Vieweg

17.1　引言

经口咽入路处理颅颈交界区前方的病变很早就有人采用[4]，但是神经外科医生却很少采用该入路处理此部位的肿瘤[1]。颅颈交界区前下面构成了口腔的后上侧壁。因此，切开口腔壁可以在不损伤延髓的前提下到达此区域。

17.2　适应证

- 脊柱肿瘤并神经受压
- 硬膜外转移瘤
- 不可复位的半脱位
- 游离齿状突
- 类风湿血管翳

17.3　禁忌证

- 张口范围不够难以采用此入路，如严重的颞下颌关节炎（TMJ）
- 硬膜内病变

17.4　设备条件

X 线透视机、牵开系统、长镊子、解剖器械和磨钻。一般来说，任何程度的齿突切除都会导致不稳。因此，常要同时行后路 $C_1 \sim C_2$ 融合术，此外，前路螺钉或钢板系统进行固定已有报道[6]。

17.5　手术计划、术前准备及体位

经口咽显露斜坡、寰椎和枢椎椎体腹侧的手术已经开展。全身麻醉诱导后，患者取仰卧位，颈部后伸。经口咽入路，重要的是要确保患者的口腔充分张开。类风湿患者通常有颞下颌关节炎，行此手术常会遇到这方面的问题。如遇到此类情况，可行下颌骨劈开，但不常用。常规行气管插管，使用 Spetzler-Sonntag 牵开器保证口腔显露（图 17.1）。使用此牵开器时应充分保护好患者的牙齿。舌头的保护同样重要，因为牵开器顶住牙齿时可导致严重的舌头肿胀。一些学者主张经鼻气管插管，但我们认为是不必要的。放置牵开器充分显露咽后壁后，术者可触及寰椎结节。

17.6　手术方法

17.6.1　入路

- 外科手术局部浸润注射利多卡因及肾上腺素，单极电刀沿正中线切开。切口 2 ~ 3cm，从寰椎前弓至枢椎椎体底部。
- 切开后，骨组织显露，将咽后壁组织向侧方牵开。牵开挡板帮助很大（图 17.2 和图 17.3）。
- 一旦牵开器放置妥当，使用 Midas Rex 磨钻磨除寰椎前弓前份。
- 用磨钻在枢椎齿突上钻孔，保留齿突外壳的完整，确保软组织无法进入手术区域。
- 一旦齿突状如蛋壳厚度时，清除残留的骨组织。这样即有足够的条件清除类风湿血管翳，以及实施上颈椎椎管减压。

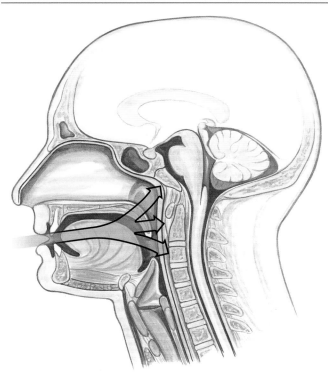

图 17.1 经口入路向头尾侧行上颈椎切除术示意图

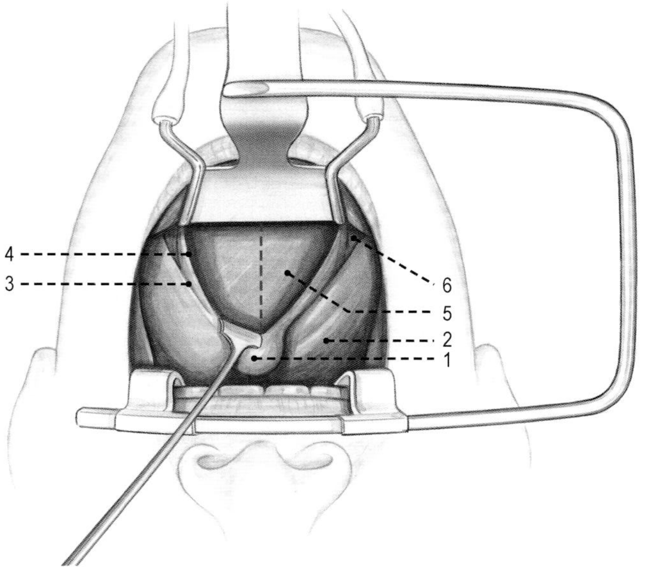

图 17.2 牵开软腭，纵行切开咽后壁（1. 悬雍垂；2. 软腭；3. 舌腭弓；4. 咽腭弓；5. 咽后壁黏膜；6. 腭扁桃体）

17.6.2 内固定置入

- Schmelzle 和 Harms 曾报道过经口咽显露咽后壁治疗不稳定的 Jefferson 骨折[5]。
- 通过牵引进行复位，前路显露寰、枢椎（图 17.4）。
- 使用加压钢板或者钉棒系统固定融合。
- 寰椎侧块双侧置入万向钉，然后用横连杆连接。这样可保留 Jefferson 骨折患者 $C_1 \sim C_2$ 的活动[3]。

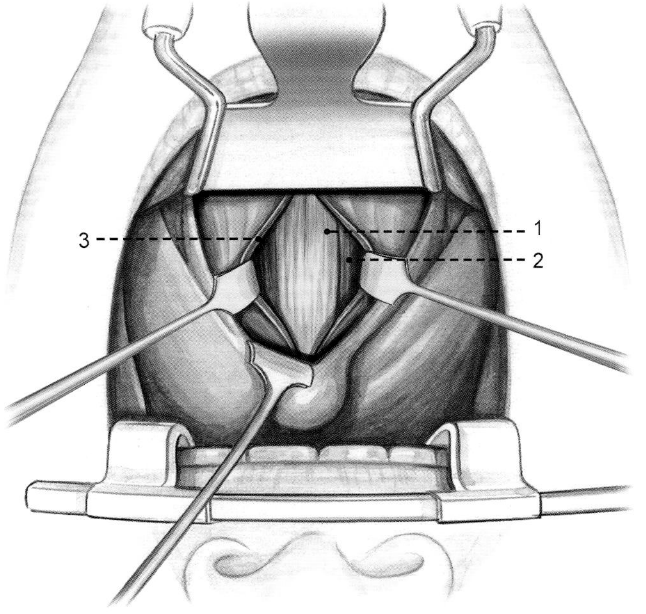

17.7 手术技巧

- Jeszenszky 等曾报道过齿突假体置换[2]。
- 辅以后路 $C_1 \sim C_3$ 内固定融合。
- 类风湿患者也可考虑单纯后路内固定融合、椎管减压术。

（吴骞、袁亮 译，杨德鸿 审校）

图 17.3 咽后壁切开后（1. 颈长肌；2. 头长肌；3. 咽上缩肌）

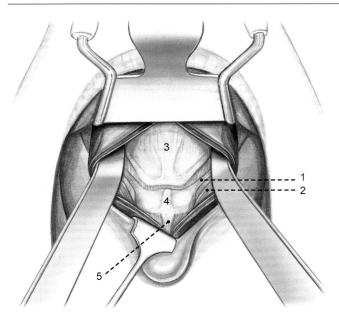

图 17.4　寰椎和枢椎（1. 颈长肌；2. 头长肌；3. 齿状突底；4. 寰椎前结节；5. 寰枕前膜）

参考文献

1. Hall JE, Dennis F, Murray J (1977) Exposure of the upper cervical spine for spinal decompression by mandible and tongue-splitting approach. J Bone Joint Surg Am 59A:121
2. Jeszenszky D, Harms J, Hadasch R et al (1999) C2 Prosthesis allowing optimal stabilisation after C2 resection following destructive lesions. Eur Spine J 8(Suppl 1):S40
3. Ruf M, Melcher R, Harms J (2004) Transoral reduction and osteosynthesis C1 as a function-preserving option in the treatment of unstable Jefferson fractures. Spine 29:823–827
4. Russo A, Albanese E, Quiroga M et al (2009) Submandibular approach to the C2–3 disc level: microsurgical anatomy with clinical application. J Neurosurg Spine 10:380–389
5. Schmelzle R, Harms J (1987) Craniocervical junction-diseases, diagnostic application of imaging procedures, surgical techniques. Fortschr Kiefer Gesichtschir 32:206–208
6. Vender JR, Harrison SJ, McDonnell DE (2000) Fusion and instrumentation at C1–3 via the high anterior cervical approach. J Neurosurg 92:24–29

第三部分 颈椎前路手术 $C_3 \sim C_8(T_1)$

第 18 章 外科手术技术与植入物概述

Tobias Pitzen

18.1 引言

本章对前路椎管减压、内固定及矫形的不同技术及植入物进行了概述。颈椎间盘退行性变、后纵韧带骨化、椎体肿瘤、椎间盘炎以及椎体压缩性骨折是脊柱外科病种中最常见的颈椎病变。上述病变部位都在颈椎前部的椎体与椎间盘，颈前路手术（前路椎管减压术、内固定术及矫形术）是脊柱外科医生处理以上病变最常用的手术方法之一。本章我们将对颈前路减压、内固定及矫形的不同技术作简短概述。此外，我们将介绍不同公司制造的各种用于动态固定或永久融合固定的前路植入物。

18.2 手术入路

18.2.1 前外侧路入路

所谓标准入路，是指该入路能轻易将手术野显露清楚。Cloward 把前外侧入路称为颈前路手术的标准入路[6-7]。需要注意的是，该手术切口常越过颈正中线 1cm 至胸锁乳突肌内缘。切口必须位于病变部位中心正上方。

18.2.2 胸骨部分切开的前外侧入路

如果手术涉及第 1 或第 2 胸椎，则需要至少切开胸骨头侧部分，这样对显露术野是极其有益的。在这种病例中，必须请胸外科医生协助。标准切口范围是从颈动脉内侧显露至椎体前方。自动尖头拉钩置于颈长肌下方，钝头拉钩沿着头尾方向撑开创口。

18.3 减压术

18.3.1 椎间孔扩大术

对颈椎间盘脱出或者颈椎病压迫神经根的患者，可以用此技术进行颈前外侧减压。该技术的优点是椎间盘的主要部分可以保留，颈椎活动度不会受到明显的影响，也不需要植入物。然而，该技术不容易掌握，并且在术中要注意椎动脉，因为椎动脉与高速磨钻非常接近。如需了解更多详细内容，请参考本书第 20 章。

18.3.2 椎间盘切除术

颈椎间盘切除是前路椎管减压的基本术式之一。无论是单节段还是多节段椎间盘切除，亦或是单节段或多节段椎体切除，通常都是从前路椎间盘切除术开始。前路切开并用撑开器显露手术野后，切开前纵韧带，用刮匙和咬骨钳将椎间盘切除。作者更偏向于用 4mm 枪钳切除钩突方向的外侧椎间盘组织（注意：此处椎动脉离得非常近）。作者通常都是用 4 号枪钳咬除上位椎体前缘。咬下的骨片用来填充椎间融合器（Cage）。用圆钻钻出方形椎间隙。圆头磨钻磨除椎体后方的骨赘，保持后纵韧带完整。也可以将后纵韧带切除后再将这些骨刺切除。再次强调，切下的骨片应该用来填充椎间融合器（Cage）。

18.3.3 椎体切除术

行椎体切除术之前，必须按前文方法将相关椎间盘切除。需在病变最轻的地方显露硬脊膜。椎体切除术是先用大号咬骨钳，咬下的骨碎片用来填充椎间融合器。平均每个椎体在其中线两侧各切除

8mm，这样可确保有足够的空间放置骨笼以替代椎体。用尖头钻切除椎体后缘骨皮质，直至后纵韧带，这一步最后可能需要用到 2 号枪钳，并且一般是在后纵韧带最外侧进行切除。最后，可将后纵韧带大块切除。

18.3.4 脊柱切除术

脊柱切除术的适应证通常是原发肿瘤或者单节段转移瘤。脊柱切除术首先需要完全切除脊柱后方结构。前路切除椎间盘，并充分切除相关外周结构，直到可以将椎体整块切除。如要在 $C_1 \sim C_6$ 之间行该手术，应该请血管外科医生协助手术。

18.4 椎间固定术

18.4.1 椎间融合器

近年来，椎间融合器（Cage）是脊柱外科手术特别是颈椎手术中应用最成功的植入物。取骨部位长期疼痛是自体髂骨移植的主要并发症之一，而 Cage 可以很好地解决这一问题。在脊柱（颈椎）手术中使用 Cage 完全消除了取骨部位并发症的发生。Cage 通常是由钛、聚醚醚酮或碳纤维复合物制成。通常这些 Cage 都有一个或多个小孔，以使骨组织长入从而达到长期稳定，也有齿、针或类似结构以确保 Cage 稳定。通常认为钛制 Cage 更易出现下沉，但这类 Cage 的主要缺点是很难通过 X 线或者 CT 来确定是否形成骨融合；同时由于使用这种材料的 Cage 后无法再行 MRI 检查，软组织的病变就很难被发现。Cage 可以用来替代一个或多个椎间盘，甚至替代一个或多个椎体。现在市场上有多种 Cage 可供选择。表 18.1 简要列出了一些用于替代颈椎间盘的 Cage（详见第 22 章）。虽然本书作者不推荐使用那些价格太贵或者过于精细的 Cage，但需要指出的是，用于替代椎体的 Cage 具有应力分散性能，同时也有与邻近节段椎体相连接发挥稳定作用的螺钉。

18.4.2 人工椎间盘置换

早在 20 世纪 60 年代，人工椎间盘就已经在腰椎间盘退行性病变的手术治疗中得到应用，但是曾因为其一些重要的问题和并发症一度消失，直到 21 世纪早期，人工椎间盘的使用再次达到高峰。在颈椎手术中，人工椎间盘变得受欢迎是因为在 1999 年 Hilibrand 报道在所有接受前路颈椎植骨融合术的患者中，超过 25.6% 的人 10 年内会发生邻近节段的病变。虽然现在人们认为过高估计了这个数值，在颈椎间盘退行性病变的治疗中，人工椎间盘已成为广受欢迎且疗效显著的器械。这种方法取得了良好的临床疗效，并且有证据证明至少在一段时间内，颈椎的局部活动度能够得以保留。然而，究竟是人工椎间盘真正减少了邻近节段退行性变的产生，还是这只是一个自然进程，目前仍不清楚。此外，我们还面临另一个由人工椎间盘替代的问题，那就是异位骨化。但是即使进行翻修手术，颈椎所面临的问题也并没有腰椎那么突出（没有大血管遮挡）。因此，人工椎间盘植入术在颈椎手术中成为一种行之有效的技术。表 18.2 简要列出了目前几个公司制造的人工椎间盘产品。

18.4.3 前路钢板固定

20 世纪 80 年代，Caspar 将前路颈椎钢板固定技术应用于颈椎常规手术中，以减少移植物相关并发症[3-4]。事实上，一些证据也表明，前路颈椎钢板可以减少诸如移植物所致的压缩性骨折、移植物移位及假关节形成等并发症。颈椎钢板能增加颈椎屈伸、轴向旋转以及侧曲时的稳定性。然而，在这类钢板的使用过程中，也可能会发生螺钉松动甚至钢板松动等并发症，因此，最近研究者们提出了一些关于钢板固定的新概念，即将螺钉与钢板连接在一起，从而确保不发生退钉。在所有钢板类型中，我们将在本篇详细地讨论刚性钢板设计与动态钢板设计。在刚性板中，螺钉将没有任何活动度，因此，人们认为它能够提供更强的稳定性，特别是在一些创伤病例中。然而，有证据却表明事实并非如此。使用刚性板时对椎间融合器或者植入骨的负荷作用并没有动态钢板那么显著。在动态钢板固定时，螺钉拥有一定的活动度，因此，可以增加对 Cage 或者植入骨的负荷，最终可以加快椎间融合速度并减少移植物相关性并发症。表 18.3 简要列出了由不同公司制造的各类钢板。为了能够向读者更好地介绍相关信息，我们将各类钢板根据其不同的力学特性进行分类：

- 非限制型可取钉器械（Caspar 和 Orozco 钢板系统）
- 限制型器械［CSLP/Morscher 钢板（Synthes），Orion plate Atlantis ACP 系统］

- 半限制可轴向转动型器械（Codman 钢板系统，Atlantis 系统）
- 半限制可平移型器械［DOC 颈前路钢板固定系统（Acromed's），ABC 钢板系统（Aesculap）］
- 多向可调型系统（Atlantis ACP 系统）[1-5, 8-11]

（李伦超、曾纪焕　译，杨德鸿　审校）

表18.1　颈椎融合器产品简介

	Stryker	Synthes	Ulrich	Zimmer	Signus medical	Medtronic	Scientx	DePuy	Spineart	AMT
PEEK	Solis cage	Cervios		Fidji	Nubic/Rabea		PCB evolution		Tryptik	Shell
Titanium		Syncage-C	Mini disc spacer	BAK/C	Rabea	Affinity	PCB cage			
Other				TM-100		Cornerstone		Bengal		

表18.2　人工颈椎间盘产品简介

Features	Activ C (Aesculap)	Prodisc C (Synthes)	Bryan (SDGI)	Prestige ST (SDGI)	Prestige LP (SDGI)	PCM (Cervi-tech/link)	Cervidisc (Scient'x)	Discocerv (Scient'x)
Picture								
Biomechanics	• Ball and socket • Fixed post. COR • Motion limitation	• Ball and socket • Fixed central COR • Forced translation	• Biconvex core • Floating central COR • Forced translation	• Ball and socket • Elongated socket • Free translation	• Ball and socket • Elongated socket • Free translation	• Ball and socket • Fixed central COR	• Ball and socket • Fixed central COR • Forced translation	• Ball and socket
Material	• CoCr/PE	• CoCr/PE	• Ti/PU	• SS/SS • Ti/Ti	• Ti/Ti	• CoCr/PE	• Ce/Ce in Ti	• Titanium endplates • Ce/Ce bearing
Fixation	• Sup: spikes/grooves • Inf: keel • Plasmapore	• Keel • Porous coating	• Press-fit • Porous coating	• Screws	• Keels • Porous coating	• Press-fit • Porous coating • Grooves	• Sup: grooves • Inf: teeth	• Anatomic endplate design leading to excellent prim.stab.
Endplate design	• Trapezoidal • Sup: convex • Inf: flat	• Rectangular • Flat	• Circular • Convex	• Long rectangular • Flat		• Long rectangular • Flat	• Rectangular • Sup: convex • Inf: flat	• Trapezoidal • Convex inferior surface in frontal plane
Sizes (ml x ap)	• 16 x 13, 16 x 14 • 17 x 15, 18 x 16 • 19 x 17, 19 x 18	• M: 15 x 12, 15 x 14 • L: 17 x 14, 17 x 16 • XL: 19 x 16, 19 x 18	• Ø14/15/16/17/18	• Ap: 12/14	• Ap: 12/14/16/18	• S/M/L	• 17 x 13	• 17 x 13 • 20 x 15
Heights	• 5/6/7	• 5/6/7	• 6,5/8,5	• 8	• 6/7/8	• 6,5/8	• 7/8/9	• 17 x 13 5,25/6,75/7,5 • 20 x 15 6,75/7,5/8,25
Flexion/extension	• 24°	• 17,2°						• 18°
Lateral bending	• 24°	• 17,2°						• 18°
Lordosis	• 3°	• 0°	• 0°	• 0°			• 4°	
Surgical techn./instrumentation	• Easy • Safe	• Easy	• Difficult	• Easy			• Easy	
Keel preparation	• Motor system	• Chiseling • Motor system						
Problems	• Bone bridges	• Bone bridges	• Bone bridges • Kyphotic segments	• Breaking screws		• Anterior migration • Bone bridges	• Subsidence • Migration (displacement)	

（续表）

表18.2　（续表）

Features	Activ C (Aesculap)	CerviCore (Stryker) Developed by Spinecore	CMP (Vertebron)	Kineflex C (Spinalmotion)	M6 (Spinal kinetics)	Mobi C LDR spine	Secrue C (Globus medical)
Picture							
Biomechanics	• Ball and socket • Fixed post. COR • Motion limitation	• Saddle joint • Central COR (min. movement due to saddle)	•	• Biconvex core	• Elastomer core	• Ball and socket • Movable insert	
Material	• CoCr/PE	• CoCr/CoCr	• CoCr/CoCr	• Metal/metal	• Elstomer • TI-endplates	• CoCr/PE • Porous coating	• Porous coating
Fixation	• Sup: spikes/grooves • Inf: keel • Plasmapore	• Screws • Spikes	• Keel • Screws	• Keel • Rough surface	• Keel • Porous coating	• Spikes in line	• Keel
Endplate design	• Trapezoidal • Sup: convex • Inf: flat	• Round • Flat		• Rectangular	• Rectangular	• Rectangular	
Sizes (ml x ap)	• 16 x 13, 16 x 14 • 17 x 15, 18 x 16 • 19 x 17, 19 x 18	• S: 12 x 12 • M: 14 x 12 • L: 16 x 14			• M: 15 x 12,5 • ML: 15 x 15 • L: 17 x 14 • LL: 17 x 16	• 13 x 15 • 13 x 17 • 15 x 17 • 15 x 20	
Heights	• 5/6/7	• 6–12 mm			• 6/7	• 4,5/6/7	
Flexion/extension	• 24°				• 13,5°	• 20°	
Lateral bending	• 24°					• 20°	
Lordosis	• 3°						
Surgical techn./instrumentation	• Easy • Safe						
Keel preparation	• Motor system					• No keel preparation	
Problems							

表18.2 （续表）

Features	Activ C (Aesculap)	Altia (?) (Amedica)	Discove (DePuy)	Physio-C (Nexgen spine)	Neo Disc (NuVasive)	CAdisc-C (Rainer)	NuNec (Pioneer)
Picture							
Biomechanics	• Ball and socket • Fixed post. COR • Motion limitation		• Ball and socket	• Elastomer core	• Elastomer core	• Elastomer core	
Material	• CoCr/PE	• Ceramic					• PEEK/PEEK
Fixation	• Sup: spikes/grooves • Inf: keel • Plasmapore			• Keel	• Screws		• Cam locking mechanism
Endplate design	• Trapezoidal • Sup: convex • Inf: flat			• Rectangular			
Sizes (ml x ap)	• 16 x 13, 16 x 14 • 17 x 15, 18 x 16 • 19 x 17, 19 x 18			• 14 x 12 • 16 x 12 • 16 x 14 • 18 x 14 • 18 x 16 • 20 x 16			• 14 x 12 • 14 x 14,5 • 17 x 14,5 • 17 x 17
Heights	• 5/6/7			• 8			• 5/6/7
Flexion/extension	• 24°			• 30			
Lateral bending	• 24°			• 20			
Lordosis	• 3°						
Surgical techn./instrumentation	• Easy • Safe						
Keel preparation	• Motor system						
Problems							

表18.3 现有颈椎前路钢板设计

	Dynamic	Semiconstrained	Constrained	Hybrid
Aesculap	ABC	Caspar	Ø	Ø
Synthes	Vectra T	CSLP Variable	CSLP	Vectra ACC
Medtronic	Premier	Venture/Zephir	Atlantis	Atlantis S
DePuy	Swift	Eagle SlimLoc Uniplate	Ø	Skyline

参考文献

1. Bohler J, Gaudernak T (1980) Anterior plate stabilization for fracture dislocations of the lower cervical spine. J Trauma 20:203–205
2. Bose B (1998) Anterior cervical fusion using Caspar plating: analysis of results and review of the literature. Surg Neurol 49:25–31
3. Caspar W, Barbier DD, Klara PM (1989) Anterior cervical fusion and Caspar plate stabilization for cervical trauma. Neurosurgery 25:491–502
4. Caspar W, Geisler FH, Pitzen T et al (1998) Anterior cervical plate stabilization in one- and two-level degenerative disease: overtreatment or benefit? J Spinal Disord 11:1–11
5. Chen IH (1996) Biomechanical evaluation of subcortical versus bicortical screw purchase in anterior cervical plating. Acta Neurochir 138:167–173
6. Cloward RB (1958) The anterior approach for removal of ruptured cervical discs. J Neurosurg 15:602–617
7. Cloward RB (1961) Treatment of acute fractures and fracture-dislocations of the cervical spine by vertebral-body fusion. J Neurosurg 18:201–209
8. Haid RW, Foley KT, Rodts GE et al (2002) The cervical spine study group anterior cervical plate nomenclature. Neurosurg Focus 12(1):Article 15
9. Morscher E, Sutter F, Jenny H et al (1986) Die vordere Verplattung der Halswirbelsaule mit dem Hohlschrauben-Plattensystem aus Titanium. Chirurg 57:702–707
10. Orozco DR, Llovet TR (1971) Osteosintesis en las lesions traumaticas y degeneratives de la columna vertebral. Revista Traumatol Cirurg Rehabil 1:45–52
11. Rengachary SS, Sanan A (1996) Anterior stabilization of the cervical spine using locking plate systems. In: Wilkins RH, Rengachary SS (eds) Neurosurgery. McGraw-Hill, New York, pp 2983–2986

第 19 章　颈椎前路椎间盘切除融合术

Frank Grochulla

19.1　引言

颈前路椎间盘切除融合术（ACDF）应用广泛，并且已经成为治疗神经根型颈椎病的金标准。这一手术方法的治疗原则是对神经结构的减压、恢复颈椎前凸序列以及增加颈椎稳定性，手术疗效通常都是以减压效果作为依据，融合率取决于治疗节段的数目。实际上，除了取髂骨处疼痛外，并没有证据表明椎间 Cage 融合比取自体髂骨椎间融合更具优越性。在 20 世纪 50 年代，出现了第一篇关于前入路治疗颈椎间盘病变的报道。Robinson 和 Smith，以及 Cloward 分别于 1955 年和 1958 年描述了两种最常用的 ACDF 手术术式。Robinson 和 Smith 在术中并未对神经结构进行减压，并且认为骨赘以及突出的椎间盘将在椎体融合固定过程中自行吸收。

19.2　适应证

- 单节段或多节段椎间盘突出症
- 单节段或多节段颈椎病
- 后纵韧带骨化（OPLL）
- 创伤（椎体骨折、半脱位、脱位）
- 肿瘤（椎体原发性肿瘤或者转移瘤）
- 感染性疾病

19.3　禁忌证

- 以神经结构后方受压为主的病变
- 创伤所致单纯颈椎后方结构破坏

19.4　技术条件

术中所需器械有显微镜、不同规格显微手术器械、颈椎前入路撑开系统（例如 Caspar 撑开系统）、高速磨钻以及术中透视用 C 臂。

19.5　手术计划、术前准备和体位

行 ACDF 时，患者通常需全身麻醉并予以适量肌松药。

患者仰卧位于手术台上，将卷起的布巾或者沙袋置于患者两肩之间、颈胸交接部的位置，使头颈部过伸。头颅牵引能增加稳定性，有时肩部需同时行反向牵引，特别是对于短颈患者或手术节段在下颈椎和颈胸椎交接部。我们通常推荐颈前右侧入路，因为对于右利手术者而言，右侧入路更加有利于操作。有作者推荐左侧入路是因为其可以降低喉返神经受损的风险。然而，一项对于 328 例病例的回顾性研究[3]表明，左侧或右侧入路与术后出现喉返神经受损表现之间并无相关性。皮肤切口位置需根据侧位透视结果进行评估。

19.6　手术技术

19.6.1　手术入路

- 通常沿 Langer 皮纹做斜切口，这样可以达到最佳的美容效果（图 19.1）。在处理多节段病变时，可以沿着胸锁乳突肌内缘做皮肤切口。
- 用尖刀切开皮下组织。显露颈阔肌后，用尖刀将颈阔肌横向或者纵向切开（图 19.2）。
- 切开颈阔肌后，用尖刀将位于胸锁乳突肌内

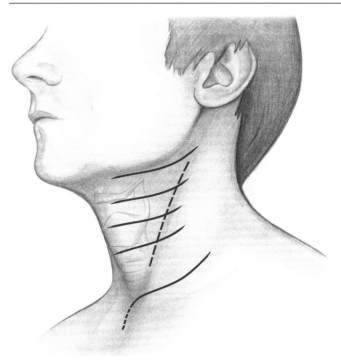

图 19.1　皮肤切口

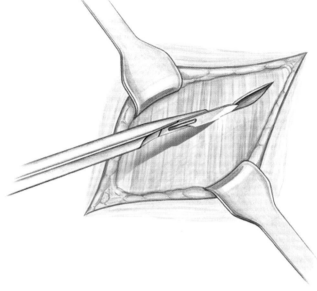

图 19.2　切开颈阔肌

缘表面的筋膜切开。

- 在胸锁乳突肌与颈动脉鞘内侧、气管和食管与带状肌内侧缘之间，用手指进行钝性分离以显露深部结构。若患者之前未行颈前路手术，则可以较容易且安全地进行分离。若患者曾接受过颈前路手术，则可能需要用尖刀进行分离。在处理这类患者时，在用尖刀进行分离时要反复确认，不能损伤食管及下咽部。术前留置鼻饲管有助于在术中通过触诊来确认食管及下咽部位置。
- 进入椎前间隙后，在 C 臂透视下正确定位椎间隙。
- 将颈长肌从椎体表面拉开（图 19.3），并在颈长肌下、椎间盘双侧放置自动拉钩（图 19.4）。
- 用钻导引针在病变椎间隙的下位椎体中 1/3 处确定第一颗撑开螺钉的孔道位置（图 19.5a）。钻孔方向大约与椎间隙相平行。

19.6.2　椎间盘切除及植骨融合术

- 在钻导引针定位下，用螺丝钻钻孔后置入撑

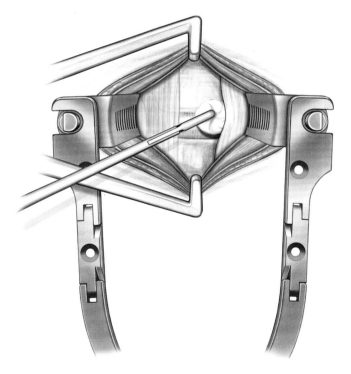

图 19.3　拉开双侧颈长肌

开螺钉。螺钉不可穿透椎体后方骨皮质。

- 钻好孔后，将第二颗撑开螺钉平行于第一颗撑开螺钉置入上位椎体中 1/3 处（图 19.5b）。
- 将撑开器套在螺钉上，并尽可能地靠近螺钉

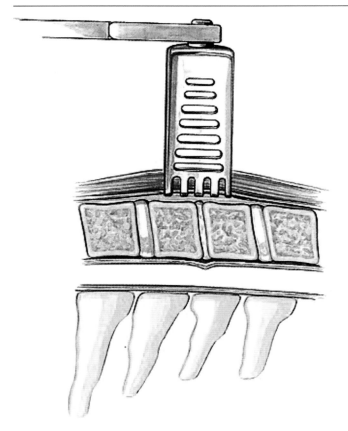

图 19.4　自动拉钩置于颈长肌下方（With permission Aesculap AG, Tuttlingen, Germany）

根部。

- 撑开椎间隙后，使用有足够亮度的手术用显微镜以获得更好的放大倍数和亮度。
- 椎间盘切除：切开前方纤维环后（图 19.6a），将上下终板以及两侧钩突之间的椎间盘完全切除（图 19.6b）。当见到后纵韧带的纵形白色纤维清晰显现时，说明后方椎间盘切除完毕。
- 在治疗椎间盘脱出并游离的患者时（图 19.6c），可以在显微镜下找到后纵韧带穿孔处。在这类病例中，打开后纵韧带探查游离于硬脊膜外的椎间盘碎片极其重要。在大多数病例中，无需完全离断后纵韧带，除非椎间盘碎片广泛游离于硬脊膜外两侧[6]。
- 如果患者有颈椎强直或骨质增生表现，则有必要使用柱形或者冠状磨钻制作椎间空间，同时用磨钻和咬骨钳去除后方骨赘。

- 在 C 臂透视下，用钝钩检查骨赘是否完全切除（图 19.7）。

19.6.3　植骨区准备：移植骨的获取以及骨压缩

- 用刮匙和磨钻修整椎间隙，使其上下两面平行。
- 用卡规对椎间隙的高度以及深度进行测量（图 19.8）。
- 移植骨的获取：髂翼前部是颈前路椎间盘切除融合术中最常用的取骨位置，我们常在此处取三面皮质骨。
- 在髂翼前部处用单极电刀切开皮肤并分离肌肉。
- 准备切缘平行的三面皮质骨（用大小适中的摆锯）（图 19.9a）。将取骨器刻度调至已测得的椎间隙深度，从髂嵴上取大小合适的骨块（图 19.9b）。
- 在移植骨上钻一个小孔与持骨器连接（图 19.10）。
- 在 C 臂的引导下将移植骨塞入，达到轻度压紧。

19.6.4　椎间融合器

- 在颈椎前路椎间盘切除及植骨融合术中，取自体髂骨进行植骨，取骨部位相关并发症的发生率相对较高，为 10%～25%。
- 现在已有各种用于颈椎手术的椎间融合器（Cage）可供选择。其所用材料一般为碳纤维、聚醚醚酮（PEEK）、钛和可吸收性生物材料。Cage 有许多种类，大致可分为旋入式、箱式及柱形。
- 在促进骨性融合的同时，椎间融合器还提供即刻的载重能力。

19.6.5　钢板固定

- 在第 21 章中，我们将详细介绍颈椎前路钢板的使用指征及用法。

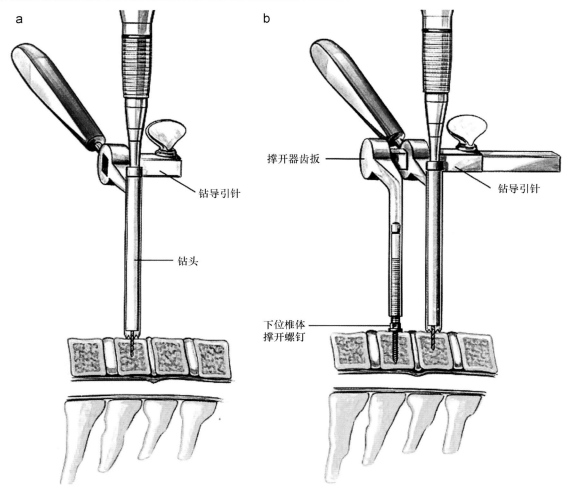

图 19.5 （a）钻导引针在下位椎体定位第一个钻孔；（b）上位椎体放置第二个撑开螺钉（With permission Aesculap AG, Tuttlingen, Germany）

19.7　术后处理

患者于术后 4 ～ 6 小时即可活动。

手术切口留置引流 24 小时。对于行颈椎前路椎间盘切除植骨融合术的患者，术后 6 ～ 8 周内需佩戴质软颈托。

19.8　技术要点

- 放置撑开器后，监测气管气囊压力并间断放松撑开器可有效减少喉返神经短暂性瘫痪的发生率[1]。

- 在极少数情况下，切断颈长肌时可引起霍纳（Horner）综合征，其发生率为 0.2% ～ 2% 不等[2,5]。因此，行颈长肌分离时，应限制于肌缘 4mm 以内。
- 术中的每一步骤都必须在 C 臂的引导下才能完成。
- 充分显露术野是安全进行椎管减压的前提，使用高亮度显微镜可以提高放大倍数及亮度。
- 椎管减压的范围：为了充分减压，需要在椎体中线周围切除约 15mm 厚的骨质。如果术中需对神经根进行减压，则需要单侧或双侧行更大范围的椎间盘切除及椎管减压术。
- 在对神经根进行操作时，常常容易出现问题，特别是 C_5 神经根，因其相对于其他神经根来

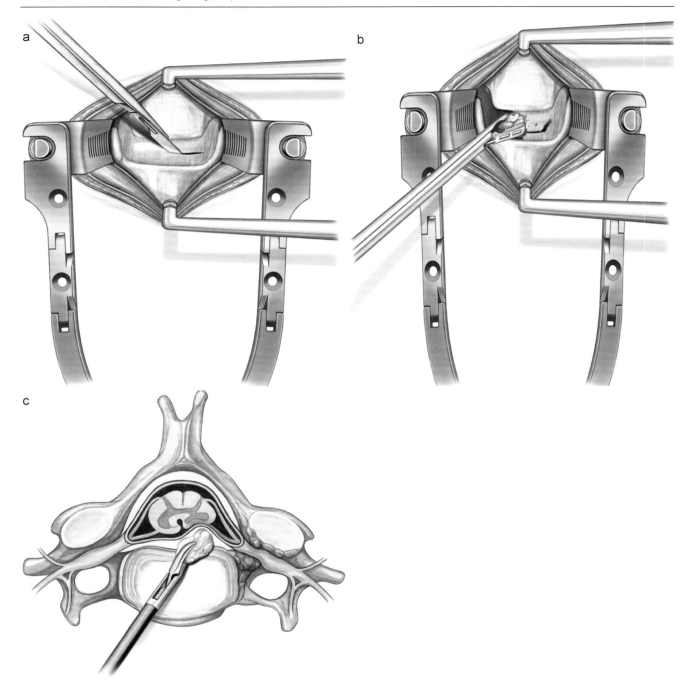

图 19.6 （a）切开椎体前方纤维环；（b）椎间盘全切；（c）切除游离椎间盘碎片

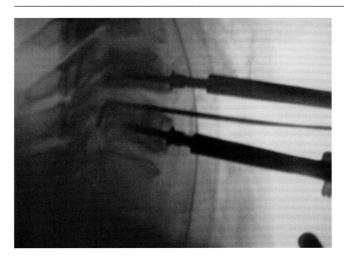

图 19.7　在 C 臂透视下用钝钩检查椎间盘切除及椎骨减压是否彻底

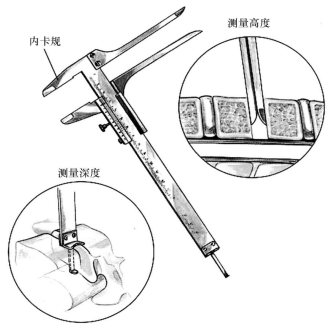

图 19.8　测量椎间隙高度及深度（With permission of Aesculap AG, Tuttlingen, Germany）

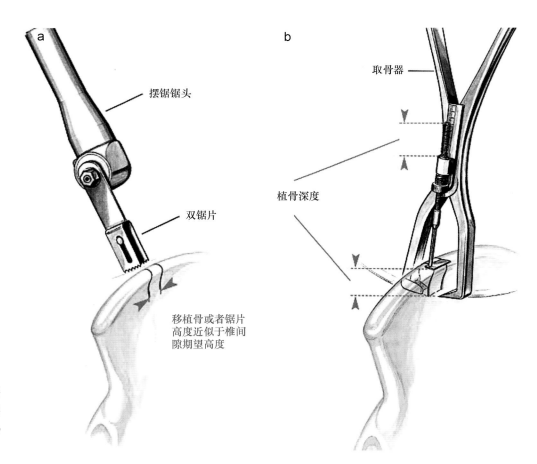

图 19.9　（a）摆锯从髂嵴取移植用骨；（b）取骨器（With permission Aesculap AG, Tuttlingen, Germany）

117

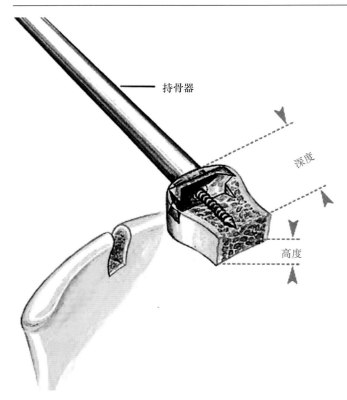

持骨器

深度

高度

图 19.10　移植骨上钻一小孔，与持骨器连接（With permission Aesculap AG, Tuttlingen, Germany）

说更容易受损伤。因此，在切除 C$_4$ ～ C$_5$ 椎间盘时需特别注意。第 5 颈神经受损所致的瘫痪在后路手术中更为常见。

（李伦超、曾纪焕　译，杨德鸿　审校）

参考文献

1. Apfelbaum RI, Kriskovich MD, Haller JR (2000) On the incidence, cause, and prevention of recurrent laryngeal nerve palsies during anterior cervical spine surgery. Spine 25:2906–2912
2. Bertalanffy H, Eggert HR (1989) Complications of anterior cervical discectomy without fusion in 450 consecutive patients. Acta Neurochir (Wien) 99:41–50
3. Beutler WJ, Sweeney CA, Conolly PJ (2001) Recurrent laryngeal nerve injury with anterior cervical spine surgery risk with laterally of surgical approach. Spine 26:1337–1342
4. Cloward RB (1958) The anterior approach for removal of ruptured discs. J Neurosurg 15:602–614
5. DePalma A, Rothmann R, Lewinnek G et al (1972) Anterior interbody fusion for severe cervical disc degeneration. Surg Gyecol Obstet 134:755–758
6. McCulloch JA, Young PH (eds) (1998) Essentials of spinal microsurgery. Raven Lippincott, Philadelphia
7. Robinson RA, Smith GW (1955) Anterolateral cervical disc removal and interbody fusion for cervical disc syndrome (abstract). Bull John Hopkins Hosp 96:223–224

第 20 章　单侧椎间孔切开术

Kirsten Schmieder

20.1　引言

　　这种手术方式可以取得良好的临床疗效，并且可以保留手术节段颈椎的活动度，但其前提条件是临床病例需通过严格筛选，且术者能够操作熟练[8-9]。患侧椎间孔切开术是一种微创手术技术。这种方法通过钩椎关节，可以直接到达椎间孔处。通过该骨性通道，可以发现在神经根与骨缘之间仅有狭小的间隙。因此，在伴有椎间盘病变的一些病例中，通常可以发现患者同时伴有椎间孔狭窄或者骨质增生。可以通过在病变侧行前入路椎间孔神经根减压术，清除占位性病变。这种情况下由于椎间盘未被切除，因此颈椎活动度也得以保留[5-6]。

20.2　手术指征

- 单侧椎间盘突出症
- 单侧骨性椎间孔狭窄
- 单节段椎间盘病变
- 双节段椎间孔狭窄
- 保守治疗无效
- 影像学表现为神经根受压

20.3　禁忌证

- 脊髓型颈椎病
- 多节段椎间盘病变
- 后纵韧带骨化
- 双侧椎间孔狭窄

- 颈椎不稳
- 颈椎序列异常伴后凸畸形

20.4　技术条件

　　C 臂、显微镜、前路椎间盘切除术所需器械（髓核钳、枪钳、球形钳）以及钻头（金刚石磨钻，最好选用高速磨钻系统）。

- Caspar 撑开系统，或类似的用于前路颈椎手术的撑开器
- 无需移植术所需器械

20.5　手术计划、术前准备和体位

　　术前需再次通过 MRI 或者 CT 确认患者狭窄椎间孔位置。术侧椎动脉所在位置需明确。术者必须对钩椎关节及其周围组织结构有清楚的解剖学认识。患者仰卧位，将头部固定于 U 型头架上。C 臂末端用无菌巾单覆盖。

20.6　手术方法

20.6.1　手术入路

　　于患侧行颈椎前入路（图 20.1），先在病变节段沿患侧胸锁乳突肌内侧缘做长约 3cm 的皮肤切口（同颈前路椎间盘切除椎间融合术）。在椎体腹侧，将自动拉钩置于颈长肌表面（图 20.2、图 20.3）。无需在相邻椎间隙放置 Caspar 针。在椎间盘水平将颈长肌拉向外侧后，相邻椎体外侧缘便可清晰辨认，并且钩椎关节位置也可确定（图 20.4）。

图 **20.1**　患侧颈椎前入路及症状学

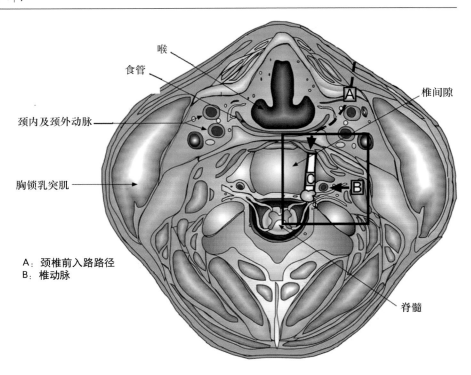

喉

食管

颈内及颈外动脉

胸锁乳突肌

椎间隙

A：颈椎前入路路径
B：椎动脉

脊髓

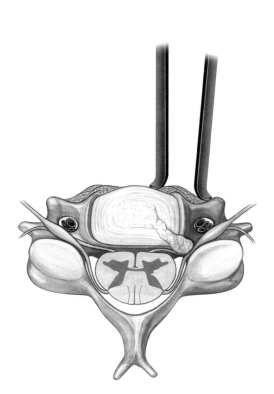

图 **20.2**　置入撑开器

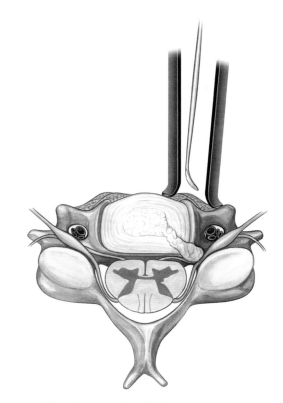

图 **20.3**　剥离子将颈长肌牵至外侧

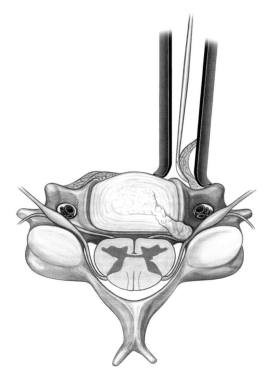

图 20.4　显露椎体外侧缘及钩突

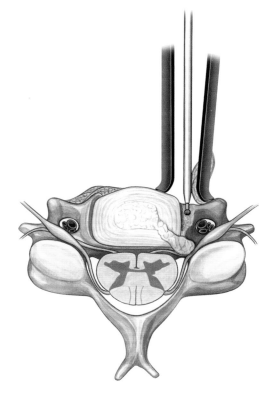

图 20.5　高速磨钻从椎体前方行椎间孔切开（注意椎动脉）

20.6.2　微创减压术

- 用磨钻由椎体前侧向后侧开孔，直至椎间孔[3,7]（图 20.5）。
- 避免钻孔过于偏外（以免损伤椎动脉）[1-2]。
- 在 C 臂透视下，控制好钻孔方向及深度[4]。
- 注意在 $C_6 \sim C_7$ 水平，椎动脉由颈椎外侧进入横突孔。
- 到达椎体后缘时，辨认椎间孔位置（图 20.6）。
- 将神经根表面的后纵韧带切除。
- 将突出椎间盘或骨刺切除。
- 辨认神经根。
- 确认椎间孔外侧的骨刺已被切除。
- 用小号的神经剥离子或者神经钩对椎间孔内侧壁进行探查（图 20.7）。
- 用小髓核钳取出髓核组织，如有必要，可一并将后纵韧带剩余部分切除（图 20.8a、b）。
- 根据术前影像学检查结果，确定术中椎间盘

切除范围。
- 顺着神经根进入椎间孔的方向进行探查（图 20.9）。

20.7　技术要点

- 椎间孔内静脉丛出血时，可以用明胶海绵或者棉片局部加压止血。出血停止后，可以将棉片或者明胶海绵取出。但是在部分情况下，需要将明胶海绵留置。
- 若椎间孔不能显露清楚，可以考虑行椎间孔扩大切开术。在这种情况下，需要用磨钻将阻挡视野的椎体相关部分切除。

（李伦超、曾纪焕　译，杨德鸿　审校）

a

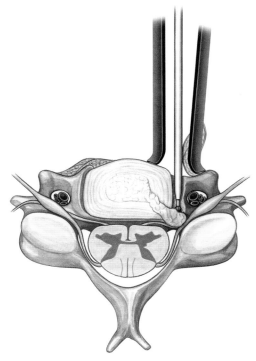

图 20.6　带钩神经剥离子将髓核组织拨开

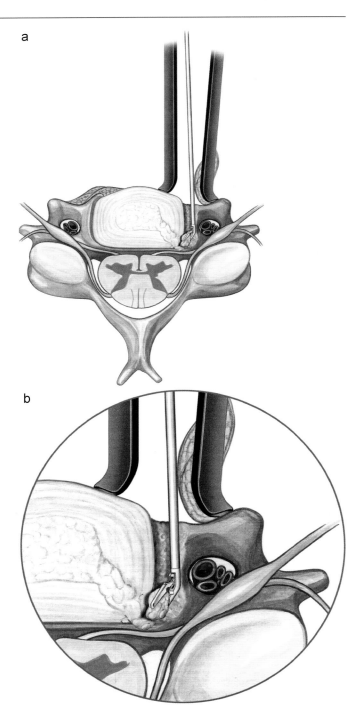

b

图 20.8　（a、b）小髓核钳取出髓核组织

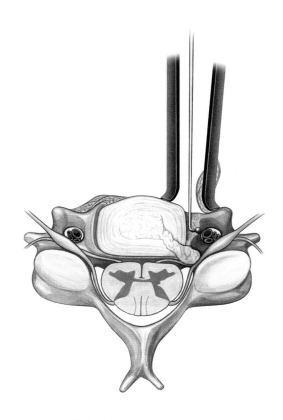

图 20.7　清楚显露椎体后缘及椎间孔

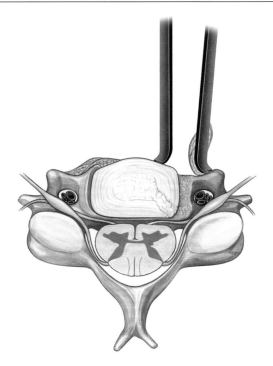

图 20.9　观察椎间孔内神经根

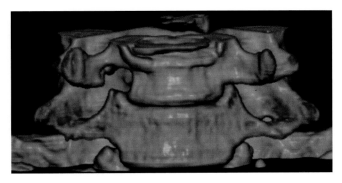

图 20.10　单侧椎间孔切开术后的 CT 重建影像

参考文献

1. Benazzo F, Alvarez AA, Nalli D et al (1994) Pathogenesis of uncus deformation and vertebral artery compression: histologic investigations of the uncus and dynamic angiography of the vertebral artery in the cadaveric spine. J Spinal Disord 7:111–119
2. Ebraheim NA, Lu J, Haman SP et al (1998) Anatomic basis of anterior surgery on the cervical spine: relationships between uncus-artery-root complex and vertebral artery injury. Surg Radiol Anat 20:389–392
3. Hayashi K, Yabuki T (1985) Origin of the uncus and of Luschka's Joint in the cervical spine. J Bone Joint Surg 67:788–791
4. Hirsch C, Schajowicz F, Galante J (1967) Structural changes in the cervical spine – a study on autopsy specimens in different age groups. Acta Orthop Scand 109(Suppl):34–41
5. Jho HD (1996) Microsurgical anterior cervical foraminotomy for radiculopathy: a new approach to cervical disc herniation. J Neurosurg 84:155–160
6. Jho HD (2003) Editorial: failed anterior cervical foraminotomy. J Neurosurg Spine 98:121–125
7. Orofino C, Sherman MS, Schlechter D (1960) Luschka's Joint – a degenerative phenomenon. J Bone Joint Surg 42:853–858
8. Pechlivanis I, Brenke C, Scholz M, Engelhardt M, Harders A, Schmieder K (2008) Treatment of degenerative cervical disc disease with uncoforaminotomy – intermediate clinical outcome. Minim Invasive Neurosurg 51:211–217
9. Schmieder K, Kettner A, Brenke C, Harders A, Pechlivanis I, Wilke HJ (2007) In vitro flexibility of the cervical spine after ventral uncoforaminotomy. Laboratory investigation. J Neurosurg Spine 7:537–541

第 21 章　颈椎前路椎间盘切除，椎间植骨融合钢板内固定术

Tobias Pitzen

21.1　引言

颈椎前路椎间盘切除，椎间植骨融合内固定术是神经外科和脊柱骨科常用的术式。本章着重介绍该式式的适应证、器械要求、手术入路、手术方法以及如何减少手术并发症等内容。颈椎前路椎管减压，自体骨植骨融合术最早由 Bailey 和 Badgley 提出[1]，后由 Cloward[7]、Smith、Robinson[18] 及 Verbiest[21] 等进行改良。但该式式用于治疗创伤性颈椎不稳时，术后容易出现手术节段再移位[20]。为避免植骨移位、塌陷等并发症及术后外固定架（Halo 架）的使用，Hermann 首先介绍了前路颈椎钢板的使用，并于 1975 年正式报道其临床应用经验[9]。此后其他学者相继报道了该方法的手术疗效[2,8-12,19,21]。1989 年 Caspar[3] 对该手术方法的规范化操作进行了系统报道，包括手术器械、手术体位、手术入路、椎管减压、融合以及植入物选择（双侧皮质骨螺钉和钢板）等标准。至今，人们已对前路颈椎钢板进行了多次改良，并设计了单皮质骨螺钉、加厚的翻修螺钉以及不同特点的钢板。

21.2　适应证

前路颈椎减压、植骨（融合器）融合，钢板内固定术可用于治疗下颈椎前柱的各类病变，其主要手术适应证包括[3-6]：
- 颈椎退行性疾病［合并有根性和（或）脊髓压迫症状］
- 创伤
- 肿瘤
- 类风湿性不稳
- 椎间盘炎
- 颈椎手术失败

21.3　禁忌证

- 对植入物材料过敏者

21.4　技术要求

可调节的头颈支架，如 Caspar 器械（Aesculap，Tuttlingen，Germany）；头部固定夹钳，如 Mayfield 或 Gardner-Wells 夹钳；向尾侧牵拉双肩的胶带，C 臂，显微镜，高速磨钻等。

21.5　手术计划、术前准备及体位

患者取仰卧位，头部置于可调节头颈支架上，用弹性绷带和牵引器进行固定（图 21.1）。C 臂置于术区水平以便于术中观察。术中将 C 臂固定于术区的侧位水平，有利于节省手术透视的耗时。

21.6　手术技术

21.6.1　入路

- 采用标准的前外侧入路，切口超过颈中线至对侧 1cm。
- 利用金属短针头插入目标节段间盘进行透视

图 **21.1**　可调节头颈支架示意图（With permission of Aesculap AG, Tuttlingen, Germany）

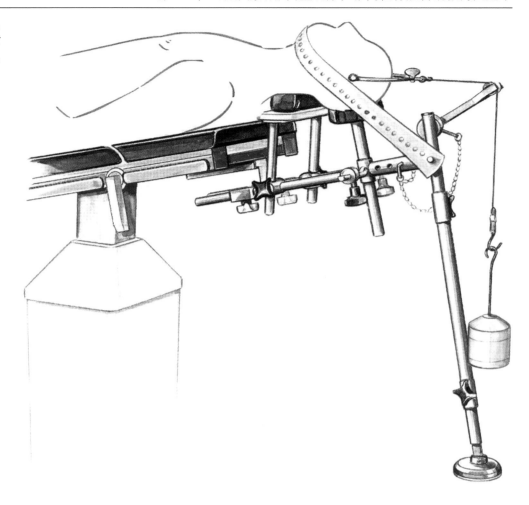

定位，注意插入深度不应超过 2mm。

- 标记椎体中线（金刚磨钻）。
- 游离颈长肌。
- 将 Caspar 颈椎拉钩（CCR，Aesculap，Tuttlingen，Germany）的撑开叶片放置于椎体侧方的颈长肌附丽点剥离处，与自稳定撑开器相连（图 21.2）。
- 用 CCR 系统的钝头拉钩纵向显露手术野（图 21.3）。

21.6.2　内固定置入

- 于手术节段上、下椎体拧入撑开螺钉。
- 经椎体撑开器适当撑开（图 21.4）。
- 切除椎间盘。
- 切除椎体前方骨赘（使椎体前方恢复正常解剖形态）。

- 保留切除的骨碎片，用于融合器植骨（图 21.5）。
- 使用枪式咬骨钳或高速磨钻去除椎体后方骨赘（图 21.6）。
- 切除后纵韧带。
- 轻度牵引下置入椎间融合器，撤除撑开器。
- 通过侧位透视确定钢板长度（钢板不能接触邻近节段椎间盘，并且应根据具体颈椎前凸进行预弯）。
- 使用固定钉将钢板暂时固定于目标节段的上下椎体，并处于中线位置。
- 使用骨钻于上、下椎体各钻两个钉孔后，分别置入两枚螺钉，螺钉尽可能长，但无需穿透椎体后方皮质（图 21.7）。没有证据表明双皮质螺钉的固定更牢靠[13,16]。
- 为避免因骨质疏松造成螺钉松动，可采用以下两种方法：一种是使用直径较大的翻修螺钉；另一种是扩大钉孔，注入骨水泥后再置

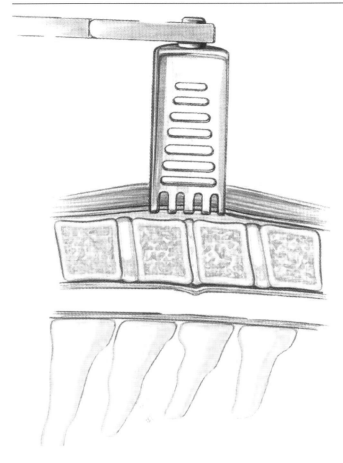

图 21.2 尖头拉钩侧方牵开颈长肌示意图（With permission of Aesculap AG, Tuttlingen, Germany）

钉。如果使用骨水泥，为产生较大的扭转力矩，作者偏向于在骨水泥凝固后再拧紧螺钉。

- 术毕使用 C 臂检查植入物位置。图 21.8 和图 21.9 分别从正位和侧位展示了四节段 ABC 钢板（Aesculap, Tuttlingen, Germany）的正确放置位置。

单节段或多节段椎体切除

- 切除相应节段椎间盘。
- 先减压硬脊膜囊受压较轻的手术节段。
- 使用咬骨钳咬除部分椎体，咬下的碎骨片用于融合器植骨（图 21.10）。
- 高速磨钻磨除椎体后壁。
- 2mm 枪式咬骨钳咬除后纵韧带。
- 适度撑开上下椎体，放入融合器，撤除撑开器。
- 后续操作同前文。

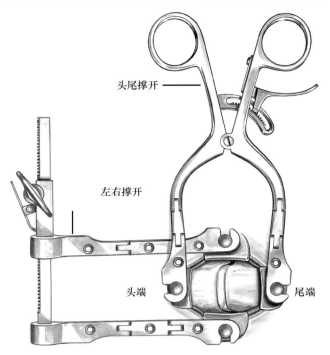

图 21.3 横向和纵向显露手术部位时撑开器的放置（With permission of Aesculap AG, Tuttlingen, Germany）

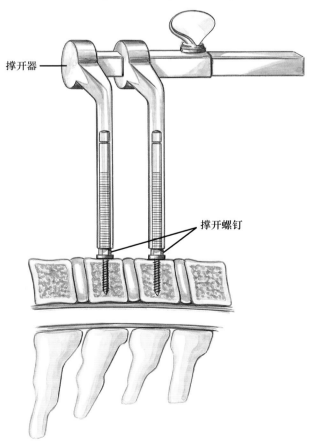

图 21.4 撑开螺钉位置示意图（With permission of Aesculap AG, Tuttlingen, Germany）

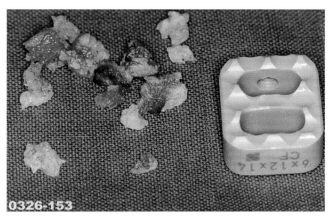

图 21.5　融合器和手术节段椎体前缘取下的骨碎片

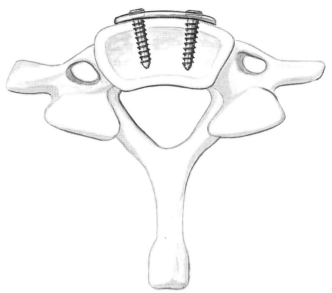

图 21.7　单皮质螺钉置钉的横断位示意图（With permission of Aesculap AG, Tuttlingen, Germany）

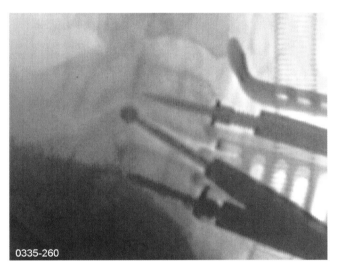

图 21.6　术中侧位 X 线片：磨钻磨除椎体后方骨赘

21.7　技术要点

- 为避免螺钉损伤神经根，钢板须放置在椎体正中位置。在剥离颈长肌前标记出椎体正中线位置有利于调整钢板位置。用钢板固位钉暂时固定钢板。根据患者的颈椎弧度对钢板进行合理预弯。切除椎体前方骨赘以利于钢板附贴。

- 虽然尚无证据表明融合器中填充骨碎片可促进早期骨融合，但该操作简单易行。对此，仅需从切除间盘邻近椎体的前缘取骨即可。

以上方法作者在之前的文章中已有详细的描述和评估[14]。

- 侧位透视片的意义重大，不能忽视，需同时核实螺钉的方向和位置。必须强调，没有证据表明将螺钉穿透后方骨皮质能增加术后即刻稳定性、螺钉抗拔出力或扭转力矩[13,16]，但螺钉越长越好，因此，作者偏向于向椎间盘方向置钉。

- 螺钉拧入时的扭转力矩对获得坚强内固定至关重要。因此，如果螺钉扭转力矩很小甚至滑钉，应该换用直径较大的翻修螺钉，或者是扩大钉孔后使用骨水泥加固。骨水泥加固后通常能获得理想的扭转力矩，作者尚未遇到使用骨水泥加强后出现螺钉松动的情况。

- 前路钢板能用于前文提到的颈椎前柱各种病变造成的椎体不稳。甚至一些未波及关节囊韧带及关节突的后方局限性不稳也可通过前路固定达到良好的治疗效果[15]。单节段的椎间盘摘除植骨融合通常无需加用前路钢板。但至少有证据表明，前路钢板的使用能减少植骨相关的并发症及假关节形成。多节段的

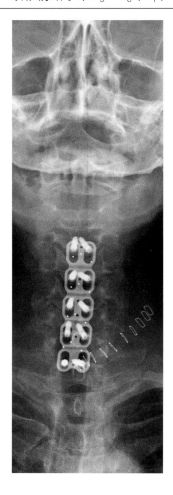

图 21.8　一例进行四节段颈椎前路椎间盘切除、椎间 Cage 植骨融合内固定术患者的颈椎正位 X 线片

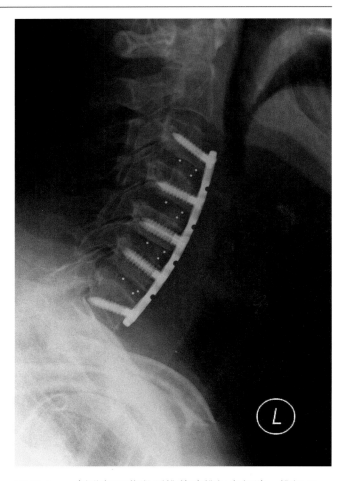

图 21.9　一例进行四节段颈椎前路椎间盘切除、椎间 Cage 植骨融合内固定术患者的颈椎侧位 X 线片

椎体次全切除、某一节段的全椎体切除以及颈胸交界处的椎体不稳通常需要合并后方固定，以避免矫形丢失或严重畸形。

（曾纪焕、李伦超　译，吴晓亮　审校）

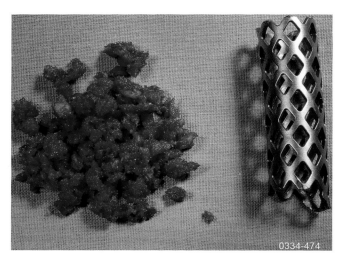

图 21.10　Harms 融合器以及切除椎体后的自体骨

参考文献

1. Bailey RW, Badgley CE (1960) Stabilization of the cervical spine by anterior fusion. J Bone Joint Surg Am 42:565–594

2. Böhler J, Gaudernack T (1980) Anterior plate stabilization for fracture-dislocations of the lower cervical spine. J Trauma 20:203–205

3. Caspar W, Barbier D, Klara PM (1989) Anterior cervical fusion and Caspar plate stabilization for cervical trauma. Neurosurgery 25:491–502

4. Caspar W, Geisler F, Pitzen T et al (1998) Anterior cervical plate stabilization in one – and two – level degenerative disease: over-treatment or benefit? J Spinal Disord 11:1–11

5. Caspar W, Pitzen T (1999) Anterior cervical fusion and trapezoidal plate stabilization for re – do surgery. Surg Neuro 52:345–352

6. Caspar W, Pitzen T, Papavero L et al (1999) Anterior cervical plating for the treatment of neoplasms in the cervical spine. J Neurosurg Spine 1:27–34

7. Cloward RB (1998) The anterior approach for removal of ruptured discs. J Neurosurg 15:602–617

8. De Olivera JC (1987) Anterior plate fixation of traumatic lesions of the lower cervical spine. Spine 12:324–331

9. Hermann HD (1975) Metal plate fixation after anterior fusion of unstable fracture dislocation of the cervical spine. Acta Neurochir 32:101–111

10. Karasick D (1993) Anterior cervical spine fusion: struts, plugs and plates. Skeletal Radiol 22:85–94

11. Orozco DR, Llovet TR (1972) Osteosintesis en las lesiones traumaticas y degeneratives de la columna vertebral. Revista Traumatol Chirurg Rehabil 1:45–52

12. Papadopoulos MS (1993) Anterior cervical instrumentation. Clin Neurosurg 40:273–285

13. Pitzen T, Barbier D, Tintinger F et al (2002) Screw fixation to the posterior cortical shell does not influence peak torque and pullout in anterior cervical plating. Eur Spine J 11:494–499

14. Pitzen T, Kiefer R et al (2006) Filling a cervical spine cage with local autograft: change of bone density and assessment of bony fusion. Zentralbl Neurochir 67:8–13

15. Pitzen T, Lane C, Goertzen D, Dvorak M et al (2003) Anterior cervical plate fixation: biomechanical effectiveness as a function of posterior element injury. J Neurosurg 99:84–90

16. Pitzen T, Wilke HJ, Caspar W, Steudel WI, Claes L (1999) Evaluation of a new monocortical screw for anterior cervical fusion and plating by a combined biomechanical and clinical study. Eur Spine J 8:382–387

17. Ryken TC, Clausen JD, Traynelis VC, Goel VK (1995) Biomechanical analysis of bone mineral density, insertion technique, screw torque, and holding strength of anterior cervical plate screws. J Neurosurg 83:324–329

18. Smith GW, Robinson RA (1985) The treatment of cervical spine disorders by anterior removal of the intervertebral disc and interbody fusion. J Bone Joint Surg Am 40:607–624

19. Tippits R, Apfelbaum R (1998) Anterior cervical fusion with the Caspar instrumentation system. Neurosurgery 22:1008–1013

20. Van Petegham PK, Schweigel JF (1979) The fractured cervical spine rendered unstable by anterior cervical fusion. J Trauma 19:110–114

21. Verbiest H (1969) Antero-lateral operation for fractures and dislocations in the middle and lower parts of the cervical spine. J Bone Joint Surg Am 51:1489–1530

第 22 章 颈椎椎间融合器植入术

Uwe Vieweg

22.1 引言

颈椎前路椎间盘切除是治疗椎间盘病变最常用的手术。该手术的目的是通过切除病变椎间盘来解除其对神经根或脊髓的压迫。术中通过钝性分离周围的软组织建立入路并切除病变椎间盘。为了恢复椎间高度，术者常选择椎间植骨或植入融合器。本章将介绍颈椎椎间融合器植入的相关内容。

22.2 适应证

- 第 19 章中介绍的合并神经根或脊髓压迫症状的颈椎退行性疾病
- 单节段或多节段椎间盘突出
- 与前路钢板联合使用治疗创伤性颈椎不稳[1-3]

22.3 禁忌证

- 颈椎后方结构病变导致的神经受压

22.4 技术条件

C 臂透视仪，手术显微镜系统，颈前路手术的配套工具（枪式咬骨钳、髓核钳等），高速磨钻，Caspar 撑开器系统（图 22.8）或其他类似的颈前路撑开器，如环形撑开器系统（Synthes Synframe）。

各种类型和型号的椎间融合器如图 22.12 a ～ f。

22.5 手术计划、术前准备及体位

患者仰卧位，头部置于 Mayfield U 形头架上。全身麻醉，并且适当肌松，透视下确保患者颈部处于中立位。注意：图 22.1 所示的骨折患者中，肩枕被置于肩胛间区使颈部过伸，以利于骨折复位。双上肢置于身体两侧，使用腕带或肩部胶带向尾侧牵拉上肢有利于术中获得清晰的侧位透视图像（图 22.2a ～ c）。通过颈椎侧位片确定手术切口位置（图 22.3）。也可利用体表的解剖标志大致定位皮肤切口（图 22.4）：硬腭—寰椎弓；下颌骨下界—C_2 ～ C_3；舌骨—C_3；甲状软骨—C_4 ～ C_5；环状软骨—C_6；颈动脉结节（横突前方）—C_6。

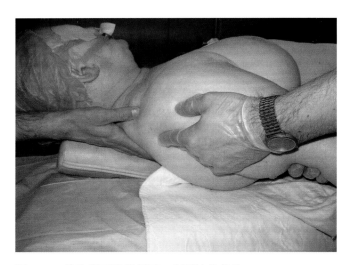

图 22.1 垫枕置于肩胛间区，肩两边垫软垫

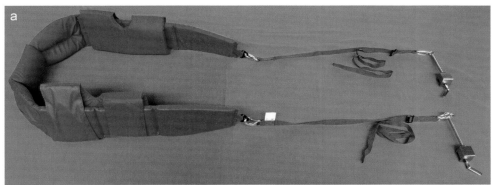

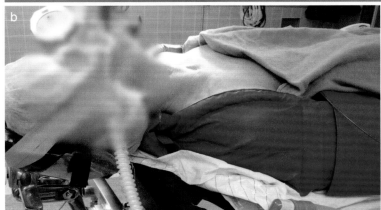

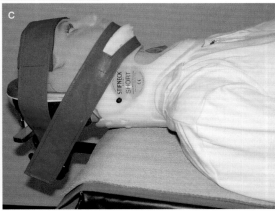

图 22.2　各类头部、肩部及上臂固定装置

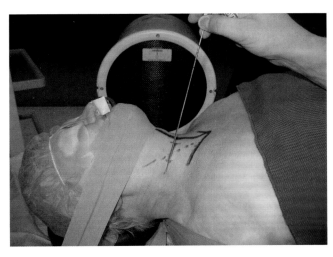

图 22.3　C 臂透视下标记手术切口部位

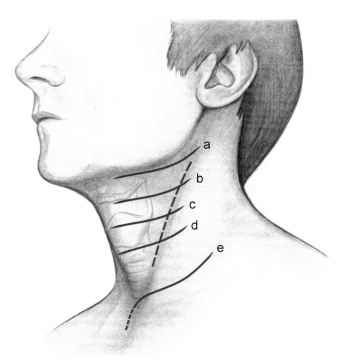

图 22.4　各节段皮肤切口位置对应的解剖标志：（a）硬腭—寰椎弓；（b）下颌骨下界—$C_2 \sim C_3$；（c）舌骨—C_3；甲状软骨—$C_4 \sim C_5$；（d）环状软骨—C_6；（e）颈动脉结节（横突前方）—C_6

131

22.6　手术技术

22.6.1　入路

- 建议采用标准的 Cloward[2] 颈椎前入路（图 22.6）。
- 行左侧或右侧横行切口，作者偏向选择右侧（图 22.4 显示的是左侧入路）。注意在分离深层组织时可能损伤喉返神经。许多医生喜欢选择左侧入路，因为左侧喉返神经位置比较固定：其与颈动脉鞘一起进入胸腔后，绕过主动脉弓经气管和食管之间上行支配喉部区域。而对于右利手的外科医生来说，右侧入路操作更为方便。在右侧，喉返神经与颈动脉鞘一同进入胸腔后绕过右侧锁骨下动脉，在比左侧喉返神经更高的位置进入颈部。
- 切口应位于胸锁乳突肌前方的内侧，并延长至颈中线。为术后美观，作者推荐沿 Langer 线作斜行切口。根据手术的具体情况，也可以沿胸锁乳突肌前缘作纵行切口。
- 采用由头端至尾端的方向切开皮肤。
- 切开皮肤后，辨认并切开颈阔肌（图 22.5）。

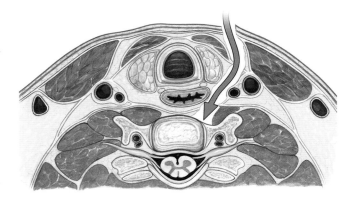

图 22.6　Smith-Robinson 入路（标准的侧前方入路）横截面示意图，经过的结构有气管、舌骨下肌群、颈长肌、气管前筋膜、椎前筋膜和浅筋膜

颈阔肌位于皮肤下方，可以用食指沿着肌纤维的方向进行纵向钝性分离。也可以横向切断颈阔肌，通常不会对颈部功能造成影响。

- 颈阔肌下方的封套筋膜即是颈深筋膜，其包绕胸锁乳突肌。除了颈阔肌和颈外静脉，颈部其他结构都在颈深筋膜深面。这时可将胸锁乳突肌稍向外侧拉开（图 22.5）。
- 钝性分离显露颈动脉鞘（内有颈动脉、颈内静脉、迷走神经）。
- 确认肩胛舌骨肌后，根据手术节段的不同，从其头端（C₂～C₅节段）或尾端（C₅～T₂节段）进入，或直接将其切断。
- 将气管和食管牵向内侧，颈动脉和颈静脉牵向外侧。术中用金属拉钩对上述结构进行保护，手术操作可能造成术后短暂的喉部疼痛或声嘶。
- 交替使用剪刀、双极电凝、棉签游离双侧颈长肌附丽（图 22.7）。
- 术中透视确定手术节段椎间盘。
- 手术节段确定后，向两侧拉开颈长肌，放置拉钩，显露椎体前方（图 22.8）。
- 使用高速磨钻或咬骨钳去除椎体前方骨赘。
- 充分显露椎体前方并游离颈长肌内侧附丽点后，使用颈椎 Caspar 拉钩拉开软组织。拉钩叶片尖端应位于双侧颈长肌肌腹的下方（图 22.8）。也可以选择应用 Synframe 拉钩系统的颈椎环形拉钩。

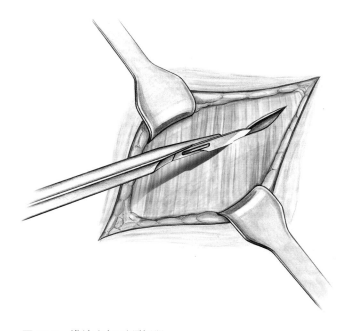

图 22.5　辨认和切开颈阔肌

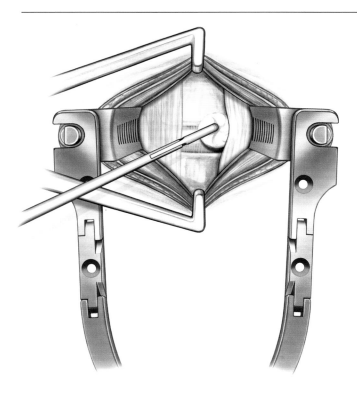

图 22.7 使用小纱球推开双侧颈长肌

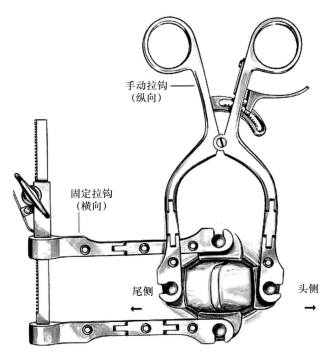

手动拉钩
（纵向）

固定拉钩
（横向）

尾侧

头侧

图 22.8 Caspar 颈椎拉钩系统的放置方法（With permission of Aesculap AG, Tuttlingen, Germany）

22.6.2 椎间盘切除及椎管减压

- 先用小号金刚磨钻在两侧颈长肌间的椎体表面标记颈正中线。
- 拧入 Caspar 撑开器螺钉。注意：撑开螺钉应该位于椎体的正中位置。
- 在钻头导向器的引导下，于手术节段下方椎体的中央钻孔，钻孔的深度控制在 8mm 内，避免破入椎管。钻孔方向应与相邻椎体终板平行。螺钉不应穿透椎体后方骨皮质（见第 19 章）。选用自攻螺钉，螺纹的长度根据椎体的前后径来确定。再次强调，螺钉不可穿透后方皮质。
- 通过导向器将撑开螺钉拧入椎体，为使螺钉牢固，螺钉应拧至其基底部，这样能有效避免撑开操作时螺钉被拔出。
- 同法于上方椎体拧入撑开螺钉后移除导向器，将撑开器安装于撑开螺钉尾部。
- 于前纵韧带下方切开椎间盘后，用刮匙挖除椎间盘组织（图 22.9）。
- 使用髓核钳和刮匙将上、下终板及两侧钩突旁椎间盘组织完全清除（图 22.10a、b）。
- 在椎间隙轻度撑开下完成椎间盘切除后，即可对神经结构进行减压。用后纵韧带剥离器游离后纵韧带，以利于切除骨赘。
- 用高速磨钻和枪式咬骨钳去除椎体后方骨赘，切除后纵韧带。注意：使用高速磨钻磨除椎体后缘骨赘时，需确保不损伤椎体骨性终板。
- 切除椎间盘后，进一步切除后纵韧带，显露出硬脊膜囊前部。

22.6.3 融合器置入

- 神经结构经充分减压后，利用试模确定融合器的大小（图 22.11a）。
- 使用植入装置将融合器放入椎间隙（22.11b），融合器应位于椎体后缘前方 1 ～ 2mm 的椎间正中位置。

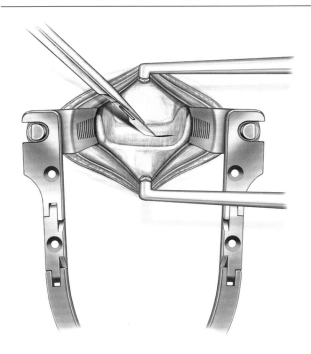

图 22.9　使用小尖刀切开椎间盘

- 撤除 Caspar 撑开器后，周围韧带重新紧张，融合器即安全地卡于椎间（图 22.11c）。应确保融合器在椎间隙不能移动。

（曾纪焕、李伦超　译，吴晓亮　审校）

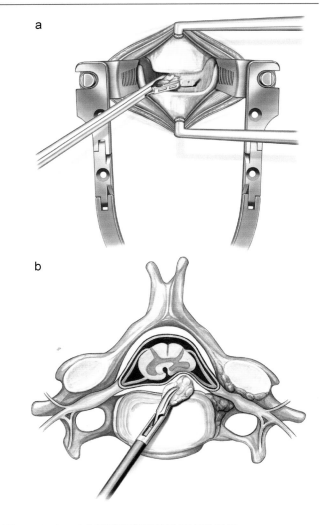

图 22.10　（a、b）使用髓核钳清除病变椎间盘

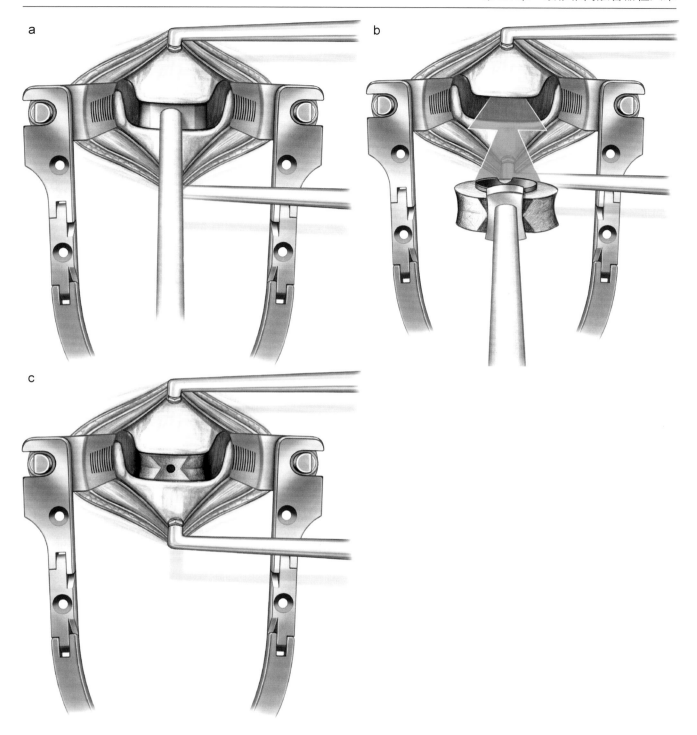

图 22.11　（a）确定融合器的型号；（b）融合器置入；（c）融合器置入的正确位置

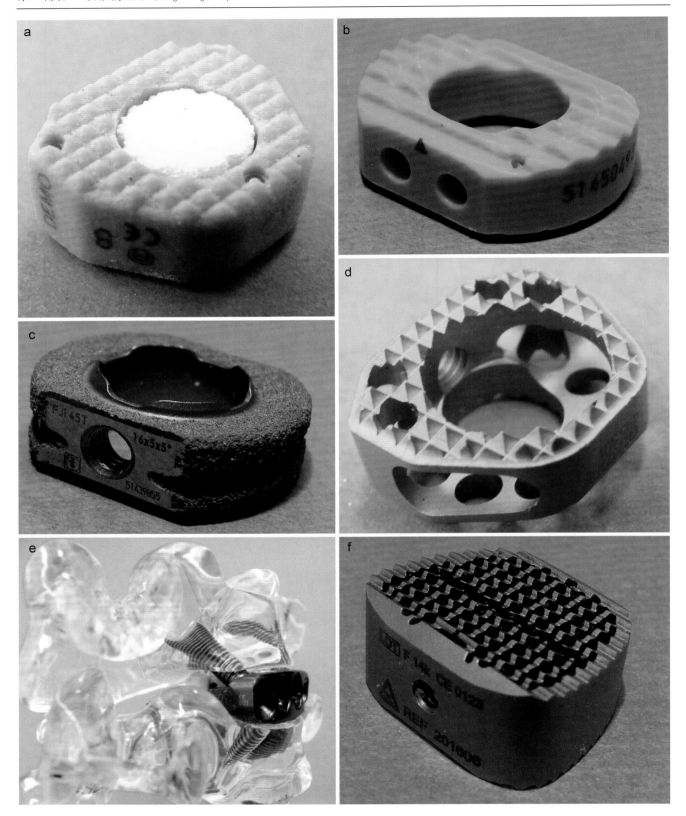

图 22.12　不同类型的椎间融合器：（a）Syncage with Chronos（Synthes）；（b）C-Space PEEK（Aesculap）；（c）C-Space Titan Plasmaporecoated（Aesculap）；（d）Cervios Titan cage（Synthes）；（e）Zero-P cage with integrated plate（Synthes）；（f）Hydro Deltacor

参考文献

1. Bailey RW, Badgley CE (1960) Stabilization of the cervical spine by anterior fusion. J Bone Joint Surg Am 42:565–594
2. Cloward RB (1958) The anterior approach for removal of ruptured discs. J Neurosurg 15:602–617
3. Smith GR, Robinson RA (1958) The treatment of certain cervical spine disorders by anterior removal of the intervertebral disc and interbody fusion. J Bone Joint Surg Am 40:607–624

第 23 章　人工颈椎间盘置换术

Bernhard Bruns，Uwe Vieweg

23.1　引言

颈前路椎管减压，椎间植骨融合内固定术（ACDF）在相当长的时间内被认为是治疗颈椎病的经典术式，但是其可加速邻近节段退变。使用人工椎间盘替代病变的椎间盘，保留了手术节段的活动度，理论上能够避免，至少减缓邻近节段退变。过去十多年间，各种针对不同病变类型而设计的人工颈椎间盘相继出现。现有的证据表明，人工颈椎间盘能减缓甚至避免邻近节段退变[4,13]。相对于其他手术方法，椎间盘置换能最大限度地保留颈椎的生理弧度和运动度[1-2,5]。人工椎间盘置换包括两个基本步骤，第一步与传统术式一致，即对神经结构进行减压；第二步是对椎间隙进行修整后，置入合适的人工椎间盘。

23.2　适应证

绝对适应证

临床证据表明采用该术式能达到满意效果的疾病有：

- 单纯间盘突出，无骨化和骨赘形成
- 合并颈部和（或）上肢疼痛的颈椎病变，伴或不伴神经功能障碍，且经 MRI 证实相应节段椎间盘有病变

相对适应证

- 局部后凸或颈椎平直
- 椎间隙狭窄、钙化
- MRI 显示信号改变的急性脊髓病变

- 相应椎体有骨赘形成或硬化改变
- 前、后纵韧带钙化

23.3　禁忌证

- 创伤或椎板切除后颈椎畸形
- 颈椎椎间关节病变、关节突关节退变
- 慢性退行性椎管狭窄
- 节段性不稳（动力片椎体移动大于 3mm）
- 节段性僵直（动力片节段活动度小于 2°）
- 慢性颈脊髓病变
- 骨质疏松
- 对金属材料（钴、铬、钼）过敏
- 妊娠、类风湿性关节炎、系统性疾病
- 终板畸形

23.4　技术条件

- Mayfield 或 Gardner-Wells 头颈固定夹钳
- C 臂
- 手术显微镜
- 高速磨钻

人工椎间盘置换的首要目的是切除病变椎间盘，保留椎间高度和节段活动度。本章以 Activ C 人工颈椎间盘为例，介绍颈椎间盘置换的手术方法。Activ C 人工颈椎间盘包括上、下两假体，上假体带有与上位椎体连接的锚钉，下假体含有聚乙烯涂层及其中央锚针，以连接下位椎体。人工椎间盘的上、下假体及聚乙烯涂层形成了一个可活动的球窝关节结构，其中聚乙烯涂层使下假体与椎体骨质的结合更为牢

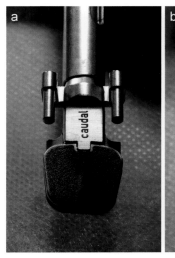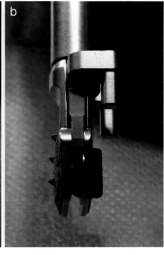

图 23.1 （a、b）放在假体把持器上的人工椎间盘

固（图 23.1）。

Activ C 人工椎间盘有 6 种不同的型号（XS、S、M、L、XL 和 XXL），每一型号包括 3 种不同的高度，根据患者具体情况进行选择。

- 还有其他类型的人工颈椎间盘，其设计理念不尽相同。组件的连接方式包括关节连接和非关节连接，应用的材料也各不相同（表23.1 和图 23.2）。

23.5 手术计划、术前准备及体位

- 与前路融合术时需要过伸位不同，人工颈椎间盘置换患者颈部应呈中立位（图 23.3b）。
- 必要时根据患者术前站立时 X 线片的颈椎中立位曲度，调整患者体位。
- 固定患者头颈部。
- 保证术中 X 线透视时手术节段（正侧位）能

够清楚显示。

注意：术中如果患者颈部处于过伸位，将导致人工椎间盘无法植入最佳位置。在颈部过伸的情况下，术中当术者认为假体与相应节段的曲度关系"正确"时，术后恢复至中立位后，可能导致颈椎后凸。

23.6 手术技术

23.6.1 入路

- 标准的前外侧入路能够显露术中需要辨认的各解剖结构。
- 可根据术者喜好行左侧或右侧切口。
- 考虑到喉返神经的解剖位置，多数术者行较高位颈椎手术时选择右侧入路，而在行下颈椎（$C_5 \sim C_6$、$C_6 \sim C_7$）手术时选择左侧入路。
- 目前倾向于在透视定位下做横行的美容切口（图 23.3b）。
- 切开皮下组织和颈阔肌后，通过颈动脉鞘（颈内静脉、颈动脉和迷走神经）与内脏鞘（气管、食管）间隙进入至椎体前方。
- 切开椎前筋膜，进一步分离双侧颈长肌。该步骤尤为重要，只有充分游离颈长肌内侧，撑开器才能安全牢固地锚定于肌束下方。可选择 Synframe（Synthes）或 Caspar（Aesculap）撑开器（图 23.4）。

23.6.2 人工椎间盘植入

- 确定椎体的正中线

颈椎体矢状面的正中线通常可根据以下解剖结构确定：颈长肌的位置、椎体前表面正中轴以及双侧钩突关节连线正中轴（图 23.4）。确定椎体正中线

表 23.1 各种人工颈椎间盘的基本信息

名称	Prestige	Activ C	Bryan	ProDisc C	Cervicore	Porous coated motion
生产公司	Medtronic	Aesculap	Medtronic	Synthes	Stryker	
关节材料组成	金属-金属	金属-聚乙烯	金属-聚乙烯	金属-聚乙烯	金属-金属	金属-聚乙烯
理论滑动中心的位置	上位椎体	下终板下方	假体内部	下位椎体	上位和下位椎体	下位椎体
即刻固定结构	螺钉	固定钉和固定棘	骨接触面	固定棘	螺钉与固定钉	固定棘

图 23.2 Cervical Spine Study Group 对人工颈椎间盘的分类[6]

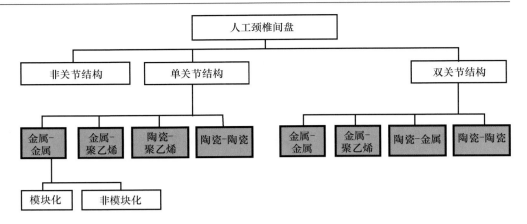

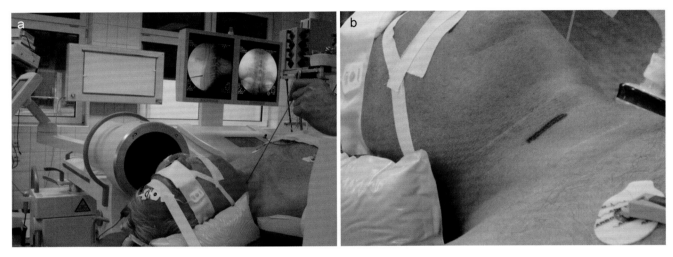

图 23.3 （a）切开皮肤；（b）皮肤切口定位，根据 C 臂透视确定横行的手术切口

最可靠的方法，是通过颈椎正位 X 线片的后方棘突和双侧钩突连线来决定。椎体正中线确定后，用骨刀、高速磨钻或标记钉（Caspar）进行标记。再次证实椎体正中线位置无误后，取出标记钉，在同一钉道内拧入 Caspar 螺钉（图 23.5a、b）。注意：置入试模后需要再次确定椎体正中线位置是否准确。

- 椎间隙的准备

按常规方法切除椎间盘，上、下软骨终板必须完全切除，但不能损伤骨性终板。神经结构减压必须仔细、彻底（采用显微镜手术）。对于单纯椎间盘突出患者，可保留健侧及中线的后纵韧带，使其起张力带的作用。咬骨钳、骨刀、铰刀、磨钻等可用于椎间孔减压以及椎体后方骨赘切除。应尽量减少对骨组织的操作，过多骨碎片可能引起椎间异位骨

化。为避免局部不稳，对钩突的处理应局限于其内侧 1/3 的范围。

- 用 Caspar 椎体撑开器或撑开钳撑开相应椎间隙

确定椎体正中线及椎间隙准备就绪（部分切除椎间盘）后，即可拧入 Caspar 撑开螺钉。注意：对于融合手术，Caspar 撑开螺钉通常置于椎体中央，通过螺钉进行撑开。而对于 Activ C 人工颈椎间盘置换术，Caspar 撑开器主要起维持撑开的作用。其自锁功能不但保证了其稳定性，也能使椎体终板保持平行。使用椎间撑开钳能获得较大的撑开力，随着纵向撑开力的增加椎间隙逐渐扩大。撑开钳的使用方法：在透视下将钳头置入椎间隙后部，平行缓慢撑开椎间隙；逐步增加撑开力度使周围韧带得以松

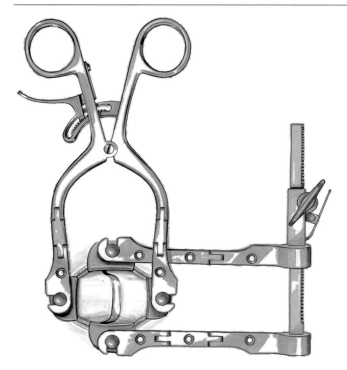

图 23.4 Caspar 撑开器。PEEK 材料不但提供了足够的生物力学稳定性，其 X 线可透性也使得术中正侧位片上能很好地观察术区情况（With permission of Aesculap AG, Tuttlingen, Germany）

弛（图 23.6a、b）。通过对比邻近节段椎间高度确定撑开距离，避免过度撑开。仔细观察椎间关节间隙的大小有助于对撑开距离的判断。撑开钳具有锁定功能，以维持撑开高度。

- 试模置入（图 23.7a、b）

通过试模确定人工颈椎间盘型号。安全挡板的前后距离可通过齿轮调节。逆时针转动调节齿轮时，安全挡板向前移，顺时针时向后移。开始时将安全挡板尽量前移，然后把试模打入椎间隙直至安全挡板接触椎体前缘。试模的型号（高度和深度）通过 X 线片进行确定。必要时，顺时针转动调节轮使安全挡板后移，从后方将试模往前推。当试模位置满意后，松开撑开器以观察相关节段弧度，为更好地观察，也可以完全拆除撑开装置。然后松开并撤出试模把持器。注意：撑开椎间隙植入试模时，应当避免过度撑开，试模的位置不能过于靠后。试模是否处于正中位置必须重新评估。一旦固定倒钩的骨槽磨出后，假体的位置即已确定并且不能更改。

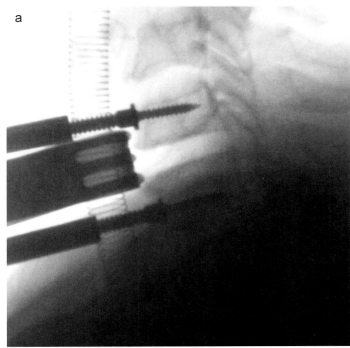

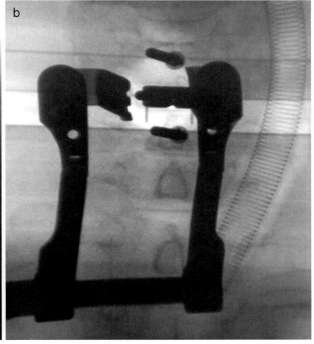

图 23.5 正中线标记钉或 Caspar 螺钉的放置（a 侧位片；b 正位片）

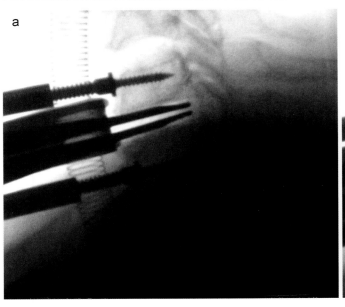
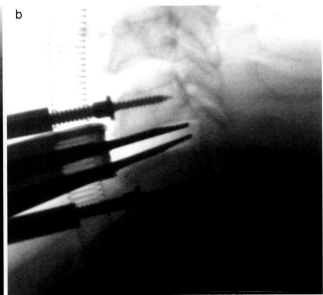

图 23.6 用撑开器撑开手术节段（a. 未撑开；b. 撑开后）

- 倒钩床、钩槽的准备及钻孔（图 23.8）
- 人工颈椎间盘置入（图 23.9 和图 23.10）
  —根据试模的型号选择假体
  —用 Caspar 撑开器轻度撑开椎间隙
  —将合适的人工颈椎间盘与把持器相连
  —在侧位透视下置入人工椎间盘
  —松开把持器
  —正、侧位片检查人工椎间盘的位置
  —必要时进行位置调整
  —松开撑开器
  —再次检查人工椎间盘位置

23.7 技术要点

- 术者必须将人工椎间盘置换术的潜在并发症向患者充分说明。

该手术可能并发感染，严重者可导致败血症或脑膜炎；术后继发血肿压迫脊髓可影响呼吸功能。此外，还有食管、气管、颈动脉、颈静脉、喉返神经、脊髓、神经根等重要结构损伤和脑脊液漏的风险。术后也可发生人工椎间盘移位。颈椎的并发症包括前凸丢失、后凸畸形、椎间隙狭窄、终板损伤以及

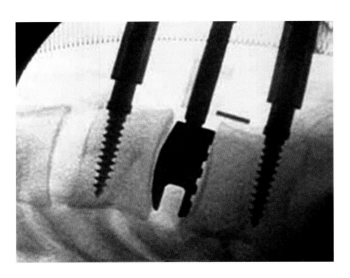

图 23.7 在 X 线透视下，将试模植入椎间隙，直至其后方安全挡板触及椎体前缘

异位骨化。

- 向患者告知该手术时，还应介绍其他可采用的方法，如椎间融合术、后路减压或保守治疗（物理疗法、整骨疗法以及止痛治疗）等。
- 椎体后缘的出血应用骨蜡封堵。
- 合适的假体型号及准确的放置位置可避免假体下沉与移位。

（曾纪焕、李伦超 译，吴晓亮 审校）

图 23.8　倒钩槽的准备。图示为开槽时两个钻孔（1 号和 2 号）的侧位 X 线片，其中 2 号钻孔紧贴试模打入，两个孔深均达试模后缘前方 1.5mm 处

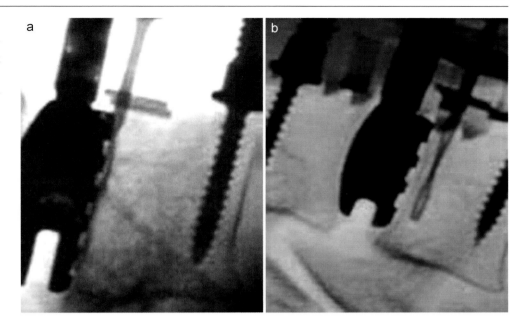

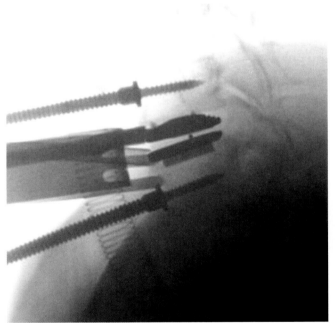

图 23.9　人工椎间盘置入。将假体倒钩对准倒钩槽后，缓慢打入人工椎间盘

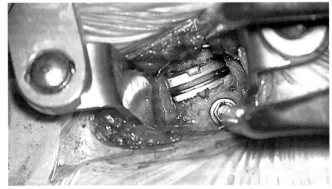

图 23.10　人工椎间盘置入后的情况

参考文献

1. Anderson PA, Rouleau JP (2004) Intervertebral disc arthroplasty. Spine 29:2779–2786

2. Anderson PA, Sasso RC, Rouleau JP et al (2004) The Bryan cervical disc: wear properties and early clinical results. Spine J 4:303S–309S

3. Boden SD, Balderston RA, Heller JG et al (2004) An AOA critical issue. Disc replacements: this time will we really cure low-back and neck pain? J Bone Joint Surg Am 86:411–422

4. Chang UK, Kim DH, Lee MC et al (2007) Changes in adjacent level disc pressure and facet joint force after cervical arthroplasty compared with cervical discectomy and fusion. J Neurosurg Spine 7:33–39

5. DiAngelo DJ, Puttlitz CM (2006) Biomechanical aspects associated with cervical disk arthroplasty. In: Kim DH, Cammisa FP, Fessler RG (eds) Dynamic reconstruction of the spine. Thieme, New York/Stuttgart

6. Jaramllo-de La Torre J, Grauer JN, Yue JJ (2008) Update on cervical disc arthroplasty: where are we and where are we going? Curr Rev Musculoskelet Med 1:124–130

7. Kim SW, Shin JH, Arbatin JJ et al (2008) Effects of a cervical disc prosthesis on maintaining sagittal alignment of the functional spinal unit and overall sagittal balance of the cervical spine. Spine 17:20–29

8. Lafuente J, Casey AT, Perzold A et al (2005) The Bryan cervical disc prosthesis as an alternative to arthrodesis in the treatment of cervical spondylosis. J Bone Joint Surg Br 87:508–512

9. Leung C, Casey AT, Goffin J et al (2005) Clinical significance of heterotopic ossification in cervical disc replacement: a prospective multicenter clinical trial. Neurosurgery 57:759–763

10. Lin EL, Wang JC (2006) Total disk arthroplasty. J Am Acad Orthop Surg 14:704–714

11. Mummaneni PV, Haid RW (2004) The future in the care of the cervical spine: interbody fusion and arthroplasty. J Neurosurg Spine 1:155–159

12. Nabhan A, Ahlhelm F, Shariat K et al (2007) The Pro-Disc C prosthesis: clinical and radiological experience 1 year after surgery. Spine 32:1935–1941

13. Sekhon LH (2004) Cervical arthroplasty in the management of spondylotic myelopathy: 18-month results. Neurosurg Focus 15:E8

第四部分　颈椎后路手术

第 24 章 手术技巧和内固定术综述

Stefan Schären

24.1 引言

颈椎后路手术适用于颈椎后方病变，或作为前路手术的补充。在过去的几十年里，颈椎后路手术器械的研发取得了长足的进步。如今，现代多功能钉棒系统使得从枕部到上胸椎固定更容易且更稳定。如果患者存在手术适应证，那么手术入路取决于病因、病变部位以及减压与固定对脊柱稳定性的影响。后路减压方法适用于病变从后方压迫脊髓和（或）相应的神经根。后路手术的优势在于手术方法相对简单，不受颈部神经和血管解剖结构的限制，必要时易于扩大手术范围。而且，后方骨性结构常常很坚实，即便是骨质疏松的脊柱，也能给植入物提供优良的把持力量。除此之外，前柱的完整性为术后脊柱长期保持稳定提供了一个重要先决条件。如果患者存在前柱的病变或者有后凸畸形，应选择前路或者前后联合入路。由于过去的几十年来脊柱内固定技术不断发展，多样化以及强有力的植入物满足了颈椎手术的特殊需求，增加了术后早期的稳定性，提高了融合率。内固定结构的强化将外固定支具的使用减到了最少。此外，最新一代植入物材料不会干扰 MRI 的成像，这样就可以快速评估受压神经结构的减压效果以及病变部位经治疗后的病理演变情况。由于各有特点，颅颈连接部、寰枢椎及枢椎下区颈椎的固定技术将分开讨论。但是在实际情况下，病变往往跨过不同区域，而不是局限在人工划分的界限。因此，颈椎各种手术技术常常联合应用。经过 10 年的发展，现代模块式内固定移植物已能够很好地适应上述特殊的解剖特征。

24.2 手术入路和体位

患者俯卧位，胸下放置软垫，亦可选用真空床垫及脊柱支架。头部固定于 U 形头架上，轻度屈曲，亦可使用 Mayfield 架固定。影像强化型 X 线 C 臂应固定在侧位。对于枕颈部融合术来说，需通过 C 臂摄片来确认颈部中立位，并与术前标准侧位影像做对比。必要时（骨折脱位、类风湿性关节炎）可以进行复位及牵引（须在 C 臂引导下进行）。用自粘绷带将患者的肩膀向下牵拉。必须剃掉患者头颈后部的毛发（术前须告知患者）。行后路正中切口，显露相应的手术节段。

24.3 枕颈融合

颈枕连接部包括枕骨、寰椎和枢椎，形成了从颅骨到颈椎的复杂过渡区域，其结构的解剖学特征与下颈椎完全不同。一半以上的头颈部的屈、伸及旋转动作都发生在此区域。因此，通过外科手术建立的稳定性受到生物力学高载荷和强杠杆力臂的挑战。为了缓解这些生物力学载荷，器械的设计必须具有合适的尺度及足够的强度。与此同时，内固定器械的设计必须提供很大的灵活性来适应该部位解剖学上的多样性，并且要给植骨预留足够的空间，产生骨性融合。Foerster[7] 在 1927 年首次报道了枕颈融合手术，他在枕骨与 C_7 之间植入了腓骨块，来稳定由齿状突骨折引起的进行性寰枢椎脱位。此后，出现了这一区域的多种融合方法：如使用 Halo 架制动的简单植骨融合；钢丝、针或者钩等结构；用钢丝及螺钉固定的刚性金属环状或矩形装置等。如今，模块化的钉棒系统已成为成年人颈枕融合术的标准方法[1,12,17]。这一系统既适用于侧块螺钉固定，又适用于下颈椎的经椎弓根螺钉固定，而且它们可以通过钢板固定在枕下骨质。这种钉棒系统塑形简单，所提供的坚强固定可使患者术后在没有或仅有少量外部支持的情况下能早期活动，且融合率高[1,22]。许多生物力学的研究结果已证实钉棒系统优越的稳定性[15,17]。大多数稳定固定的设计都包括 C_2，并且尽可能减少融合的节段[6]。为了使钢板在枕骨固定良好与安全，术前有必要在 CT 上测量枕骨的厚度和硬脑膜窦的位置。一项解剖学研究表明，枕骨隆突向双侧约 23mm 的范围内，厚度不少于 8mm[5]。在儿童患者中，应十分谨慎地使用内固定技术，一部分原因是，不使用内固定器械更容易融合；另一部分原因是，植入物不适用于小尺寸的解剖结构。如今，出现了较小的内固定物，也有在儿童中使用内固定的趋势[3]。小于 1 岁的儿童仍受到解剖的限制，需要使用非固定覆盖植骨技术（图 24.1）。

24.4　寰枢椎融合

自从 1939 年 Gallie[8] 首次报告在寰椎的后弓与 C_2 棘突间的间隙处植入有凹槽的骨块并通过椎板下钢丝绑定技术以来，几十年中 $C_1 \sim C_2$ 融合技术得到了逐步的发展。这种单一中线固定方法仅提供有限的抗旋转稳定性，需要牢靠的术后制动，最好是 Halo 架固定。Brooks 和 Sonntag 的改进增加了抗旋转的稳定性[4,23]。Magerl[14] 提出的跨关节螺钉固定 C_1 和 C_2 的侧块是后路寰枢椎固定术的突破。跨关节螺钉技术可以起到即刻固定的效果。绝大多数情况下，采用或者不用钢丝的 Gallie 型棘突间植骨融合术能够补充提供一个十分稳定的三点固定。如果发生不完全或者完全性寰椎后弓骨折，这种术式可以通过打开寰枢关节进行植骨融合。术前必须在 CT 重建图像上测量 C_2 峡部的直径，确保螺钉安全置入

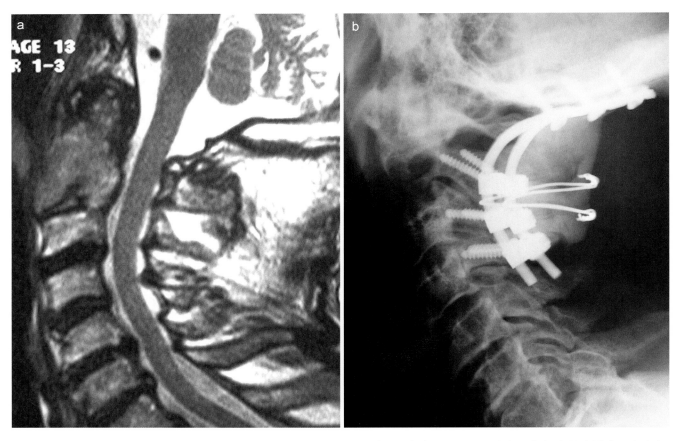

图 24.1 （a、b）81 岁患者矢状位 MRI 的 T2 加权图像，该患者颈部持续性疼痛，MRI 显示寰椎和枢椎齿状突被浆细胞瘤侵蚀浸润（1A）。使用 Cervifix®（Synthes, Oberdorf, Switzerland）进行枕颈（$C_0 \sim C_4$）融合固定。考虑到此病灶为恶性，固定结构用 PMMA 强化（1B）

而不损伤椎动脉。如果螺钉无法安全置入，文献报道 $C_1 \sim C_2$ 单侧小关节螺钉固定并棘突间钢丝固定植骨也能达到非常好的固定效果及高的融合率[10]。椎弓根的钻孔和螺钉的置入必须在 X 线侧位透视的监视下进行。利用一种特定的瞄准器和计算机辅助工具可以进一步增强高难度操作的安全性[9,18]。2001 年 Olerud 改进了 Magerl 的技术，为 C_1 后弓固定增加了一个钳夹来替代后路钢丝[16]。

　　跨关节螺钉固定术的唯一禁忌证是已固定或者无法复位的 $C_1 \sim C_2$ 半脱位。为了克服这种缺陷，Harms 和 Melcher 在 2001 年提出了一种新型的寰枢椎固定技术，这种技术将多轴向螺钉（polyaxial head screws）植入 C_1 的侧块和 C_2 的椎弓根中[11]。双侧的螺钉各用固定棒连接。如有必要，可以在 X 线透视下进行寰枢椎关节复位，并且利用覆盖式松质骨块进行植骨融合。与跨关节螺钉固定术相比，这种方法对寰枢侧方关节没有影响，如果只是临时固定，可以很容易地除去内固定物。许多生物力学的研究已经证实 Harms 提出的技术在内固定刚度上与 Magerl 技术几乎相同。而且在安全性方面，C_2 椎

弓根螺钉的置入与跨关节螺钉置入损伤椎动脉的风险几乎相同[24]（图 24.2）。

24.5　寰椎下颈椎

　　最初，采用各种各样的钢丝绑定技术和椎板夹系统来固定寰椎以下的脊柱。这两类方法都只能提供有限的抗旋转和前后方向稳定性，需要长时间使用外固定。即使这样，骨折不愈合和复位不良的发生率也高。椎板下钢丝和椎板钩存在血管神经损伤的风险。Roy-Camille 率先报道的侧块固定在生物力学性能上优于椎板钢丝和椎板夹[21]。此外，侧块固定系统无需后部结构（减压手术常常切除）。尽管如此，这种钢板系统仍然有许多不足之处，如手术时需要确定进钉孔、有限的螺钉置入角度以及椎板和螺钉之间角度稳定性不足等。随后，多用途钉棒系统发展起来并成为后路稳定的标准技术[13,19]。这种模块化设计的固定系统容易塑形，为螺钉的方向和定位提供了无限的灵活性。一旦需要，固定节段

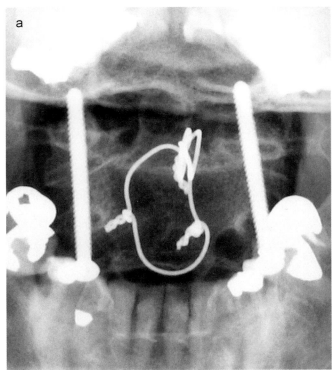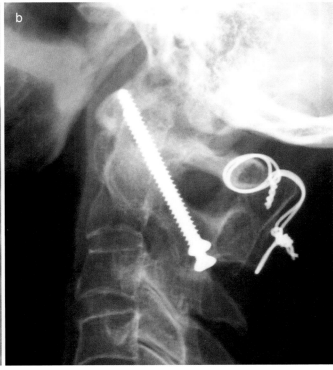

图 24.2　（a、b）患者女性，73 岁，因寰枢关节炎导致颈部疼痛。$C_1 \sim C_2$ 经关节螺钉内固定术后 24 个月，显示融合良好，内固定稳定

图 24.3 （a～c）61 岁强直性脊柱炎患者，经 C5/6 椎间盘骨折（3A）。考虑到强直性脊柱炎基础上发生的高度不稳定损伤，应用万向螺钉的钉棒系统（Synapse, Synthes, Oberdorf, Switzerland）实施后路 C$_3$～T$_2$ 固定，并且在 C5/6 椎间隙行自体髂骨移植

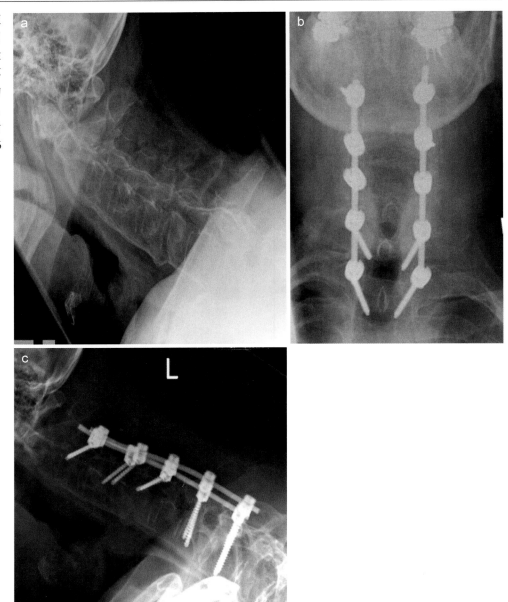

可以延伸到枕骨部和（或）胸椎。钉棒系统与依据 Magerl 或 An 技术置入的侧块螺钉连接[2,13]。最近几年，颈椎椎弓根螺钉系统逐步建立起来，成为颈椎手术方式的选择之一[1,19]。计算机导航能够提升高技术含量椎弓根螺钉技术的安全性和准确性[18]。从生物力学上来说，现代的角度稳定的钉棒系统尤其是联合椎弓根固定可以提供最坚强的固定，并且能够在融合前减少内固定失败的风险，还容许短节段固定（图 24.3）。

（郑帅、李威　译，程勇泉　审校）

参考文献

1. Abumi K, Takada T, Shono Y et al (1999) Posterior occipitocervical reconstruction using cervical pedicle screws and plate-rod systems. Spine 24:1425–1434
2. An HS, Gordin R, Renner K (1991) Anatomic considerations for plate-screw fixation of the cervical spine. Spine 16:S548–S551
3. Anderson RC, Ragel BT, Mocco J et al (2007) Selection of a rigid internal fixation construct for stabilization at the craniovertebral junction in pediatric patients. J Neurosurg 107(1 Suppl): 36–42
4. Brooks AL, Jenkins EB (1978) Atlanto-axial arthrodesis by the wedge compression method. J Bone Joint Surg Am 60:279–284
5. Ebraheim NA, Lu J, Biyani A et al (1996) An anatomic study of the thickness of the occipital bone. Implications for occipitocervical instrumentation. Spine 21:1725–1730
6. Finn MA, Fassett DR, Mccall TD, Clark R et al (2008) The cervical end of an occipitocervical fusion: a biomechanical evaluation of 3 constructs. Laboratory investigation. J Neurosurg Spine 9: 296–300
7. Foerster O (1927) Die Leitungsbahnen des Schmerzgefühls und die chirurgische Behandlung der Schmerzzustände. Urban & Schwarzenburg, Berlin
8. Gallie WE (1939) Fractures and dislocations of the cervical spine. Am J Surg 46:495–499
9. Gebhard JS, Schimmer RC, Jeanneret B (1998) Safety and accuracy of transarticular screw fixation C1-C2 using an aiming device. An anatomic study. Spine 23:2185–2189
10. Grob D, Bremerich FH, Dvorak J et al (2006) Transarticular screw fixation for osteoarthritis of the atlanto axial segment. Eur Spine J 15:283–291
11. Harms J, Melcher RP (2001) Posterior C1-C2 fusion with polyaxial screw and rod fixation. Spine 26:2467–2471
12. Jeanneret B (1996) Posterior rod system of the cervical spine: a new implant allowing optimal screw insertion. Eur Spine J 5:350–356
13. Jeanneret B, Schaeren S (2004) Posterior stabilization of the cervical and upper thoracic spine with the CerviFix®. Oper Orthop Traumatol 16:89–116
14. Magerl F, Seemann PS (1987) Stable posterior fusion of the atlas and axis by transarticular screw fixation. In: Kehr P, Weidner A (eds) Cervical spine, vol 1. Springer, Vienna
15. Oda I, Abumi K, Sell LC et al (1999) Biomechanical evaluation of five different occipito-atlanto-axial fixation techniques. Spine 24:2377–2382
16. Olerud S, Olerud C (2001) The C1 claw device: a new instrument for C1-C2 fusion. Eur Spine J 10:345–347
17. Richter M, Wilke HJ, Kluger P et al (2000) Biomechanical evaluation of a new modular rod-screw implant system for posterior instrumentation of the occipito-cervical spine: in-vitro comparison with two established implant systems. Eur Spine J 9:417–425
18. Richter M, Mattes T, Cakir B (2004) Computer-assisted posterior instrumentation of the cervical and cervico-thoracic spine. Eur Spine J 13:50–59
19. Richter M (2005) Posterior instrumentation of the cervical spine using the neon occipito-cervical system part 2: cervical and cervicothoracic instrumentation. Oper Orthop Traumatol 17:579–600
20. Richter M, Schmidt R, Claes L et al (2002) Posterior atlantoaxial fixation: biomechanical in vitro comparison of six different techniques. Spine 27:1724–1732
21. Roy-Camille R, Saillant G, Judet T et al (1983) Traumatismes Recents Des Cinq Dernieres Vertebres Cervicales Chez L'Adulte (Avec et sans complication neurologique). Sem Hop 59:1479–1488
22. Schaeren S, Jeanneret B (2002) Occipitocervical instrumentation. Tech Orthop 18:87–95
23. Sonntag VKH, Dickman CA (1993) Craniocervical stabilization. Clin Neurosurg 40:243–272
24. Yoshida M, Neo M, Fujibayashi S, Nakamura T (2006) Comparison of the anatomical risk for vertebral artery injury associated with the C2-pedicle screw and atlantoaxial transarticular screw. Spine 31:E513–E517

第 25 章　椎间孔切开术

Frank Grochulla

25.1　引言

　　颈椎后路侧隐窝切开术是一种微创或少创外科技术，可以从后路解除由侧方椎间盘突出或者骨赘对神经根造成的压迫。神经根减压时不影响颈椎的稳定性，且是一种保留脊柱活动度的技术。

25.2　适应证

- 侧方 / 侧隐窝椎间盘突出压迫神经并有相应的神经根症状
- 侧隐窝骨赘压迫神经根并伴有相应的神经根症状

25.3　禁忌证

- 病变靠近中线，脊髓合并神经根病变
- 颈椎节段不稳

25.4　技术条件

　　高速磨钻、显微镜、X 线透视机、显微手术器械、Mayfield 架。

25.5　体位

- 患者俯卧位（图 25.1）。
- 用三点支撑设备（如 Mayfield 架）来固定头部，保护头部安全（图 25.2）。
- 注意：颈部应轻度前屈并保持水平位，避免颈部过度前屈造成脊髓缺血。
- 手术台应该保持头部抬高的位置（20°～30°）。
- 将软垫或者卷好的布单放在胸部和骨盆下，避免增加腹压（间接地增加硬膜外静脉丛的压力）。
- 将俯卧位患者的头部用刚性固定针固定。
- 颈椎和头部取中立位或轻度屈曲。
- 术前行 X 线拍片以定位手术节段，精确计划最小的显露方式。

25.6　手术技术[1-6]

- 经典的正中皮肤切口，长 2.5～3cm，跨过手术节段，切开筋膜组织。
- 沿着手术节段椎板骨膜下分离肌肉和韧带组织。
- 显露目标部位上、下节段的小关节和侧块。
- 安放具有黑色涂层的管状撑开系统（黑色可避免在显微镜视野下过于耀眼）（图 25.3）。
- 另一种经典的方法是正中旁入路 1.5cm 的皮肤切口（辅以显微镜或者内窥镜设备）。
- 使用 X 线来确定手术节段是关键步骤。
- 显微镜下使用高速磨钻，从椎板间隙外侧与椎间小关节内侧缘之间开始切开侧隐窝（图 25.4a、b）。磨除上、下椎板各 1/3，向外侧磨除 1/3，但不要超过椎间小关节的 1/2。将下位椎体的上关节突与椎弓根交汇处的骨质一并磨除，以显露神经根腋部。
- 侧隐窝切开孔径 8～10mm。
- 仔细钝性分离并切除黄韧带，显露硬膜外侧份作为解剖学标志。此时常常出现硬膜外静脉出血，多源于神经根周围静脉丛或者椎管

图 25.1　俯卧体位

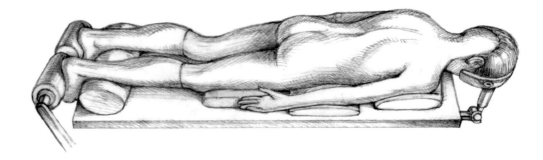

图 25.2　可供选择的头部固定针

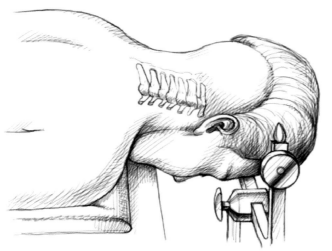

图 25.3　Caspar 管状牵开器系统

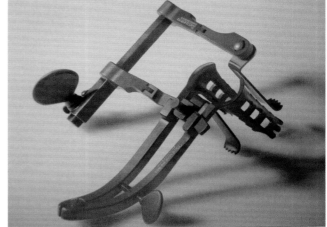

图 25.4　（a）从小关节内侧缘与椎板间外侧之间的连接处来开始侧隐窝切开术；（b）显微镜下的高速磨钻

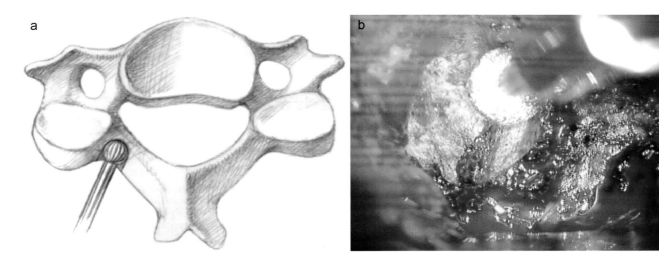

侧方硬膜外静脉丛。小心电凝一些硬膜上的组织，然后用显微手术剪切除，这样可以减少硬膜外出血；若电凝后仍有持续静脉出血，可以使用一些止血药物（如 Floseal、Fa.Baxter）有助于完全止血。

- 显露神经根、神经根腋部和硬膜的外侧部。
- 突出的椎间盘经常位于神经根腋部。当受压的神经根显露后，将钝性的短神经拉钩置于神经根腋部，使神经根向上方牵开。确保神经根完整地牵开是非常重要的（运动和感觉神经根袖有可能是分开的）。若神经根袖分离，小的运动神经根袖常位于大的感觉神经根袖的前方和头侧。
- 神经根牵开后，切开后纵韧带，用小镊子取走突出的椎间盘。当神经根恢复充盈并见到脑脊液搏动现象时，说明减压合适（图 25.5）。
- 当摘除椎间盘组织后，将出现更多的空间，此时侧隐窝会更好地显露和扩大。
- 止血并彻底冲洗切口。
- 切口闭合：缝合椎旁肌肉、项韧带、皮下组织和皮肤。

25.7 术后护理

- 软颈围 2 ～ 4 周。

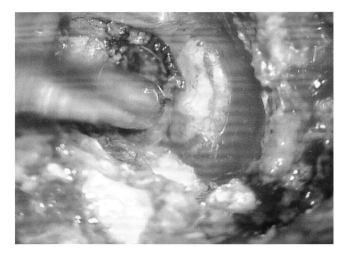

图 25.5 减压后的 C_8 神经根

- 给予肌松药及抗炎药物。
- 逐步行颈部功能锻炼。

25.8 并发症

脊髓损伤和（或）神经根损伤、脑脊液漏、术后压迫性血肿、椎动脉撕裂、因椎间盘或者骨赘切除不彻底导致根性症状持续、棘突旁或硬膜外深部感染。

25.9 技术要点

- 正确和仔细地摆放体位对于减少出血是十分重要的。
- 不要损伤侧方小关节囊。
- 出现硬膜外静脉丛出血时，可以使用 Floseal（Baxter）止血药进行止血。

（郑帅、李威 译，程勇泉 审校）

参考文献

1. Burke TG, Caputy A (2000) Microendoscopic posterior cervical foraminotomy: a cadaveric model and clinical application for cervical radiculopathy. J Neurosurg 93:126–129
2. Chen BH, Natarajan RN, An HS, Andersson GB (2001) Comparison of biomechanical response to surgical procedures used for cervical radiculopathy: posterior keyhole foraminotomy versus anterior foraminotomy and discectomy versus anterior discectomy with fusion. J Spinal Disord 14:17–20
3. Clark CR (2005) The cervical spine, 4th edn. Lippincott Williams & Wilkins, Philadelphia, pp 1031–1042
4. Collias JC, Roberts MP (2000) Posterior surgical approaches for cervical disk herniation and spondylotic myelopathy. In: Schmidek HH, Sweet WH (eds) Operative neurosurgical techniques: indications, methods and results, 4th edn. WB Saunders, Philadelphia, pp 2016–2027
5. Fessler RG, Khoo LT (2002) Minimally invasive cervical microendoscopic foraminotomy: an initial clinical experience. Neurosurgery 51:S37–S45
6. Gala VC, O'Toole JE, Voyadzis JM et al (2007) Posterior minimally invasive approaches for the cervical spine. Orthop Clin North Am 38:339–349

第 26 章 椎板成形术

Frank Grochulla

26.1 引言

　　椎板成形术的目的是扩大椎管，保留脊柱的稳定性以及脊柱的保护功能。保留脊柱的活动度也是多节段椎板成形术的目的之一。颈椎椎板成形术开始于 20 世纪 70 年代早期，主要用于治疗多节段颈椎脊柱炎或后纵韧带骨化引起的脊髓型颈椎病。 此后，各种各样的椎板成形技术相继被报道（图 26.1～图 26.3）。本章主要介绍器械辅助的颈椎管开门成形术。

26.2 适应证

- 多节段的发育性脊柱病变或者后纵韧带骨化导致的颈椎管狭窄（椎管前后径 <13mm），伴颈椎前凸或者变直。

26.3 禁忌证

- 颈椎不稳
- 严重的颈椎后凸畸形

26.4 技术条件

　　高速磨钻、显微镜、X 线设备、显微手术设备、Mayfield 架、专门的椎板成形系统［如 New Bridge Laminoplasty System（Blackstone Medical）］。

26.5 手术计划、术前准备和体位

- 患者取俯卧位（图 26.4）。
- 用三点针固定设备（如 Mayfield 架）来固定头部。
- 颈部轻度前屈并保持水平，避免颈部过度前屈造成脊髓缺血。
- 手术台调整为头高位（20°～30°）。
- 将软垫或者卷好的布单放在胸部和骨盆下，以避免增加腹压（间接地增加硬膜外静脉丛的静脉压力）。

26.6 手术方法

- 正中手术切口跨过目标节段。对于 C_3～C_7 椎板成形术，推荐从 C_2 棘突到 C_7/T_1 棘突的切口，长为 10～12cm。
- 沿中线切开筋膜至项韧带。
- 沿着这层深筋膜的边缘继续切开，避免出血。传统的后路正中切口周围没有主要的大血管。
- 用弯曲的 Cobb 骨膜剥离器及电刀灼烧，小心地从骨膜下分离椎旁肌。向两侧显露直到看见小关节囊的外侧部。
- 小心不要破坏位于 C_2 棘突下部的颈半棘肌附丽点（维持颈椎前凸的重要结构）。
- 先用金属磨钻在椎板与小关节的连接处磨出开门侧骨槽，用金刚石磨钻和（或）薄唇椎板咬骨钳穿透和切除腹侧皮质骨。
- 通常在 C_2～C_3 和 C_7～T_1 处用薄唇椎板咬骨钳在开门椎板的上、下端切除黄韧带。

155

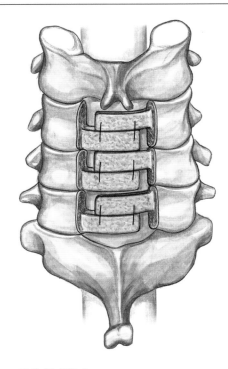

图 26.1　Z 型椎板成形术

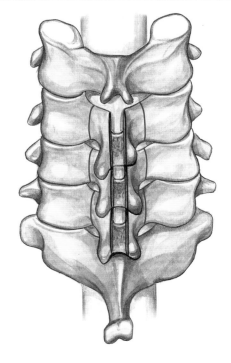

图 26.3　Kurokawa 椎板成形术

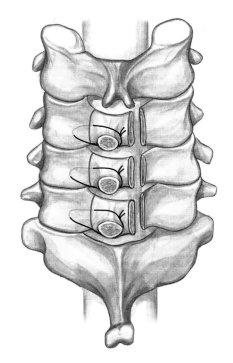

图 26.2　单开门椎板成形术

- 高速金属磨钻在铰链端开槽，保留腹侧骨皮质薄层骨质（图 26.5 和图 26.6）。
- 开门步骤（图 26.7）：椎板提升器一端置于开门侧椎板的腹侧面，椎板被轻柔翻起以扩大开门间隙。助手稳住棘突维持开口位。下一个椎板用相同的方法翻开。在开门的过程中，开门侧遗留下来的软组织及粘连组织都应该用显微分离器械和剪刀切除，以避免张力。
- 保持椎板处于开门的位置，将试模放入椎板缺口处来测量需要置入微型钢板的大小（图 26.8）。
- 选择单一或双弯曲的微型钢板置入椎板开门处（图 26.9）。
- 可以用各种各样的螺钉（自攻或自钻型）来保证钢板置入的稳固性。
- 适当大小的螺钉应该首先置入到椎板的缺口旁边，自攻型螺钉需要在置入前钻孔。

图 26.4 （a ~ c）患者手术体位

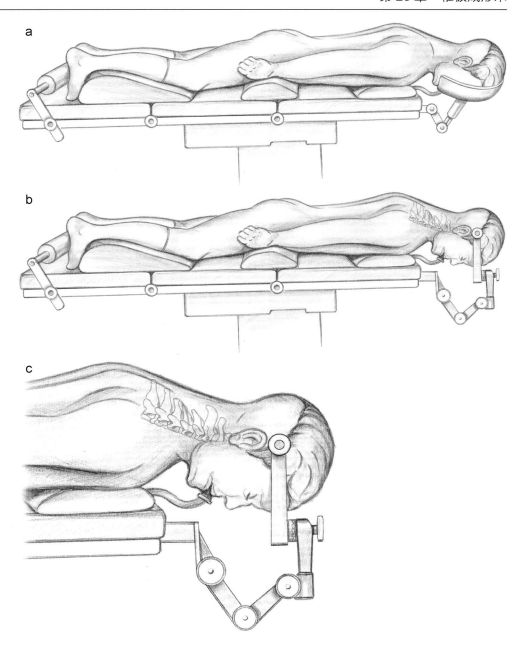

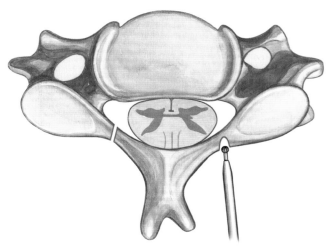

图 26.5 薄薄地切开椎板，使有症状的一侧椎板分离。在对侧椎板磨取开门的铰链

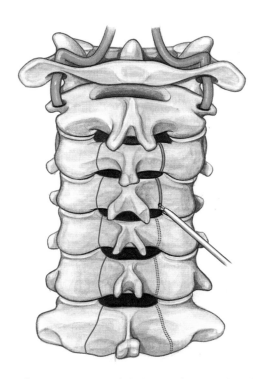

图 26.6 脊柱后面观，图示椎板切开和磨取铰链节段的部位

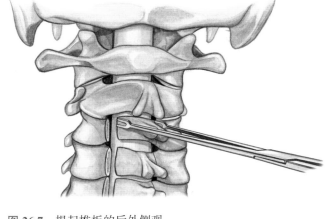

图 26.7 提起椎板的后外侧观

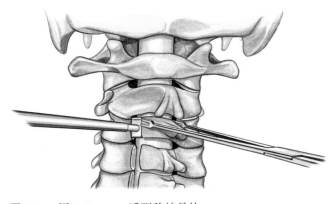

图 26.8 用 trail spacer 适配移植骨块

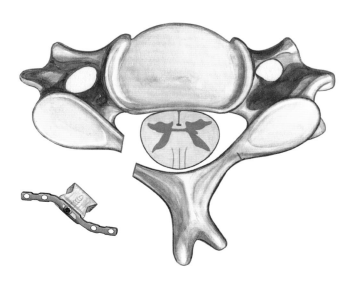

图 26.9 植骨块与钢板的结构

- 每侧缺口应该置入两根螺钉（图 26.10）。
- 置入其余的微型钢板（图 26.11）。
- 引流管置于筋膜下 / 硬膜外。
- 缝合椎旁肌、项韧带、皮下组织和皮肤。

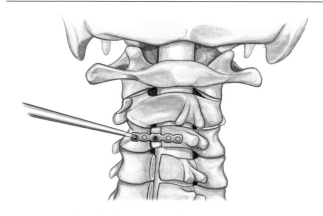

图 26.10 在右侧行自攻螺钉微型钢板固定

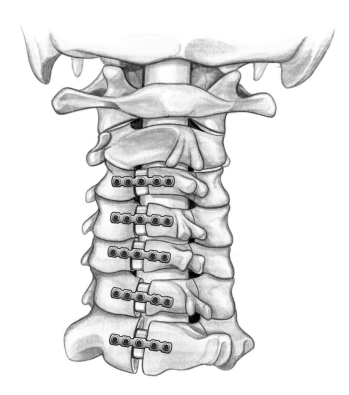

图 26.11 使用撑开器–钢板系统行单开门椎板成形术后的示意图

26.7 术后护理

- 患者于术后 4 ～ 6 小时开始活动。
- 软颈围 3 ～ 4 周。
- 3 ～ 4 周后进行适当的颈部活动，循序渐进。

26.8 技术要点

- 正确和仔细地摆放体位对于减少出血是十分重要的。
- 当出现硬膜外静脉丛出血时，可以使用 Floseal（Baxter）止血药进行止血。
- 修复项韧带时要小心，以保证术后切口对合良好。

（郑帅、李威 译，程勇泉 审校）

参考文献

1. Nakamura K, Seichi A (2003) History of laminoplasty. In: Nakamura K, Toyama Y, Hoshino Y (eds) Cervical laminoplasty. Springer, New York, pp 3–11
2. Kawai S, Sunago K, Doi M et al (1988) Cervical laminoplasty (Hattori's method). Procedure and follow-up results. Spine 13:1245–1250
3. Hirabayashi K, Watanabe K, Wakano K et al (1983) Expansive open-door laminoplasty for cervical spinal stenotic myelopathy. Spine 8:693–699
4. Kurokawa T, Tsuyama N, Tanaka H et al (1982) Enlargement of the spinal canal by the sagittal splitting of the spinous processes (in Japanese). Bessatu Seikeigeka 2:234–240
5. Chiba K, Ogawa Y, Ishii K et al (2006) Long term results of expansive open-door laminoplasty for cervical myelopathy – average 14 year follow up study. Spine 31:2998–3005
6. Ratliff JK, Cooper PR (2003) Cervical laminoplasty: a critical review. J Neurosurg 98(Spine 3):230–238

第 27 章　使用钉棒系统进行枕颈固定

Michael A. Finn，Meic H. Schmidt

27.1　引言

现在基于螺钉的枕颈内固定系统能使头颈交界区获得即刻稳定[1-2,4]。螺钉设计的种类繁多，使得枕颈固定术在很多情况下既能保证充分减压，又能保证生物力学的稳定。在不借助外部支架固定时，骨融合成功率 >95%。枕颈融合固定的目标是稳定枕颈关节、减少畸形的发生、尽可能保留颈椎活动能力以及使固定节段达到骨融合。

27.2　适应证

- 外伤导致的不稳
- 类风湿疾病或者关节炎
- 退行性疾病
- 感染
- 先天畸形
- 肿瘤

27.3　禁忌证

- 椎动脉解剖结构异常导致螺钉无法使用

27.4　技术条件

X 线透视机、体位固定装置（如棉垫）、头部固定器（如 Mayfield 架）、符合手术操作的内固定植入物和手术器械。

此外，采用躯体感觉和运动诱发电位监测脊髓神经情况，防止颈椎严重不稳或者颈脊髓受压情况的发生。除此之外，我们还利用三维工作站（StealthStation，Medtronic，Inc.，Minneapolis，MN）设计螺钉置入的方向轨迹。最近，我们用 O 形臂（Medtronic，Inc.）替代了 X 线透视机进行术中定位。然而，在对高度不稳的脊柱进行复位确认时，这种装置却显得不方便，仍然需要使用 X 线透视机。

27.5　手术计划、术前准备和体位

术前需制订出针对患者自身解剖特点的手术计划。因为椎动脉走行于寰椎附近，要特别注意它的解剖学位置。在这个区域，三维重建图像对进钉路径有很大的帮助（图 27.1）。如果解剖结构允许，首选经关节螺钉，其能够起到很好的固定作用，并且花费最低。若计划使用其他植入物，如 C_1 侧块螺钉、C_2 峡部螺钉、C_2 椎弓根螺钉或者 C_2 椎板螺钉，这些螺钉的置入方式及位置也要提前计划好。使用椎板螺钉会减少 C_2 的椎板面积，不利于骨移植和骨融合，而且生物力学已经证实这种方法比其他方法要差，因此，尽量不要选取 C_2 椎板螺钉固定。为了防止严重不稳，应在患者清醒时于光纤引导下插管。在获得诱发电位基线后，患者取俯卧位，用颅骨固定器来固定患者的头部，并用棉垫垫起来。保持患者头部在正中位置并且固定良好。行侧方 X 线透视保证颈椎椎体处于水平位，并获取摆好体位之后的诱发电位。当电位消失则需恢复仰卧位，行唤醒试验。保持患者处于水平中立位或者头部轻微向下的位置是十分重要的，因为对于颈枕融合术来说，如果患者处于头高脚低位，术后会导致患者出现步态不稳的问题。患者消毒铺巾范围从枕骨隆突上方到上胸椎，以便在术中需使用经关节螺钉时放置导管。

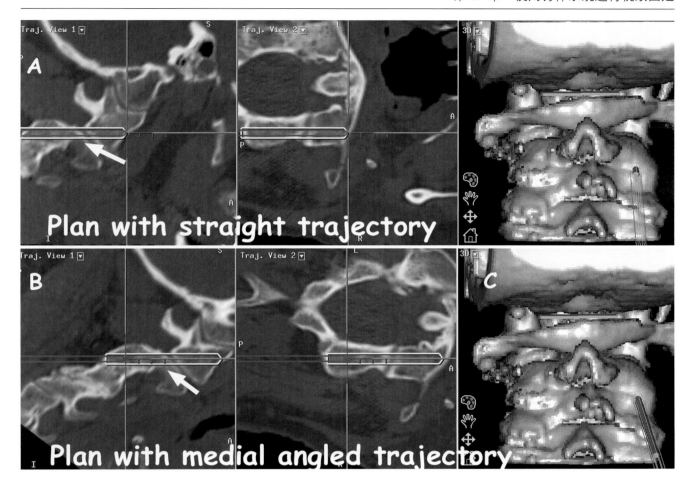

图 27.1　Stealth 工作站上的多维 3D 图像重建。（A）垂直螺钉进钉方向与椎管结构冲突；（B）略微向内侧倾斜可使经关节螺钉完全置于骨性结构中；（C）通过三维表面解剖图显示出进钉方向，且很容易根据骨性标志物来确定进钉点（With permission of Finn and Apfelbaum[2]）

27.6　手术技术

27.6.1　方法

- 从枕骨粗隆平面到 C_3 棘突行正中手术切口。
- 沿着无血管的中线结构逐步切至骨膜下，显露后方的骨性结构；枕后部的显露范围是从枕骨隆突到枕骨大孔，侧方显露至乳突。
- 如果置入侧块螺钉，寰椎侧方需显露至寰枢关节。这个时候经常会出现硬膜外静脉出血，可以用双极电凝、明胶海绵（Pfizer, New York, NY）及止血酶来止血。显露神经根、神经根窝和硬脑膜的外侧部。如果用 Songer cables 来稳定植骨块，寰椎弓四周的软组织都要用刮匙刮除掉。
- 枢椎侧方显露到 $C_2 \sim C_3$ 小关节连接处，显露时要注意不要损伤小关节。
- 如果打算延长固定节段，则继续显露下颈椎。注意要保留 C_2 和 C_3 之间的棘突间韧带。

27.6.2　内固定置入

- 首先行寰枢椎螺钉固定，因为 C_3 的螺钉可能会阻碍经关节和 C_2 峡部螺钉的置入。

27.6.2.1　关节螺钉固定

- 进钉点如图 27.2 所示，用刮勺替代侧块螺钉对中间进钉点的边界进行定位，进而确定椎管的侧边界。典型的进钉点的位置是距离中线 2～3mm，在 C_2～C_3 关节连接处以上 2～3mm。当然，由于每位患者的解剖结构不尽相同，所以进钉点的位置也会有所不同。

- 经皮进钉点及进钉方向用 X 线透视机和不透 X 线的标志物来确定（如钻头），将不透 X 线的标志物放置在患者进钉方向的旁边作引导。典型的进钉位置位于上胸椎水平。在此处切开一个 1.5cm 左右的切口，在皮下 / 肌肉内钻出一个小通道作为螺钉的进钉位置。

- 当进钉孔确定后，移走定位针，用尖锥经过进钉孔钻成一完整的进钉通道。在 X 线透视的引导下，用电钻钻一孔道，作为钉道（图 27.3）。可在峡部后方放一内固定器械（如 Pennfield 4 dissector）作为 X 线标志物。钻孔要从 C_1 侧块的上半部分钻出。

- 当钉道钻好后，置入 4.0 mm 的万向螺钉。

27.6.2.2　侧块螺钉

- C_2 神经根在尾部回缩，这可以用来确定 C_1 侧块进钉点的位置。典型的进钉点是在侧块中央的突出部位。需要钻开 C_1 的后弓来打开这个进钉点。

- 利用高速磨钻打开进钉通道。用带有钻头保护装置的高速磨钻钻成一个定位孔。在轴向平面轻微偏向内侧，在矢状位平面平行于 C_1 的后弓，在 X 线透视机的引导下钻孔方向对准前结节。

- 用丝锥钻孔，然后置入万向螺纹螺钉，这样的操作会减少枕神经痛的发生率。

27.6.2.3　C_2 峡部螺钉

- 进钉点、进钉方向和螺钉构造与经关节螺钉固定相同（图 27.4）。术前根据三维重建的图像来决定螺钉的长度。

27.6.2.4　C_2 椎弓根螺钉

- 典型的进钉位置位于 C_2 侧块的外上象限，用高速磨钻进行标记（图 27.2）。术前重建图像可以有效地确定进钉点、进钉方向及螺钉的长度。

- 螺钉进钉点用高速磨钻磨开，典型的进钉方向是偏离矢状位 20°，向头侧倾斜 20°。

27.6.2.5　C_2 椎板螺钉

- 典型的进钉点标志在棘突和椎板的连接处，

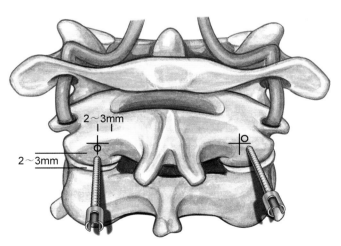

图 27.2　图示 C_2 的椎间关节 / 峡部螺钉（左侧）和椎弓根螺钉（右侧）典型进钉位置，以十字标记。经关节 / 峡部螺钉进钉位置定位于 C_2～C_3 侧块连接处头侧 2～3mm，距椎管中线 2～3mm。与矢状平面夹角为 40°，轴向平面夹角为 0°～10°。C_2 椎弓根螺钉进钉点在 C_2 椎板的外上象限，向内、向上成 20°

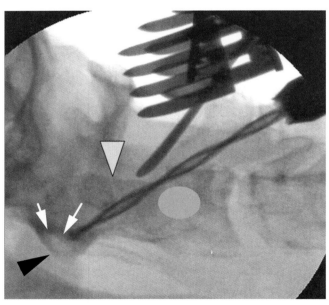

图 27.3　椎间关节螺钉置入方向图示。钻孔的方向对准 C_1 前弓上部分区域（黑色三角所示），最终钻头从 C_1 侧块的前皮质突出来（白色箭头所示）。当钻头突破 C_1～C_2 关节时会有突破感（白色三角所示），当钻头突破 C_1 前皮质时也会有这种感觉。Penfield 剥离器置于峡部，作为术中 X 线透视的标志物。灰色的圆形区域代表椎管区域（With permission of Gluf et al.[4]）

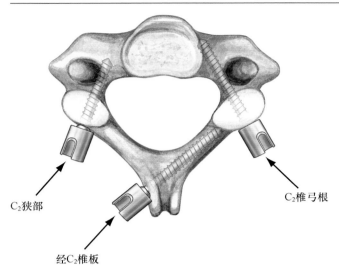

图 27.4　C_2 峡部螺钉、椎弓根螺钉和椎板螺钉的置钉方向

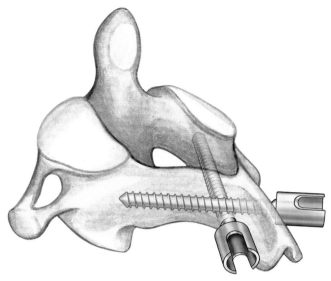

图 27.5　交叉椎板螺钉进钉示意图

在一侧的头侧进入，对侧螺钉在前一螺钉的尾侧部（图 27.5）。进钉点应该与对侧椎板的倾面在同一水平线上。

- 钻孔，放置螺钉，用探子来确定钻孔是否已经突破了前弓。
- 对侧螺钉置于上一螺钉的尾侧。

27.6.2.6　枕骨钢板

- 现已有许多商品化的枕骨钢板[1]（图 27.6）。枕骨钢板的优点是使用方便、体积大和置钉位置容易确定。枕骨在中央最厚，向两侧迅速变薄（图 27.7）。螺钉置于枕骨的中央部，能够提供很大的抗拔出力。
- 用高速磨钻将枕骨后的骨脊磨平，以便更好地放上钢板。首先置入椎板上方的螺钉。用磨钻钻入一个 6mm 深的导向孔来置入中线上的螺钉。当钻头钻入深处的骨皮质 2mm 时，停止打孔。术前通过 CT 图像来测量骨厚度及确定进钉方向，进而决定侧块螺钉的大小，其余钉道钻孔方法同上。
- 用探孔针测量整个钉道的深度，置入 4.5mm 粗的钝头螺钉。在置入第二根螺钉后，拧紧第一根螺钉。
- 用 3.5mm 粗的钢棒连接钢板与螺钉的钉帽。用连接杆和角形连接器来辅助连接各种内固定植入物。在上紧内固定置入物前要保持头部处于适当的位置。

- 大多数患者可以选用三面皮质骨的髂骨进行异体骨移植，这种方法的融合效果非常好。修整好植骨块的大小，使其与后路内固定植入物相适应。在底部造一 V 形切口，与 C_2 棘突相适应。取出融合床的皮质骨，用 Songer 器械固定骨移植物。螺钉置于移植物头侧端的底部，进而确保其稳定在枕骨部。
- 对于非创伤患者，如果骨骼质量和螺钉位置均较好，术后通常不需要戴支具（矫形器）。

27.7　技术要点

- 仔细测量患者手术部位的解剖结构对于螺钉的选择和进钉方向十分重要。
- 对于复杂的病例，术前在三维重建图像上制订手术计划对于置钉方向的选择非常重要。
- 有时可以让患者在术前穿 Halo 背心，这样可以保证患者走路时头部处于适当的位置。如果可以的话，在患者处于 Halo 架固定于手术床后再脱去 Halo 背心。这种方法可以确保患者的头部最终固定在一良好的位置，这种良好的位置有利于患者进行日常的行走和吞咽动作。

（郑帅、李威　译，程勇泉　审校）

163

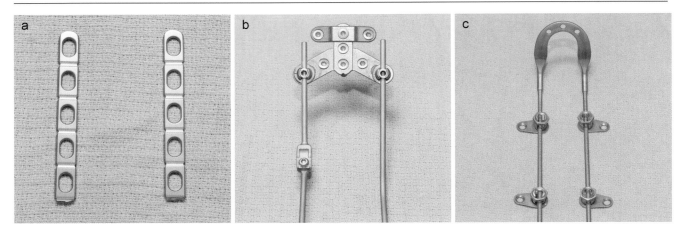

图 27.6　各种带有螺钉的枕颈植入物。b 和 c 显示的是带有中线螺钉的植入物（With permission of Finn et al.[3]）

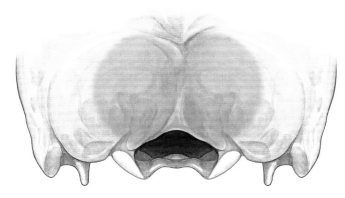

图 27.7　枕骨最佳置钉区域，白色区域代表较厚的枕骨区域

参考文献

1. Dickman CA, Sonntag VK, Papadopoulos SM et al (1991) The interspinous method of posterior atlantoaxial arthrodesis. J Neurosurg 74:190–198
2. Finn MA, Apfelbaum RI (2010) Atlantoaxial transarticular screw fixation: update on technique and outcomes in 269 patients. Neurosurgery 66(3 Suppl):184–192
3. Finn MA, Bishop FS, Dailey AT (2008) Surgical treatment of occipitocervical instability. Neurosurgery 63(5):961–968
4. Gluf WM, Schmidt MH, Apfelbaum RI (2005) Atlantoaxial transarticular screw fixation: a review of surgical indications, fusion rate, complications, and lessons learned in 191 adult patients. J Neurosurg Spine 2:155–163

第 28 章 经后路 $C_1 \sim C_2$ 关节突螺钉固定技术

Michael Winking

28.1 引言

已知有数种治疗寰枢椎不稳的技术。1987年，Grob 和 Magerl 首先报道的后路经关节螺钉固定术是最坚强的内固定技术[4-6]。$C_1 \sim C_2$ 关节的基本功能是旋转，其次是屈伸，因此，该节段的固定必然会限制屈伸、侧弯和轴向旋转的功能。该技术钉道跨过关节减少关节的各方向活动，直接导致节段的高稳定。此外，这种技术还能防止寰枢关节滑移。然而，只有 $C_1 \sim C_2$ 的椎板间植骨取得融合才能获得最终的稳定[1-11]。

28.2 适应证

$C_1 \sim C_2$ 不稳的原因：
- 类风湿性关节炎
- 齿状突骨折
- 游离齿状突
- $C_1 \sim C_2$ 关节病

28.3 禁忌证

- $C_1 \sim C_2$ 间椎动脉异常走行
- C_2 峡部高度过小
- $C_1 \sim C_2$ 关节畸形不可复位
- 颈胸椎交界处显著后凸
- C_1 侧块破坏

28.4 技术条件

术前三维 CT 规划虚拟钉道、导航系统（选配）、C 臂 X 线机、Mayfield 架、空心螺钉（选配）和钛缆。

28.5 手术计划、术前准备和体位

为避免术中的意外情况，必须进行基于 CT 扫描的详细术前计划。手术前必须明确以下几个问题：
- 预计的螺钉钉道与椎动脉之间的距离是多少？
- 椎动脉走行是否异常？
- C_2 关节间部分的直径是否能够容纳 3.5mm 的螺钉？
- 是否存在关节骨软骨病变导致钻头偏离的风险？
- 最好的解决方法就是术前行三维 CT 扫描来模拟评估螺钉方向（图 28.1）。

此外，屈 / 伸位的 X 线检查能确定 $C_1 \sim C_2$ 的活动度和减少寰枢关节脱位的概率（图 28.2）。正确的钻孔方向可能被颈胸交界处的过度后凸限制。术前，应该再次检查预计的钉道。MRI 是对病变、脊髓和椎动脉走行的一种更好的补充影像学检查（图 28.3）。而对于手术准备，这些信息仍不足够。当患者处于仰卧位时，Mayfield 架完成固定。注意患者须没有颅骨手术病史（必须术前行颅骨 X 线检查）。然后患者翻身俯卧于手术台上。

在正、侧位透视之后，Mayfield 架最终固定在手术床上。上颈椎应该处于绝对的去旋转和轻微的后伸位。潜在的寰枢椎位置偏移需要纠正。检查预

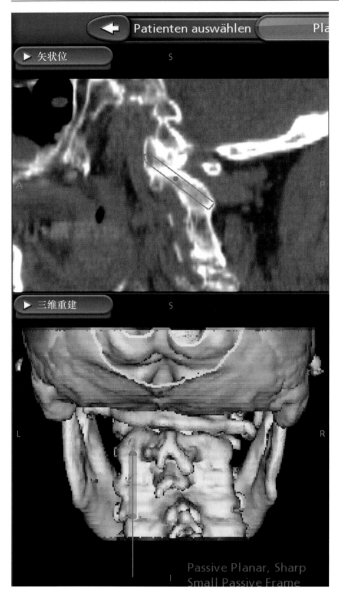

图 28.1 矢状位 CT 扫描（三维重建）显示螺钉的轨道

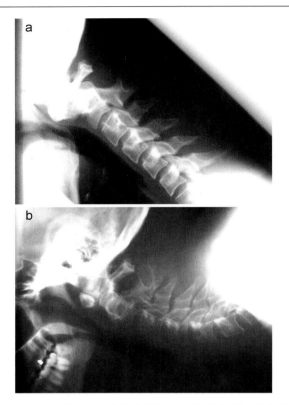

图 28.2 对类风湿性关节炎致寰枢椎不稳的患者，术前行屈伸位的 X 线检查

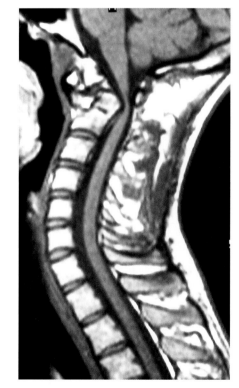

图 28.3 矢状位 MRI 显示脊髓受压

计的钻孔钉道。颈胸交界处的明显后突会限制钻孔口。将颈椎轻度向后牵拉以调整钉道。肩膀固定于体侧并轻度向尾侧牵引（图 28.4），如此会减少术中出血，因为肌肉里面的静脉受到压迫，但要确保静脉导管的通畅。在手术过程中由于俯卧位和精确的头部固定，会使麻醉意外的处理复杂化。

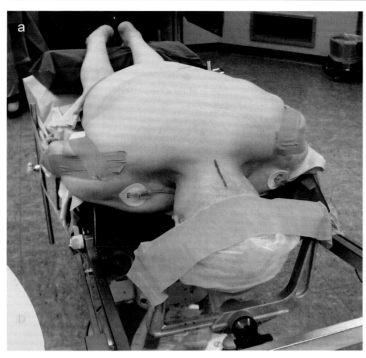

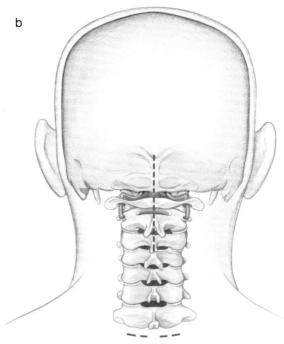

图 28.4　（a）侧位透视监测颈椎位置下摆放体位；（b）皮肤正中切口和 C_7 补充切口的示意图

28.6　手术技术

28.6.1　入路

- 从枕外隆凸到 C_7 做颈后正中切口（图 28.4a、b）。
- 切开皮下组织，直到显露出项韧带。
- 确保正中线切口，减少静脉出血。
- 确认 $C_2 \sim C_4$ 的棘突。
- 用电刀切除附着在棘突上的头夹肌和头半棘肌（图 28.5）。
- 钝性分离 C_3 到 C_4 两边的肌肉。
- 不要破坏 $C_2 \sim C_3$ 和 $C_3 \sim C_4$ 关节囊，确定 $C_2 \sim C_3$ 关节面。
- 分离双侧头下斜肌下部，确认 C_2 的椎弓根。
- 切除头外侧直肌在 C_1 后弓的附丽，钝性分离 C_1 的椎板，直到接近椎动脉沟内侧（图 28.5）。
- 骨膜下锐性剥离切除寰枢膜。确认 C_1 的椎板能够穿入钢丝。鉴别 C_1 关节。在这个过程中，很可能损伤周围静脉丛，止血物压迫比双极电凝更利于止血。
- 通过神经探钩来识别 C_2 峡部内侧骨皮质边界，

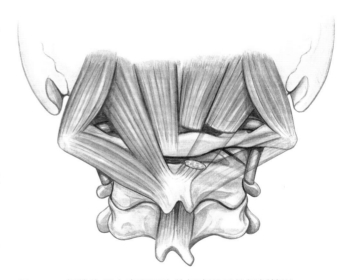

图 28.5　切除头后大直肌和头外侧直肌后的解剖情况

为钻孔的方向提供引导。

28.6.2　器械植入方法

- 螺钉置入的起始点通常在 C_2 关节面下缘上

2 ～ 3mm 处，并距离 C_2 峡部中间内侧骨皮质缘外侧 2 ～ 3mm（图 28.6a）。

- 钻头的进入点用骨锥打开（图 28.7）。
- 行侧位透视，导针朝向 C_1 前弓上份钻入。
- 有时需要 C_7 下方的经皮切口以确保在 C_1 钻

孔的正确角度（图 28.8）。钻孔的方向轻微朝向中间，平行于 C_2 峡部内侧壁。在钻孔期间，钻孔的方向是受紧贴着 C_2 峡部的神经探钩来控制的。

- 在经过 C_1 关节骨软骨间隙时，导针可能偏离

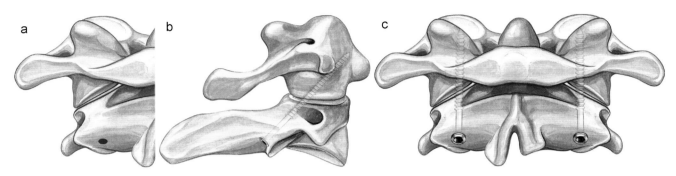

图 28.6 （a ～ c）钻头的位置、起始点和经关节突关节螺钉的钻入方向

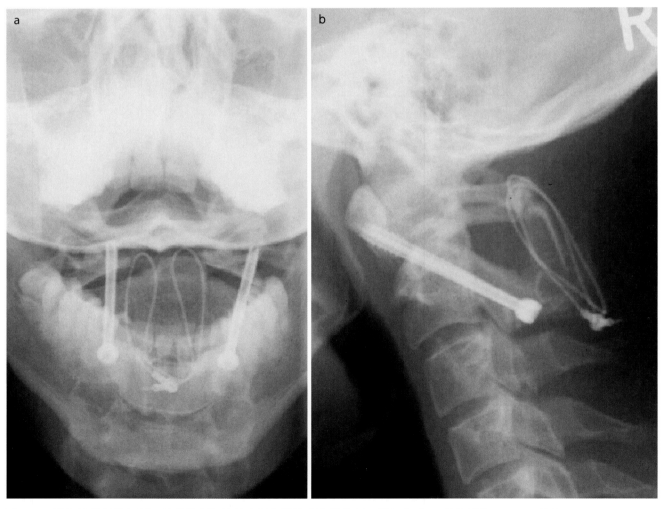

图 28.7 详细的外科学解剖。最佳的螺钉放置在紧靠椎管边缘的外侧。螺钉穿过 C_2 的峡部和 C_1 ～ C_2 关节

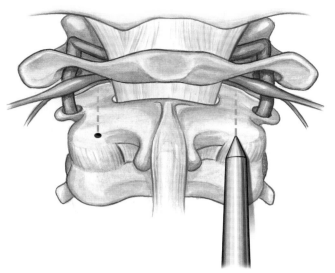

图 28.8　通过穿刺，套管（含填充器）进入到术野

预定的方向。减少钻入的压力和连续 X 线监测可保持正确的钉道。在定位完成后，3.5mm 的中空导钻沿导针钻入。在透视的引导下，确保在钻孔时导丝不会发生前移。

- 攻丝后拧入长度 38 ～ 50mm 的螺钉。
- 行正、侧位透视来评估螺钉的方向。
- 对于 $C_1 \sim C_2$ 关节顽固性脱位的患者，C_1 可以用固定在 C_1 椎板上的巾钳复位；或者可以推 C_2 的棘突而复位。在侧位透视下可以看到复位。首先使用导丝，中空器械和螺钉有明显的优点，即钻孔通道可以在临时固定 $C_1 \sim C_2$ 关节时获得恢复。在植入所有螺钉后，C_2 的棘突用巾钳夹住并向后拉来检查 $C_1 \sim C_2$ 的稳定性（图 28.9 ～图 28.12）。

28.6.3　骨移植

- 为了融合和长期的稳定，植骨是必要的。
- 从髂嵴取三面皮质骨移植将会达到最好的稳定。
- 为了准备植入床，需要在 C_1 和 C_2 的椎板表面去皮质。因为残留的薄层椎板脆性增加易骨折，需小心操作。
- 钢丝从下往上穿过寰椎后弓中点的下方。钢丝环持住 C_2 棘突与椎板交界处的切迹。移植

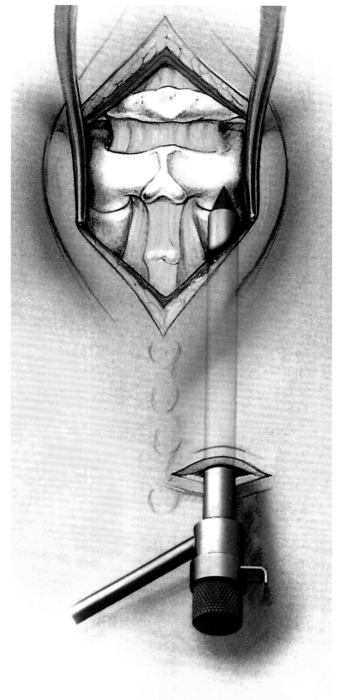

图 28.9　钻孔（With permission of Aesculap AG, Tuttlingen, Germany）

骨镶嵌在 $C_1 \sim C_2$ 椎板间。钢丝的两个端头轻微拉紧并在移植骨上拧紧。余下的松质骨片可以用来覆盖剩下的剥离区域（图 28.13）。

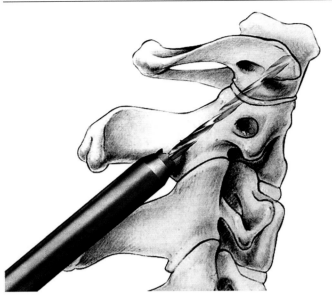

图 28.10　测量螺钉的长度（With permission of Aesculap AG, Tuttlingen, Germany）

- 在 C_2 的棘突上面缝合深层剥离的颈部肌肉；逐层缝合切口。

28.7　术后的治疗

佩戴颈托 6 周。于术后当天、术后 6 天和 6 ～ 8 周随访，分别行 X 线检查（图 28.14a、b）。尤其是类风湿性关节炎的患者，长时间的随访能够发现迟发型的下枢椎不稳。术后无螺钉松动即可开始做颈部肌肉的张力锻炼。

28.8　技术要点

手术最担心的并发症是椎动脉的损伤，表现为孔道严重出血（与脉搏同步）。在这种情况下，该侧经关节的置钉应该放弃。出血只有在止血物质填塞钻孔时才能止住。在这种情况下，单侧螺钉加上骨移植能够得到充分的稳定。一般建议行术后血管造影。对于罕见的寰椎分离患者，受到限制，植骨必

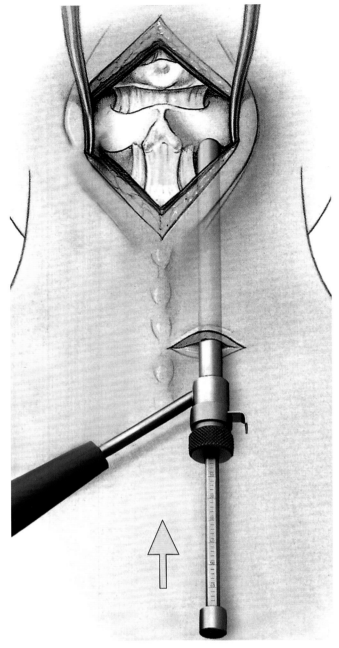

图 28.11　在侧位 X 线透视下，经关节突螺钉的进针（With permission of Aesculap AG, Tuttlingen, Germany）

须放到 C_1 ～ C_2 的关节面。

（刘祺、丁若汀　译，程勇泉　审校）

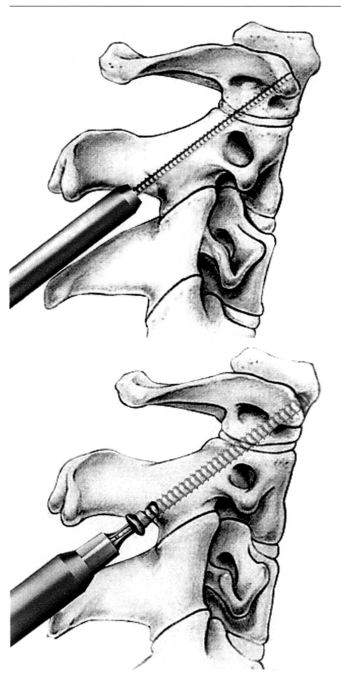

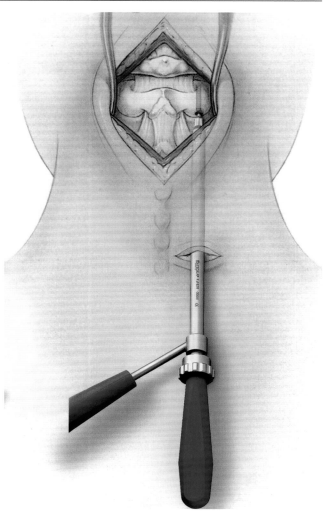

图 28.13　经关节突螺钉固定术后及钢丝扎紧 C₁ ～ C₂ 椎弓加上植骨后的图像（With permission of Aesculap AG, Tuttlingen, Germany）

图 28.12　在正位 X 线透视下，经关节螺钉的进针（With permission of Aesculap AG, Tuttlingen, Germany）

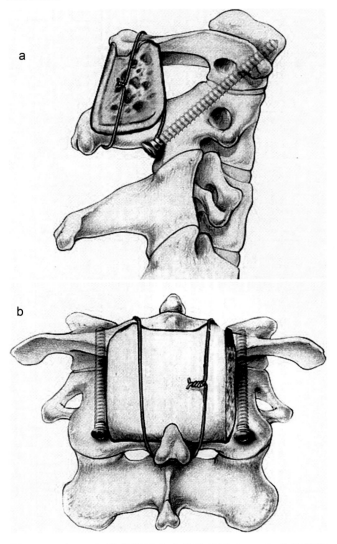

图 28.14　（a、b）游离齿状突小骨患者经 C_1 ～ C_2 关节螺钉术后的 X 线检查

参考文献

1. Brooks AL, Jenkins EB (1978) Atlanto-axial arthrodesis by the wedge compression method. J Bone Joint Surg Am 60:279–283
2. Dickman CA, Sonntag VKH, Papadopoulos S et al (1991) The interspinous method of posterior atlantoaxial arthrodesis. J Neurosurg 74:190–198
3. Gallie WE (1939) Fractures and dislocations of the cervical spine. Am J Surg 46:495–499
4. Grob D, Crisco JJ, Panjabi MM et al (1992) Biomechanical evaluation of four different posterior atlantoaxial fixation techniques. Spine 17:480–490
5. Grob D, Jeanneret B, Aebi M, Markwalder T (1991) Atlanto-axial fusion with transarticular screw fixation. J Bone Joint Surg Br 73B:972–976
6. Grob D, Magerl F (1987) Operative Stabilisierung bei Frakturen von C1 und C2. Orthopäde 16:46–54
7. Jeanneret B, Magerl F (1992) Primary posterior fusion C1 in odontoid fractures: indications, technique, and results of transarticular screw fixation. J Spinal Disord 5:464–475
8. Magerl F, Seeman PS (1987) Stable posterior fusion of the atlas and axis by transarticular screw fixation. In: Kehr P, Weidner A (eds) Cervical spine. Springer, Berlin
9. Mandel IM, Kambach BJ, Petersilge CA et al (2000) Morphologic considerations of C2 isthmus dimensions for the placement of transarticular screws. Spine 25:1542–1547
10. Marcotte P, Dickman CA, Sonntag VKH et al (1993) Posterior atlantoaxial facet screw fixation. J Neurosurg 79:234–237
11. Weidner A, Wähler M, Chiu ST et al (2000) Modification of C1-C2 transarticular screw fixation by image-guided surgery. Spine 25:409–414

第 29 章　$C_1 \sim C_2$（Harms）技术

Christian Schultz

29.1　引言

寰枢椎复合体的固定有多种选择。为了达到稳定，常常在 $C_1 \sim C_2$ 椎板弓之间融合。活动是这种单一的后路融合术失败率高的原因。为了提高融合率，Magerl 在 1987 年提出跨 $C_1 \sim C_2$ 关节的螺钉固定术[1]。$C_1 \sim C_2$ 稳定的 Harms 技术即用多轴向螺钉及棒固定 C_1 侧块和 C_2 的椎弓根，是后入路的另一个选择。这种技术的优点在于使 $C_1 \sim C_2$ 复位、保护 $C_1 \sim C_2$ 关节以及愈合后去除螺钉时恢复 $C_1 \sim C_2$ 的活动范围。此外，与跨关节螺钉固定术相比，Harms 技术能够减少颈动脉的损伤，因为在那些脊柱后凸患者中，与 Magerl 所说的经关节螺钉固定术比，螺钉的角度容易获得。

29.2　适应证

- 由创伤、肿瘤、炎症导致的 $C_1 \sim C_2$ 不稳
- 齿状突骨折不融合
- 齿状突螺钉固定术失败后的翻修
- 不稳定的寰椎前后弓双骨折（Jeferson 骨折）
- 由创伤、局部病变、全身疾病的局部反应引起的寰椎横韧带破坏和松弛
- 其他固定技术后的不融合与不稳定

29.3　禁忌证

- 椎动脉解剖上的变异

29.4　技术要求

术中行 C 臂正侧位透视，导航有帮助。气管内麻醉、固定装置（如 Mayfield 架）、充足的植入物和工具（螺钉远端的螺纹不应接触 C_2 神经）。S4 颈椎装置（Aesculap）是一种适合于 $C_1 \sim C_2$ Harms 技术的植入物。此外，其他合适的植入物还有 Oasys 装置（Stryker）和 Axon 装置（Synthes）。

29.5　手术计划、术前准备和体位

术前 CT 检查可评价病变、椎动脉走行和异常的解剖结构。此外，获得椎弓根的相关解剖信息，以便选择合适的植入物。患者俯卧位，头颈部固定在所需的矢状面位置，在侧位透视下观察椎体位置后完成体位的摆放。如果可以，术前通过摆放体位试行闭合复位。在用头部固定器最终固定后，再次行侧位透视确定正确的体位。

29.6　手术技术

29.6.1　切口

- 从枕外隆凸到 C_3 棘突的后正中切口，其余准备与经 $C_1 \sim C_2$ 关节螺钉固定术类似。
- 横向显露 $C_1 \sim C_2$ 后面结构，显露 C_2 椎板及峡部，去除软组织，显露 C_2 椎弓根螺钉进钉的标志点。
- 显露 C_1 侧块上的置钉点，向尾侧牵开枕大神经（C_2 后主支）。

29.6.2　器械置入方法（使用 S4 颈椎装置）

C_1 侧块螺钉的置入

- C_1 侧块螺钉的标志点在 C_1 椎板的下方，$C_1 \sim C_2$ 椎间关节的上方，侧块的中点（图 29.1）[3]。
- 建议使用引导管保护，以确保不损伤距螺钉钻入点很近的枕大神经和椎动脉。
- 通过引导管，用骨锥打开皮质骨（图 29.2）。
- 在透视引导下，先钻 2.9mm 的孔，置入直径为 4mm 的螺钉。在侧位透视下，钻入的轨道向头偏 $10° \sim 20°$，平行于 C_1 后弓，在轴向平面上向中线偏移 $10°$。钻孔必须穿过双骨皮质，钻头有长度标尺和安全停止（图 29.3）。
- 尽管这是一种自攻螺钉，但还是推荐用皮质骨锥丝（图 29.4）[2]。
- 在透视引导下置入双皮质骨螺钉（图 29.5）。为了保护 C_2 神经及其后主支，螺钉的远端没有螺纹（光杆螺钉）（图 29.6）。

C_2 椎弓根钉的置入

- C_2 椎弓根螺钉的标志点在 C_2 上下关节面中间，C_2 峡部内侧偏颅侧的地方，Judet 在 1962 年首次提出这种技术[2]。
- 在皮质骨打开后，在透视引导下，先钻 2.4mm 的孔，为后续置入 3.5mm 的螺钉作准备（如果有最佳角度，也可钻 2.9mm 的孔为 4mm 螺钉备孔）。在侧位透视下，钻头的轨道向颅侧偏移 $20° \sim 30°$，在轴向平面上偏内 $20° \sim 25°$。
- 置入适当长度的多轴向双皮质螺钉。
- 如果必要的话，在合适的体位下，调整螺钉或调整头部的位置，进行 $C_1 \sim C_2$ 侧复位。

钛棒的置入

- 置放固定棒，螺帽拧入并锁紧，完成多轴螺钉对棒的固定（图 29.7 ～图 29.9）。
- 可以考虑骨移植以达到 $C_1 \sim C_2$ 椎板的融合。

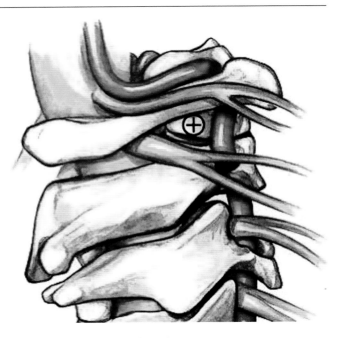

图 29.1　C_1 螺钉置入的标志点（With permission of Aesculap AG, Tuttlingen, Germany）

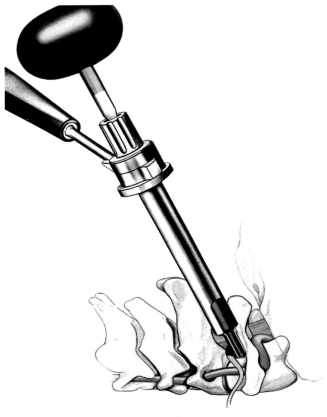

图 29.2　在套管的引导下，用骨锥打开皮质骨（With perm-ission of Aesculap AG, Tuttlingen, Germany）

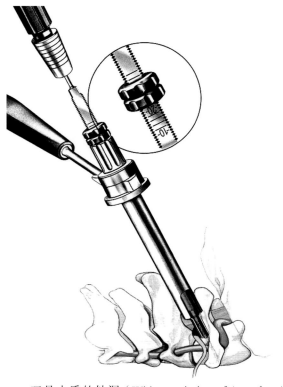

图 29.3　双骨皮质的钻洞（With permission of Aesculap AG, Tuttlingen, Germany）

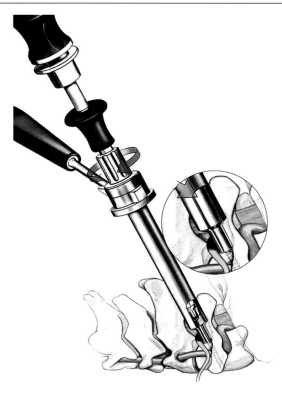

图 29.5　置入螺钉（With permission of Aesculap AG, Tuttlingen, Germany）

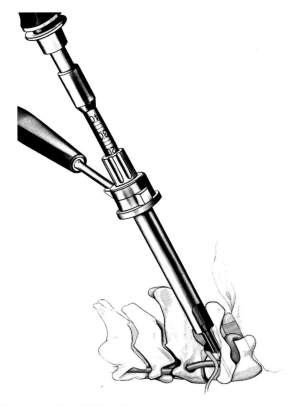

图 29.4　皮质骨穿刺（With permission of Aesculap AG, Tuttlingen, Germany）

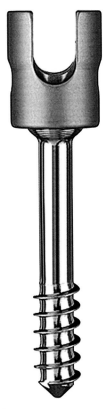

图 29.6　光杆螺钉（With permission of Aesculap AG, Tuttlingen, Germany）

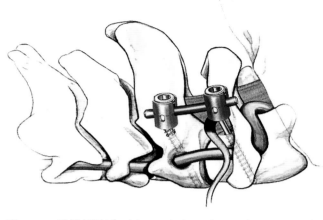

图 29.9　最终固定（With permission of Aesculap AG, Tuttlin-gen, Germany）

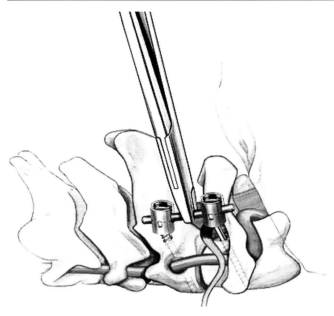

图 29.7　置入棒（With permission of Aesculap AG, Tuttlin-gen, Germany）

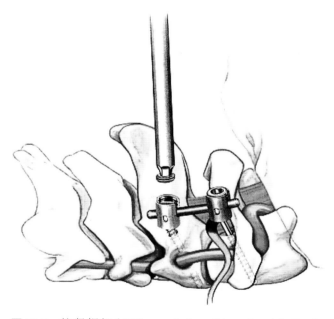

图 29.8　拧紧螺钉（With permission of Aesculap AG, Tuttlin-gen, Germany）

29.7　术后的护理

佩戴软颈托 6 ～ 8 周。

29.8　手术要点

打开皮质骨和钻孔经常会导致静脉丛出血；用双极电凝止血可能会损伤神经，因此，需快速置入螺钉，钉头压迫止血。

（刘祺、丁若汀　译，程勇泉　审校）

参考文献

1. Harms J, Melcher RP (2001) Posterior C1-C2 fusion with polyaxial screw and rod fixation. Spine 26:2467–2471
2. Magerl F, Seeman PS (1987) Stable posterior fusion of the atlas and axis by transarticular screw fixation. In: Kehr P, Weidner A (eds) Cervical spine. Springer, Wien, pp 322–327
3. Stulik J, Vyskocil T, Sebesta P et al (2005) Harms technique of C1-C2 fixation with polyaxial screws and rods. Acta Chir Orthop Traumatol Cech 72:22–27

第 30 章　后路颈椎钉棒固定

Uwe Vieweg

30.1　引言

后路钉棒系统有成功的临床应用历史。后路钉棒技术，将螺钉置于侧块或经椎弓根，提供了稳定的张力带体系。为枕骨固定还设计了枕骨钢板。完整的固定系统包括顶部锁紧螺钉、棒、并置连接器，交叉连接器、夹具、椎板钩、枕骨螺钉和钢板。

30.2　适应证

- 上、下颈椎不稳定（类风湿关节炎、发育异常、创伤性不稳定、感染、肿瘤、畸形）
- 需要增加后路固定的前路融合
- 因椎板切除或骨折导致后部结构缺损的不稳定

30.3　禁忌证

- 椎体显著破坏

30.4　技术条件

X 线透视机、体位摆放工具（如圆形的体位垫）、刚性固定头架（如 Mayfield 架）、适当的植入物（多轴钉棒系统）及相关工具是必不可少的。

30.5　术前计划、术前准备和体位

建议术前参考 CT 扫描制订手术计划（解剖变异、确认椎弓根方向、预计植入物的大小等）。患者采取俯卧位，保持颈椎矢状位。当固定枕骨至颈椎和胸椎时，精确的体位尤为重要，铺单前用增强 C 臂或放射图像确认。对颈部和肩部行常规消毒铺巾。也可采取坐位。

30.6　手术技术

30.6.1　入路

- 行后正中切口。
- 电刀切开皮下组织和筋膜。
- 如果融合包括枕部，显露应延伸至枕外隆凸。
- 从后面的骨性结构分离所有软组织，确认侧块。侧块内侧缘是侧块和椎板交界处的凹陷部位。横向边界是侧块外侧缘。上、下边界是各自的头、尾侧小关节面。

30.6.2　内固定器械[1-3]

不包括枕骨的钉棒稳定
- 通常有两种不同的方式置入螺钉：（a）经椎弓根置入，即从外侧向内侧经过椎弓根置钉；（b）侧块置入，即侧块螺钉从侧块的内侧向上置入（图 30.1a、b）。虽然颈椎椎弓根螺钉置入存在危险，但在有些临床应用中需要增加把持力时具有优势[4]。
- 根据解剖结构，螺钉可能有不同的置钉点。侧块螺钉的置钉点较椎弓根螺钉的置钉点偏内。侧块螺钉的置钉点位于侧块中心点偏内侧和头侧 2mm 处（图 30.2）。
- 侧块螺钉置入使用 Magerl 技术[5]（图 30.3）。注：为了实现正确的钻孔方向，切除部分"挡路"棘突可能有所帮助。

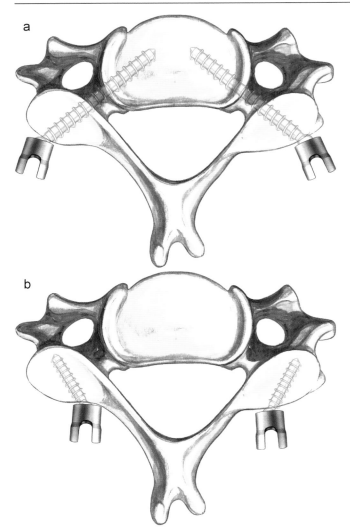

图 30.1　椎弓根螺钉（a）和侧块螺钉（b）（With permission of Aesculap AG, Tuttlingen, Germany）

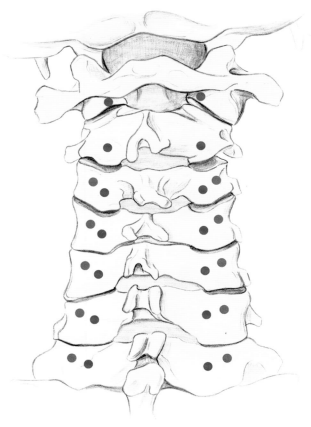

图 30.2　侧块螺钉（红色）和椎弓根螺钉（蓝色）的钻入点。螺钉的钻口点为侧块中心 2mm 靠内侧和头侧处（With permission of Aesculap AG, Tuttlingen, Germany）

- 钉道的方向为偏外侧（棘突外侧）20°～25°和偏头侧 30°～40°。头倾角尽量与小关节平行。注：关节面的倾斜度可以通过向关节内插入一个小的剥离子来确定。
- 可以用骨锥钻破骨皮质。也可以用一个小的去皮质钻头钻一个 1～2mm 的孔。
- 侧块钻孔时，在透视下使用可调整的导钻。注：导钻初始长度设置为 12mm。用深度探测器检查孔的深度（图 30.4、图 30.5）。每次增加导钻 1～2mm，直到钻头穿透远端皮质。
- 显露椎弓根或侧块，确认螺钉长度后，用自

锁多轴螺丝起子将合适的螺钉插入两边预钻孔内（图 30.6、图 30.7）。
- 螺钉拧入后，使用螺钉体的操纵器调节多轴头的位置，便于安放固定棒。
- 螺钉拧入后，在上棒之前，术中侧位透视确认颈椎前凸力线。用模棒来帮助弯棒或剪取合适的长度。
- 将棒锁定螺帽放入多轴螺钉钉体，逆时针旋紧，转到听到或感觉到咔嗒声。用初始起子预先拧紧锁棒螺帽，最后通过扭力限制起子和反转保护套筒拧紧到预定的最佳力度。
- 将松质骨植入去皮质骨的椎板和关节。

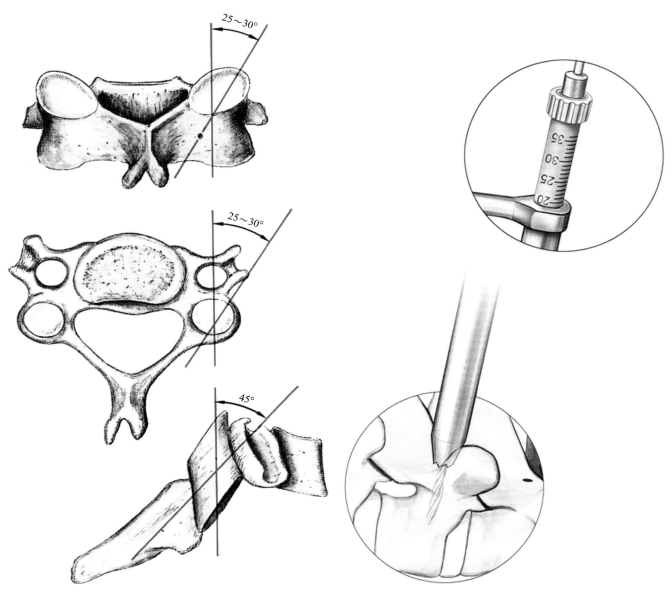

图 30.3　用 Magerl 技术所描述的方法行侧块螺钉定位。螺钉的方向为外倾（棘突外侧）20°～ 25° 和头倾 30°～ 40°。头倾角度尝试与小关节平行（With permission of Aesculap AG, Tuttlingen, Germany）

图 30.4　使用透视成像进行侧块钻孔（With permission of Aesculap AG, Tuttlingen, Germany）

包括枕骨的钉棒固定

- 枕骨板应放在近枕骨粗隆和枕骨大孔的内侧。将枕骨板放置在通过中线的枕外隆凸处可获得最佳的稳定性，因为这里骨是最厚的（图 30.8）。
- 可以用钻引导架使枕板固定在枕骨。注：即使术前测量钻孔深度，也要小心地钻入，防止损伤硬脑膜（图 30.9）。

- 拧入枕骨螺钉之前用丝锥导钻和丝锥进一步备孔。
- 拧入枕骨螺钉，枕骨板固定在枕骨。枕骨螺钉用螺丝起子拧入（图 30.10）。
- 连接枕骨板至颈椎，插入预弯钛棒，并用螺钉固定。
- 最后，使用扭矩扳手和反转保护套筒锁定螺钉（图 30.11）。

（袁亮、刘祺　译，程勇泉　审校）

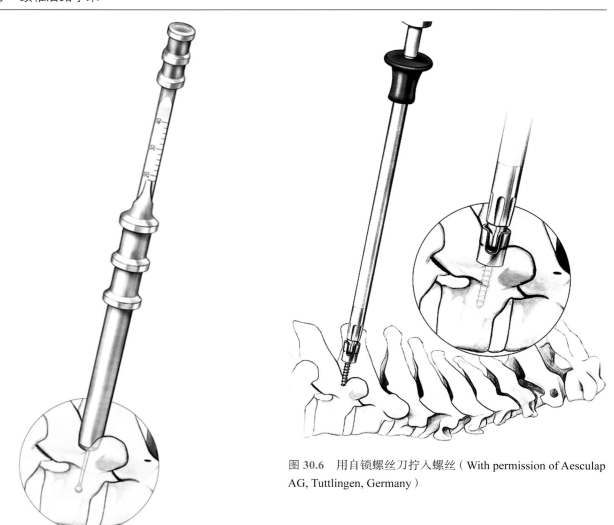

图 30.5　测深计检查钻孔的深度（With permission of Aesculap AG, Tuttlingen, Germany）

图 30.6　用自锁螺丝刀拧入螺丝（With permission of Aesculap AG, Tuttlingen, Germany）

图 30.7　完全的 C_3 ～ T_2 的钉棒结构（With permission of Aesculap AG, Tuttlingen, Germany）

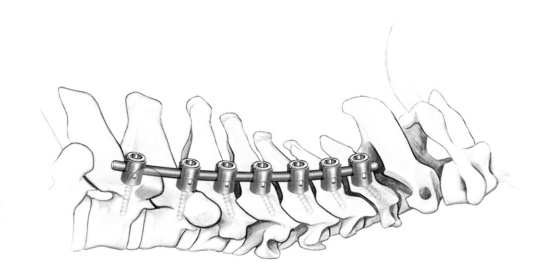

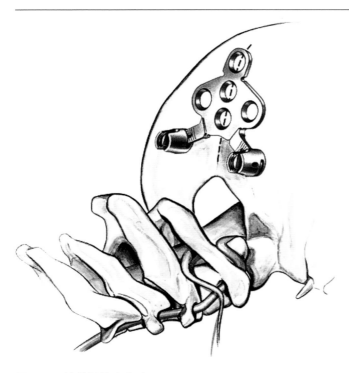

图 30.8　枕骨板的定位（With permission of Aesculap AG, Tuttlingen, Germany）

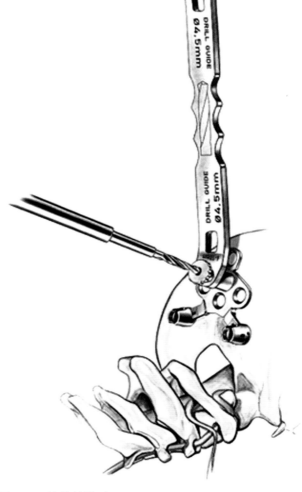

图 30.9　枕骨钻孔（With permission of Aesculap AG, Tuttlingen, Germany）

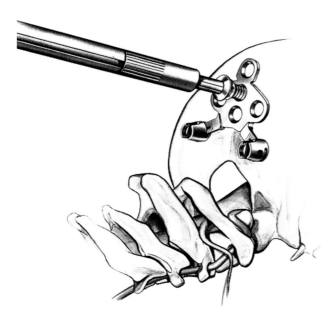

图 30.10　枕骨螺钉的插入（With permission of Aesculap AG, Tuttlingen, Germany）

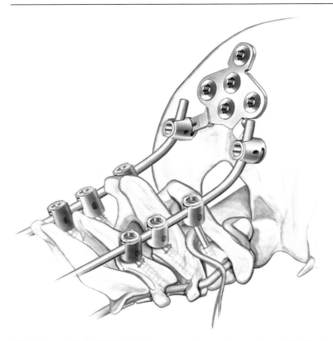

图 30.11　手术完成（With permission of Aesculap AG, Tuttlingen, Germany）

参考文献

1. Aebi M, Thalgott JS, Webb JK (1998) Chapter 6: Posterior techniques lower cervical spine. In: AO ASIF Principles in spine surgery. Springer, Berlin/Heidelberg, pp 54–76
2. Dickman CA, Sonntag VKH, Marcotte P (1992) Techniques of screw fixation for the upper cervical spine. BNI Q 8:9–26
3. Dickman CA, Douglas R, Sonntag VKH (1990) Occipitocervical fusion: posterior stabilization of the craniovertebral junction and upper cervical spine. BNI Q 6:2–14
4. Dunlap BJ, Karaikovic EE, Park HS et al (2010) Load sharing properties of cervical pedicle screw-rod constructs versus lateral mass screw-rod constructs. Eur Spine J 19(5):803–808, Epub 2010 Feb 2
5. Magerl F, Grob D (1987) Dorsal fusion of the cervical spine with the hook plate. In: Kehr P, Weidner A (eds) Cervical spine, 2nd edn. Springer, Berlin

第五部分　胸椎前路手术

第 31 章　手术技术与植入物概述

Christian Schultz

31.1　引言

　　本章概述胸椎前路的不同手术入路（扩大颈前入路、肩胛旁入路和胸骨柄截骨显露上胸椎的颈胸入路、后外侧经胸廓显露中下胸椎入路）、不同的显露技术（开放/微创入路、显微内窥镜入路）和不同的植入物（钉板系统、钉棒系统、椎体置换）。

31.2　入路

31.2.1　颈胸交界的前路开放/微创入路（$T_1 \sim T_2$）

- 在标准前路下颈椎入路的基础上向尾侧延长切口，向内侧分离气管、食管和向下外侧分离无名静脉。
- 显露出椎体前壁和椎间盘（图 31.1）。
- 辨别颈内静脉、颈总动脉、喉返神经和胸导管。

　　这种方法可以显露 T_1 和 T_2 椎体。在个别病例，可以显露至 $T_3 \sim T_4$ 水平。若向下更多显露，则需行胸骨切开术[1]。

31.2.2　上胸椎前路开放/微创入路（$T_3 \sim T_4$）

- 通过常规颈胸骨入路行锁骨截骨和根据病变范围行不同长度的胸骨切开术。
- 如需行胸骨切开术，则需要结扎头臂静脉。结扎和切断左侧头臂静脉会增加损伤胸导管的风险，因此应该保留上肋间血管，选择减少发病率的另外方法。

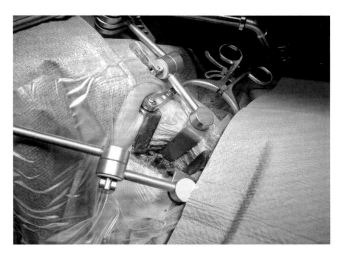

图 31.1　颈胸交界前入路

- 从右侧头臂静脉和头臂动脉之间显露 $T_1 \sim T_4$ 水平。

　　$T_4 \sim T_5$ 水平可在上腔静脉和升主动脉之间通过经胸骨柄入路显露，此方法可避免结扎和切断左侧头臂静脉。

31.2.3　上胸椎侧方入路

- 皮肤切口选择在肩胛骨下方。
- 切断背阔肌和前锯肌，将肩胛骨翻起。
- 根据病变范围选择肋间隙入路或切断肋骨。

　　这种手术入路切断了外展肌群，因此会显著提高发病率[2]。

31.2.4　中段胸椎前路开放/微创入路（$T_5 \sim T_9$）

　　右后外侧胸廓切开术是显露至 T_9 水平的标准手术入路：

- 左侧侧卧位（真空床），右臂外展 120°。

185

- 根据病变范围选择皮肤切口的位置。
- 必要时可切断背阔肌，且尽可能在远端切断背阔肌。
- 尽可能在远端切断前锯肌，避免损伤胸长神经和胸外侧动脉。
- 从肋间隙到达脊柱，极少数情况下需要切除肋骨。

奇静脉弓在 T_4 水平汇入上腔静脉。奇静脉弓跨过走行在食管表面的迷走神经。来自上位椎体的肋间前静脉垂直地跨过椎体，在奇静脉弓顶点汇入奇静脉（图 31.2）。交感干和神经节分布在肋骨小头附近[3]。

31.2.5　下段胸椎前路开放/微创入路（T_{10}～T_{12}）

左侧胸廓切开术是显露下段胸椎的标准入路：
- 皮肤切口位于第十肋。
- 切断背阔肌并且通过肋骨间行胸廓切开术（图 31.3）。

这种手术方式会涉及肋膈窦甚至膈肌，只要分开它便可达到 L_2 水平[4]。

31.2.6　上段胸椎前路内窥镜入路（T_2～T_4）

有经验的医师几乎都选择经腋窝入路：
- 左侧侧卧位，手臂向上举起。
- 四个通道：工作通道在病变上方，摄像通道在工作通道的尾侧且在同一直线上，冲洗吸引通道在头侧前份，牵开器通道在尾侧。

可能会损伤胸背部和腋窝的血管、胸长神经和臂丛神经。对于这些胸椎节段，切开手术仍然是标准方法[5]。

31.2.7　中段胸椎前路内窥镜入路（T_5～T_8）

由于左侧有心脏和大血管，因此选择右侧入路：

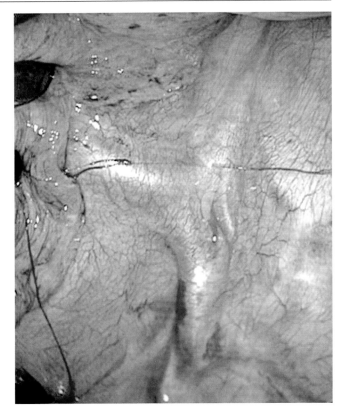

图 31.2　T_5 水平显露的奇静脉

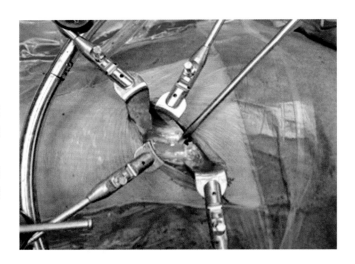

图 31.3　利用 SynFrame Retractor 系统（Synthes）切开显露下段胸椎

- 左侧侧卧位
- 通道位置同上（图 31.4）

入路取决于主动脉的位置，因此，术前应有 CT 或 MRI 检查。

31.2.8 下段胸椎前路内窥镜入路（T₉～T₁₂）

因为肝的位置，下段胸椎的入路必须选择左侧入路：

- 工作通道仍然位于病变上方，摄像通道放置于头侧距两个肋间隙的位置，吸引和牵开通道分别位于前方。

31.3 植入物

31.3.1 钉棒系统和钉板系统

这些植入物通常联合植骨或者其他植入物如人工椎体（VBR）一起稳定前部脊柱。新一代的植入物提供了具有四点稳定性的角度稳定构造，例如 Telefix 系统（Synthes，Umkirch）和 MACS TLxitong

系统（Aesculap，Tuttlingen）（图 31.5）：

- 低切迹，边角光滑和安全的单皮质螺钉置入方式。
- 切开与内窥镜技术均可使用。
- 中空器械，利用克氏针简化了内窥镜下的器械使用。

31.3.2 椎体置换（VBR）

对于需要多节段椎体切除的肿瘤患者，可以利用不可扩张的融合器，如钛网，也就是 Harms 笼（DePuy）或者 SynMesh（Synthes）。这些钛网填充骨质后植入可达到骨融合和稳定脊柱的目的。另一类选择钽笼（Zimmer Spine）。在其他的情形，内窥镜手术需要可以延伸的钛笼达到稳定脊柱的目的。一般来说，现在所使用的是机械性延伸的钛笼，如 Obelisc（Ulrich），Synex Ⅱ Cage（Synthes），VLift（Stryker）和 Xtenz（Königsee），这些植入物的优点有：

- 压缩时体积小
- VBR 高度可调而适于骨缺损的长度

图 31.4 右侧 T₆ 水平内镜套管针位置

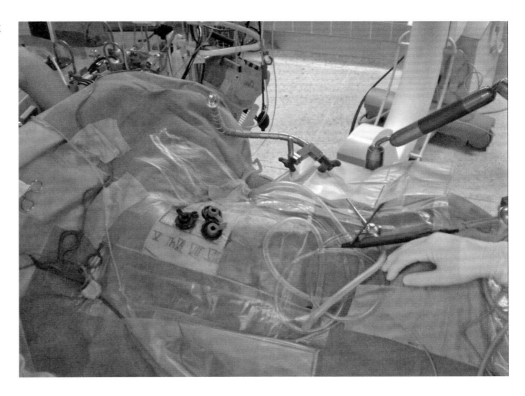

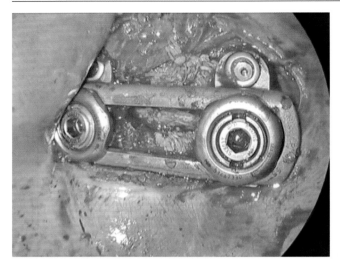

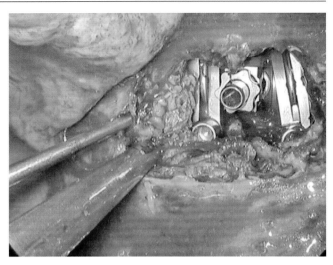

图 31.5　MACS TL 植入物（Aesculap，Tuttlingen，Germany）和 T_{12} 髂骨植骨

图 31.6　T_{10} 的 Hydrolift VBR（Aesculap AG，Tuttlingen，Germany）

- 更好的初始稳定性

因为是利用手工操作将 VBR 放置在截骨区，其受力无从感知。过度的延伸将会导致终板破坏。Hydrolift（Aesculap）是新一代 VBR，可以避免这些并发症（图 31.6）：

- 液压计调整扩张范围
- 通过持续调整终端可以提高骨 - 骨笼界面的力传导

（丁若汀、李广军　译，程勇泉　审校）

参考文献

1. Xiao ZM, Zhan Xin Li, Gong De Feng et al (2007) Surgical management for upper thoracic spine tumors by a transmanubrium approach and a new space. Eur Spine J 16:439–444
2. Anderson TMMK, Jl M (1993) Approaches to anterior spinal operations: anterior thoracic approaches. Ann Thorac Surg 55:1447–1452
3. Cauchoix J, Binet JP (1957) Anterior surgical approaches to the spine. Ann R Coll Surg Engl 21(4):234–243
4. Ikard Robert W (2006) Methods and complications of anterior exposure of the thoracic and lumbar spine. Arch Surg 141:1025–1034
5. Cheung KMC, Al Ghazi S (2008) Approach-related complications of open versus thoracoscopic anterior exposures of the thoracic spine. J Orthop Surg 16:343–347

第 32 章　前外侧内窥镜固定术

Oliver Gonschorek

32.1　引言

胸腔镜辅助下的微创技术可以重建胸腰椎骨折后前柱的稳定性，并减少发病率。其他的适应证包括完成对脊柱力线异常、脊柱不融合以及肿瘤和转移瘤切除的二期手术重建。切除了损坏的椎间盘及椎体后，椎体置换连同角度稳定的双棒内固定使前柱获得生物力学稳定性。手术目的是重建并稳定脊柱前柱，椎管减压，切除损坏的椎间盘，恢复脊柱矢状排列，早期功能干预和减少合并症。

32.2　指征 [1-2]

32.2.1　一般适应证

- $T_3 \sim L_3$ 之间的不稳定骨折
- 后凸 >15° 的 A1.2、A1.3 和 A2 骨折 [5]
- A3 爆裂性骨折（主要指征）[5]
- 肿瘤和转移瘤
- 二期手术，例如脊柱力线异常、脊柱不连

32.2.2　单节段前路脊柱融合术

- A3.1 型不完全爆裂骨折和 A1.2 型骨折
- 骨质好（年轻患者，无骨质疏松）
- 单个椎间盘破坏

32.2.3　双节段前路脊柱融合术

- A3.2/A3.3 型爆裂性（劈裂性）骨折，A2.3 Pincer 骨折 [5]
- 两个椎间盘破坏

32.3　禁忌证

- 总体情况不佳
- 心肺功能受限
- 严重的胸部创伤
- 急性创伤后肺功能衰竭

32.4　技术条件

C 臂、碳纤维手术床、真空床垫、胸腔镜（图 32.1），特殊的胸腔器械（图 32.2），单节段 Cage（如 Tantalum、Zimmer Spine、单节段技术），可扩张的 Cage（如 Hydrolift, Aesculap, 双节段技术），带有稳定角度的双棒系统（MACS，Aesculap）。对于单节段的脊柱融合术，可能需要植骨块。鉴于取材并发症，作者倾向采用非扩张的 Cage，如 Tantalum（图 32.3）。小的可扩张 Cage 也可以使用，但是大多数情况下还是偏大。对于双节段脊柱融合术，可延长的 Cage 是非常占优势的（图 32.4）。除了提到的 Hydrolift（Aesculap），还有其他许多产品（VLift, Stryker；Obelisk, Ulrich；Xtenz, Königsee）。对于侧方固定，应使用带有稳定角度的系统。可用于代替 MACS 系统的分别是 Xia 前路系统（Stryker）和 Telefix or Arcofix 系统（Synthes）[3,6]。

32.5　手术计划、术前准备和体位

利用 CT 扫描来测量所有前路脊柱融合术中使用植入物的大小。在手术过程中，利用术中的特殊测量器械和透视来重新评估植入物的大小，导航系

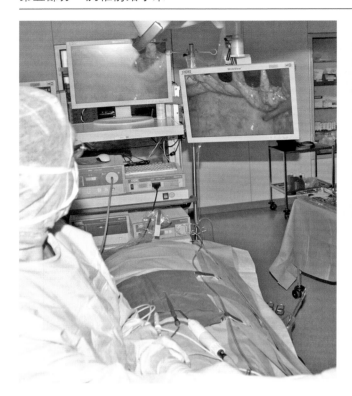

图 32.1　胸腔镜系统和三个高清显示屏，能够让所有手术参与者观看到高清影像视频

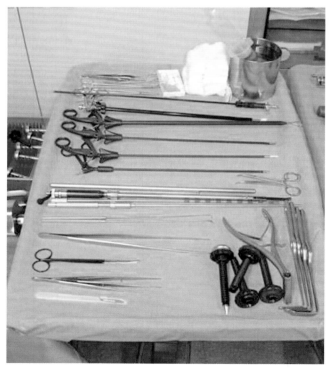

图 32.2　胸腔镜下的特殊器械

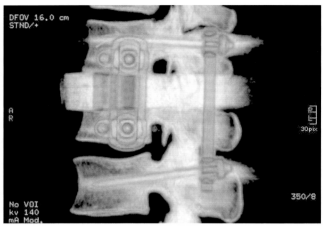

图 32.3　3D-CT 扫描下的利用 Tantalum Cage 和 MACS 系统的单节段脊柱融合术

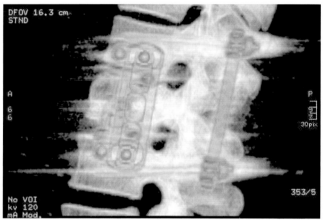

图 32.4　3D-CT 扫描下的利用 Hydrolift 和 MACS 系统的单节段脊柱融合术

统可能会有帮助。利用真空床垫可以在碳纤维手术床上获得稳定的右侧侧卧位。需要检查 C 臂的可偏转性，利用 C 臂在皮肤上定位手术区域、工作通道和视频通道（图 32.5）

32.6　手术技术

32.6.1　入路

- 单侧肺通气开始后，放置四个工作套筒，第一个套筒需行小切口避免损伤肺部（图 32.6）。
- 以下所有操作都是在胸腔镜下完成的。

图 32.5　患者侧卧在真空床垫上，利用 C 臂定位手术入路

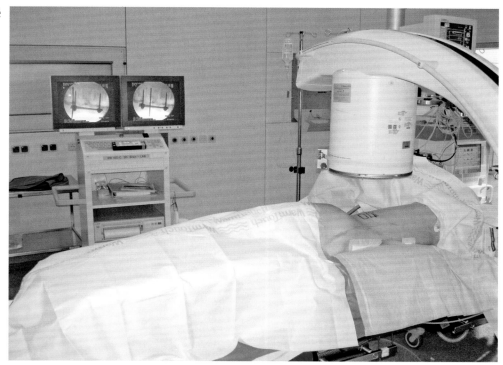

- 将肺牵引器和吸引器插入前方通道中，工作通道位于后方尾侧。
- 需要分开膈肌达到 $L_1 \sim L_3$[4]。

32.6.2　器械

- 在 C 臂监测下，将导针（K wire）置于骨折椎体的上位椎体。正确的位置是在靠近终板距离椎体后缘 1cm（图 32.7）。
- 中空开孔器打孔（图 32.8）。
- 将后侧的多轴螺钉、多轴钢板和中央定位器预装后置于克氏针上（图 32.9）。
- 为了避免向前推克氏针，需要在螺钉开始转动几圈后将克氏针移除。
- 将万向钉板拧入椎体但不要锁紧，必须通过透视确定正确的定位。
- 同样方法置入下一个螺钉（图 32.10）。

32.6.3　单节段手术过程

- 第二个螺钉应该靠近骨折椎体的终板。
- 切除破裂的椎间盘和骨折部分的椎体。
- Cage 试模压缩残存椎体的松质骨。

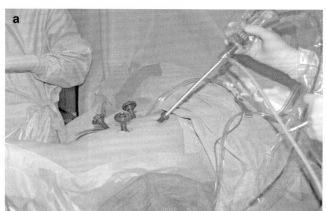

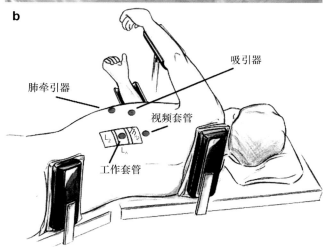

图 32.6　（a）内窥镜手术方法的通道位置；（b）图解通道的位置（With permission of Aesculap AG, Tuttlingen, Germany）

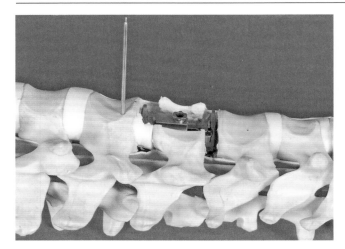

图 32.7　克氏针放在椎体椎板附近

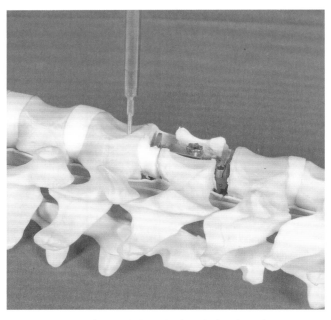

图 32.9　万向钉与万向钢板一起放置在克氏针上方

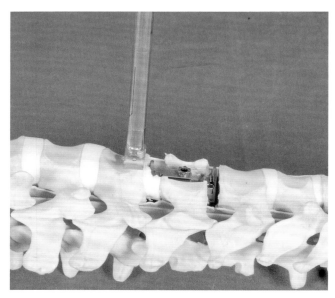

图 32.8　打孔器打孔

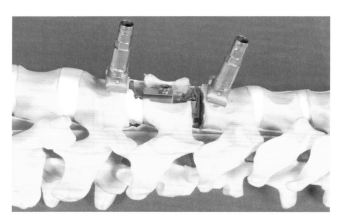

图 32.10　万向钉板和转换器安放在一起

- 用适当的压紧技术安放 Tantalum Cage。

32.6.4　双节段手术过程

- 第二个螺钉应该靠近临近椎体的终板。
- 切除骨折椎体上下的椎间盘和部分椎体。
- 可扩张 Cage 置入并延伸。
- 外侧松质骨（来自切除的椎体）植骨。
- 双棒系统装配成框架板，安放在夹紧的部件上（图 32.11），用螺母锁紧，扭力矩为 15Nm（图 32.12）。

- 后方的螺钉拧紧固定将钢板牢牢压紧在椎体上（图 32.13）。
- 用打孔器于骨皮质打孔，插入引导套管植入前方螺钉（图 32.14）。
- 通过引导套管置入前方螺钉（图 32.15）。
- 取出引导套管，置入螺母锁定万向螺钉（图 32.16，图 32.17）。
- 若操作过程中将膈肌切开，手术结束前用适当的缝线将膈肌缝合。
- 胸腔引流管末端放置在肋膈反折处，取出所有器械和套管装置，缝合通道。

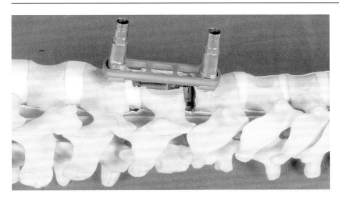

图 32.11　放置框架钢板

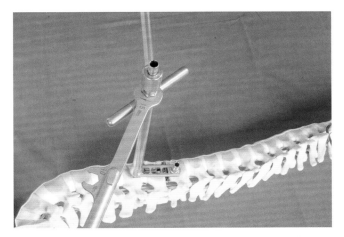

图 32.12　通过力矩扳手将框架钢板紧紧固定在夹紧部件上

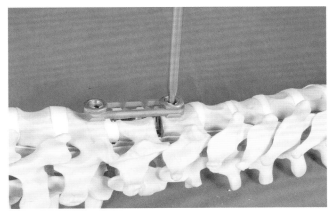

图 32.13　将框架钢板固定在椎体上

32.7　技术要点

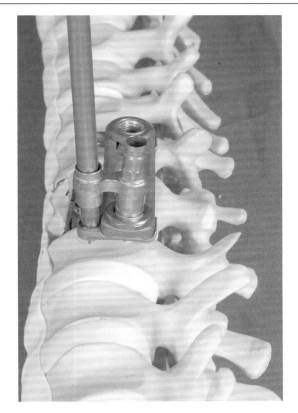

图 32.14　打孔器为前方的螺钉打孔

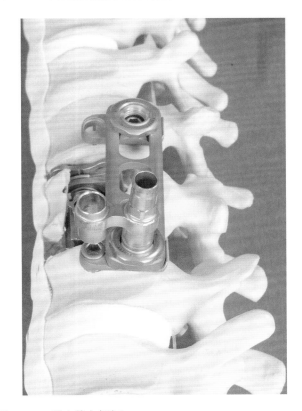

图 32.15　置入前方螺钉

- 螺丝刀应垂直插入螺钉中，使得一个工作通道变换到不同的肋骨更容易。
- 正确放置的万向板和后面的螺钉可以作为切

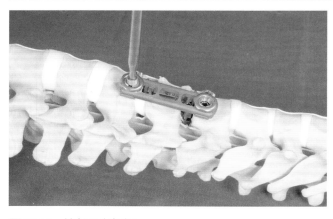

图 32.16 锁紧万向螺钉

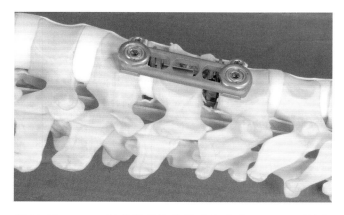

图 32.17 MACS 双节段前路脊柱融合术（Hydrolift 可扩张 Cage）的最后结构图

除骨折椎体的导向架，从而使胸腔镜下定位容易。

- 克氏针和螺钉应该紧挨终板，这样不会伤及节段血管。

（丁若汀、李广军 译，程勇泉 审校）

参考文献

1. Beisse R, Potulski M, Beger J et al (2002) Entwicklung und klinischer Einsatz einer thorakoskopisch implantierbaren Rahmenplatte zur Behandlung thorakolumbaler Frakturen und Instabilitäten. Orthopade 31:413–422
2. Gonschorek O, Bühren V (2006) Verletzungen der thorakolumbalen Wirbelsäule. Orthop Unfall Up2date 1:195–222
3. Josten C, Katscher S, Gonschorek O (2005) Therapiekonzepte bei Frakturen des thorakolumbalen Überganges und der Lendenwirbelsäule. Orthopade 34:1021–1032
4. Kim DH, Jahng TA, Balabhadra RS et al (2004) Thoracoscopic transdiaphragmatic approach to thoracolumbar junction fractures. Spine 4:317–328
5. Magerl F, Harms J, Gertzbein SD et al (1990) A comprehensive classification of thoracic and lumbar injuries. Eur Spine J 3:184–201
6. Raju S, Balabhadra V, Kim DH (2005) Thoracoscopic decompression and fixation (MACS-TL). In: Kim DH, Fessler RG, Regan JJ (eds) Endoscopic spine surgery and instrumentation. Thieme, New York

第 33 章　椎体置换

Jürgen Nothwang

33.1　引言

在胸腰段脊柱骨折及一些特殊的脊柱肿瘤病例中，脊柱前路支撑对于重建脊柱形态和维持满意的长期疗效是极为重要的步骤。许多生物力学和临床调查证实，必要的前路重建可以避免双节段后路植入物的失败，双节段的骨愈合能力是有限的。随着人工椎体置换的应用，取出后路稳定装置后脊柱矫形丢失非常小。带可扩张的人工椎体置换（图 33.1）桥接前路的骨缺损，增加了前路复位的可能性。

33.2　适应证

椎体置换的指征取决于损伤情况、骨质量和患者一般情况。值得注意的是，即使在内窥镜技术下，手术期间的风险[1, 6]还是要重视的：

- 胸腰段脊柱骨折：① A2.3、A3.2 和 A3.3 型骨折；② B 型和 C1 型骨折联合两节段椎体骨折；③ C2.2 和 C3 型骨折伴有椎体严重破坏。
- 原发肿瘤行椎体切除。
- 预后尚可的上皮组织肿瘤的椎体转移瘤，椎体破坏 >40%（腰椎）和 60%（胸椎）[12]。
- 骨质疏松引起的椎体压缩导致椎体持续不稳。
- 感染后畸形。

33.3　禁忌证

- 患者一般情况较差：心、肺危险因素（ASA 评分≥Ⅳ，NYHA 评分Ⅳ）。

- 已有的肺部疾病伴有肺活量明显下降，胸膜疾病如胸膜剥离、肺不张、肺挫伤后无法跨胸膜入路和内窥镜下单肺通气。
- 凝血功能紊乱。
- 严重的骨质疏松，已存在严重畸形。
- 肿瘤性疾病预后不良和患者一般情况差。
- 胸廓和胸腔畸形。

33.4　技术条件

C 臂、可透过放射线的手术床、牵引设备、肋骨剥离子、肋骨剪、光源、长器械、开胸器械、肺牵开器、电刀、胸膜顶钩、骨刀、探钩、尖嘴和圆嘴咬骨钳、Kerrison 椎板咬骨钳、刮勺、镊子、一次性椎间盘切除器。在内窥镜手术中使用超声刀有帮助，也使术中出血减少。

对于内窥镜技术,还需多种设备：3 通道摄像机、30°角硬质目镜、光源、显示器、视频记录器、打印机、冲洗 / 吸引设备和扇形牵引器。

在内窥镜技术中，手术过程中双管插管单肺通气是必需的。

33.4.1　临床和生物力学基本知识

- 减少前柱的轴向负荷量（如爆裂性骨折、椎体慢性感染）是矫形丢失和植入物失败的主要危险因素[7, 10, 12]。
- 一些生物力学实验已经证实，后路植入物在反复负荷下会断裂[2-3]。
- 体外的生物力学实验表明，植骨支撑时的脊柱最大载荷小于单纯椎弓根固定时的载荷量[5]。而且，双节段皮质松质骨植骨愈合的能力是有限的，出现过假关节形成和植骨骨折[4]。

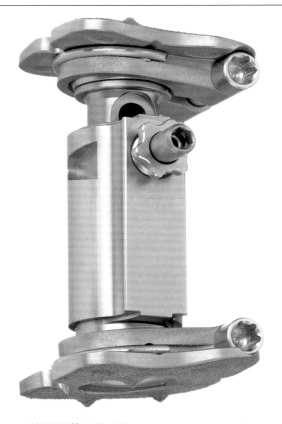

图 33.1 可扩张椎体置换系统 Hydrolift（Aesculap）（With permission of Aesculap AG, Tuttlingen, Germany）

- 对减少椎体矫形丢失，钛合金的可扩张椎体置换有较高的保障[8]。
- 椎体置换植入物在椎体间陷塌是一个值得关注的问题[10-11]。
- 目前，仍不清楚在日常活动中人工椎体所产生的载荷量或终板应力大小[9]。直立位时轴向额外载荷与如骨密度等个体因素的交互作用会进一步改变终板的承载能力。

33.5 手术计划、术前准备和体位

- 分析术前 X 线片和 CT，评估损伤范围和血管的特殊情况（King-King 现象，非典型静脉）。在一些特殊病例中，血管 MRI 会提供针对血供和脊柱功能单位更多的信息。
  注意通过腰椎椎体的数量及残肋来确定正确的节段。

- 建议测量脊柱功能单位的高度，尤其是 T_9 头侧。在身高较矮小的患者中，预测的空间比最小的可扩张人工椎体还小，导致不得不修改治疗方案。（内窥镜入路下，患者应提前被告知由于技术或者并发症原因可能转为开放入路）
- 患者准备包括手术范围内备皮，导尿。（以作者的经验来看，经胸手术的肠道准备是不必要的，即使需要切开膈肌）
- T_9 及以下平面应选择右侧定位，T_9 以上平面选择左侧定位（这是由于血管在 T_9 平面以下趋向右侧走行，在 T_9 平面以上趋向左侧走行）。
- 最好采用侧卧位，在 X 线透视下，椎体后壁应成一条线，终板应与放射线垂直。
- 患者前后应有枕头支撑，为了避免腿部压疮，作者使用一个称为隧道的特殊的床。
- 手术前，在 C 臂监视下做皮肤切口标记。尤其是内窥镜入路，确定通道是最重要的步骤之一。
- 在微创、切开和内窥镜入路中，工作通道应该正好投影于手术区域。皮肤切口的长度取决于预测人工椎体的大小（图 33.2）。
- 推荐胸椎手术使用内窥镜技术，在内窥镜手术中，内窥镜通道位于工作通道以上的两个节段处，与扇形牵引器和吸引通道形成一个菱形。

33.6 手术技术

33.6.1 入路

- 作者总是用工作通道开始手术（工作通道体积最大，单肺通气可以避免损伤肺部，即使有粘连）。
- 在胸腰段，应该注意横膈线，尤其是膈肌突起的圆顶。
- 假如患者胸廓弹性较差，建议少量切除病变主要部位的肋骨来降低压力，避免肋骨骨折。切除后的肋骨可用于植骨。
- 在上胸椎，由于肋骨的水平和狭窄走行，有必要切除肋骨。

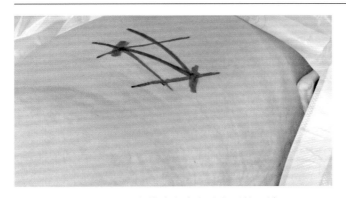

图 33.2 切口线——定位精确在病变最主要的区域

- 胸腔镜的进一步操作，可参见具体章节。
- 假如需要切开膈肌，作者用扇形牵引器显露膈肌止点线，然后电钩或剪切开膈肌。在暴露膈肌止点线后，分开膈肌，扇形牵引器放置在膈肌裂隙中。同样方法可以将胸膜顶按 T 形切开并且前后游离。
- 游离出病变椎体的节段血管，钳夹后剪断。
- 辨别邻近的椎间盘，利用长柄手术刀切除。
- 利用骨膜剥离子将椎间盘从终板上分离下来，利用 Kerrison 椎板咬骨钳将其取出。
- 假如需要椎管减压，确定椎弓根下边缘和椎弓根基底部，利用 Kerrison 咬骨钳和磨钻将其头侧方向切除。
- 切除椎弓根后，可行椎管减压。
- 骨凿准备和修饰放置人工椎体的骨床。带角度的骨凿可以精确地塑造骨床（图 33.3）。
- 利用试模来确定终板和人工椎体的长度（图 33.4、图 33.5）。
- 测量放入高硬度撑开器后的长度并选择合适的尺寸，避免由于延伸距离导致的植入物强度减弱。
- 通过外部温和地调整终板的角度，也可以通过保险螺钉撑开椎体。
- 利用把持器械置入人工椎体（图 33.6）。
- C 臂监视下，将人工椎体放置在两个面上的中线位置（图 33.7）。
- 打开安全螺母，通过液压控制扩张（图 33.8）。
- 压缩力不应该超过 30 大气压。

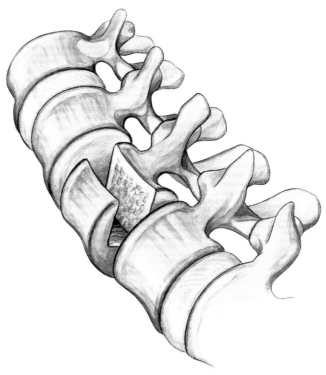

图 33.3 骨床准备（With permission Aesculap AG, Tuttlingen, Germany）

- 打开固定在终板上的螺母，调整位置到最佳。
- 到理想位置后，所有的螺母需用力矩扳手锁紧。
- 通过准备骨床，一般会有足够的松质骨，行侧方植骨融合术，覆盖住人工椎体。
- 对于骨质疏松患者，建议行邻近节段的椎体成形术，避免植入物下沉。骨水泥应该靠近终板。
- 在肿瘤患者，骨水泥也可以增强局部稳定性（也就是混合物脊柱融合术）。

33.7 技术要点

- 正确的侧卧位非常重要，可以避免人工椎体位置不正。充分重视正确的体位意味着消除椎管变窄的任何因素。

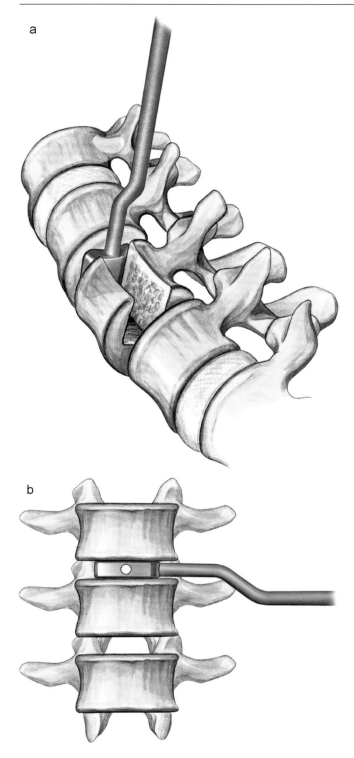

- 假如肺塌陷无法完全实现，可以通过腹带将肺向后推。
- 在椎体切除前，通过外侧克氏针标记邻近椎体的中线，可以避免频繁使用C臂定位。以作者的经验，在植入人工椎体前一般不需要C臂。
- 在不用附加外力的情况下放置最大的植入物。
- 如需复位，人工椎体终板的角度在植入前就应该调整到最佳位置。公司提供专门的模具来完成这一过程。
- 椎体置换的目的是人工椎体的终板和相邻椎体的终板高度结合，接触面越大，植入物穿透的风险越小。
- 在放置引流管时肋间浸润麻醉可以减轻疼痛。如需要髂棘前、后取骨，建议电刀剥离周围骨膜去神经，最后盐酸罗哌卡因浸润麻醉。

（丁若汀、李广军 译，程勇泉 审校）

图 33.4 终板大小试模（a，b）（With permission Aesculap AG, Tuttlingen, Germany）

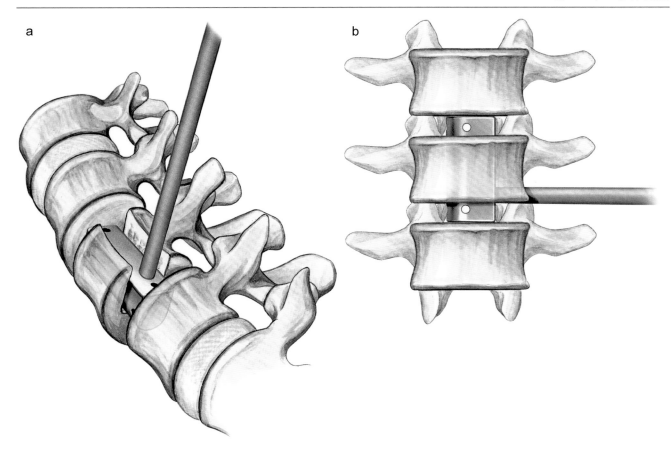

图 33.5 测量植入物的长度（a，b）（With permission Aesculap AG, Tuttlingen, Germany）

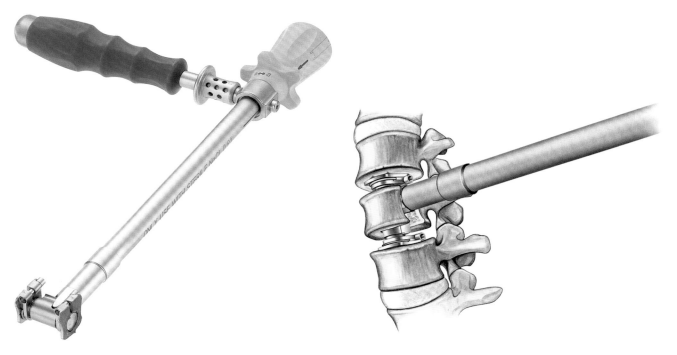

图 33.6 人工椎体的把持工具（With permission Aesculap AG, Tuttlingen, Germany）

图 33.7 控制压力下放置人工椎体（With permission Aesculap AG, Tuttlingen, Germany）

图 **33.8** 压力控制下人工
椎体的手术过程

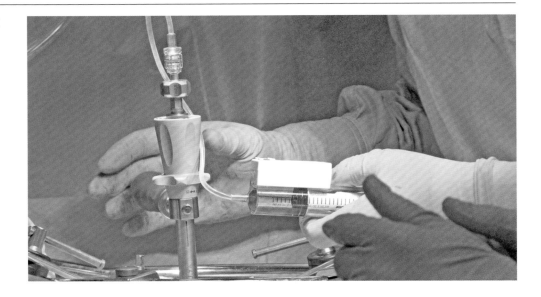

参考文献

1. Beisse R (2005) Complications of endoscopic surgery of the spine. Trauma Berufskrankh 7(Suppl 2):321–326

2. Cripton PA, Jain GM, Wittenberg RH et al (2000) Load sharing characteristics of stabilized lumbar spine segment. Spine 25:170–179

3. Cunningham BW, Sefter JC, Shono Y (1993) Static and cyclic biomechanical analysis of pedicle screw spinal constructs. Spine 18:1677–1688

4. Knop C, Blauth M, Bühren V et al (2001) Operative treatment of thoracolumbar fractures – results of a prospective multicenter study by the working group "spine" of the German Society of Trauma Surgery Part 3 Follow-up. Unfallchirurg 104:583–600

5. Maiman DJ, Pintar F, Yoganandan N et al (1993) Effects of anterior vertebral grafting on the traumatized lumbar spine after pedicle screw-plate fixation. Spine 18:2423–2430

6. Matschke S, Wagner C, Davids D et al (2006) Complications in endoscopic anterior thoracolumbar spinal reconstructive surgery. Eur J Trauma 23:215–226

7. McLain RF, Sparling D, Benson DR (1993) Early failure of short segment pedicle instrumentation for thoraco-lumbar fractures. A preliminary report. J Bone Joint Surg Am 75:162–167

8. Nothwang J, Ulrich C (2000) The reconstruction of the anterior column of thoracolumbar spine fractures. Osteosynthese Int 8:1–6

9. Rohlmann A, Graichen F, Bender A et al (2008) Loads on a telemeterized vertebral body replacement measured in three patients within the first postoperative month. Clin Biomech 23:147–158

10. Sasso RC, Cottler HB (1993) Posterior instrumentation and fusion for unstable fractures and fracture dislocations of the thoracic and lumbar spine. Spine 18:450–560

11. Reinhold M, Schmölz W, Canto F et al (2007) An improved vertebral body replacement for the thoracolumbar spine. A biomechanical in vitro test on human lumbar vertebral bodies. Unfallchirurg 110(4):327–333

12. Taneichi H, Kaneda K, Takeda N et al (1997) Risk factors and probability of vertebral body collapse in metastases of the thoracic and lumbar spine. Spine 22:239–245

第六部分　胸椎后路手术

第 34 章　外科技术和植入物概述

Paulo Tadeu Maia Cavali

34.1　引言

　　目前，胸椎内固定器械一般为刚性固定系统。除了在青少年特发性脊柱侧凸畸形运用生长系统外，一般没有动态固定运用于胸椎。这意味着完成关节融合才能达到理想的脊柱稳定性，并且内固定的使用不能取代骨移植。很多因素都会影响所选系统的类型（螺钉、钩、钢丝、钢板、棒等）和功能（张力带、桥接固定、撑开、去旋转、压缩等）。外科医生必须了解如下因素：外科技术的熟练程度，患者骨质量，损伤机制，不稳定的方向和程度，预计患者负载，植骨质量，可用植入物，术后固定的必要性以及组织愈合的时间。Harrington 在 20 世纪 60 年代开创了第一代基于牵引拉钩的脊柱内固定器械，Luque 在 20 世纪 70 年代和 80 年代开创了基于椎板下钢丝内固定技术的第二代器械，Cotrel 和 Dubousset 在 20 世纪 80 年代首次提出刚性节段性牵引钩固定，引起了各种新型螺钉和钩的使用，具有广泛的生物力学多样性[7]。本章的目的是讨论脊柱侧凸、后凸和骨折的不同植入物和技术治疗。

34.2　置入物

　　后路胸椎的内固定包括来自不同公司生产的钢丝、钩和椎弓根螺钉系统（图 34.1a 和图 34.1b）。

34.2.1　钢丝系统

　　虽然椎板下钢丝技术在胸椎手术中已不再常见，但许多"钢丝 + 棒"技术仍然在使用。Luque 技术最为常见，在每个椎体的椎板下加钢丝作为附加固定，然后这些钢丝将非刚性节段的脊柱固定在内固定棒上。钢丝系统主要用于治疗神经肌肉性脊柱侧凸（图 34.2a 和图 34.2b），胸椎前凸和某些骨质疏松的病例，通常与椎弓根螺钉混合使用。钢丝技术不能提供轴向稳定，因此对于病理性不稳的病例，包括前柱不完全，如肿瘤和骨折，选用钢丝固定是一种不当的选择。这些技术的另一个缺点是缺乏脊柱侧弯旋转矫正能力。此外，因为椎板下钢丝复位固定时，易导致医源性的神经损伤。使用钢丝系统的禁忌包括脊柱后凸畸形或椎管狭窄的患者以及那些相关力学缺陷的病例。

34.2.2　钩

　　有很多种具有不同特性的钩。基本上，有三种类型的钩子可以使用：椎弓根钩、椎板钩、横突钩（图 34.3）。置于固定椎椎板和邻近远端椎的上关突的椎弓根钩是最强的钩。钩的"U"形口朝向头侧，和椎弓根相扣，并提供旋转和平移方向上调控的最大稳定性。可以放置这些植入物从 T_1 到 T_{10} 部。一些钩带有附加功能，如锁定椎弓根。椎板钩有多种设计，有多种不同的宽度及样式以优化钩–骨界面。这些钩位于上椎板还是下椎板主要取决于手术需要压缩还是撑开。横突钩的医源性脊髓损伤的风险较小，因为它们位于椎管外。通常情况下，横突钩会与椎弓根钩或椎弓根螺钉相配合。这是最强的钩结构，它在严重后凸畸形的矫正中非常有用，可以用于经椎弓根结构避免螺钉的拔出。

34.2.3　椎弓根螺钉

　　椎弓根螺钉是最坚固的植入物，因为它插入椎体。

图 34.1 （a）椎板下钢丝。Luque 器械。（b）各类型的椎弓根螺钉和挂钩。Aesculap 的 S4 器械

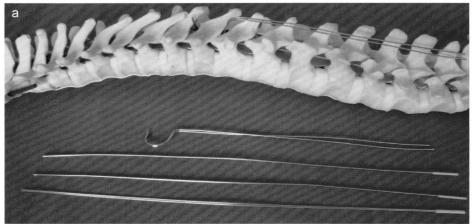

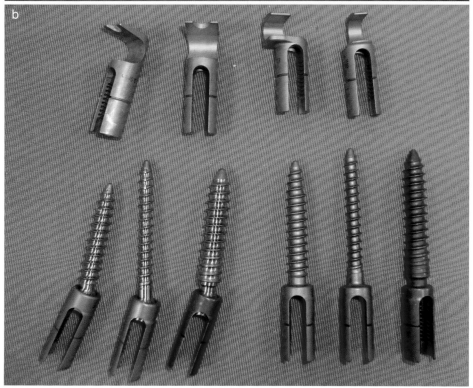

34.3　特殊的手术技术

34.3.1　后凸畸形的矫正[2-6]

后凸畸形的手术运用悬臂操作和压缩技术。缩短胸椎后柱。不采用牵拉是因为它对神经系统的损伤风险很高。对于柔性的胸椎后凸畸形的标准化治疗，是从 T$_2$ 到 L$_1$ 置入内固定。而对于刚性的后凸畸形，如有必要，在后路内固定之前，需行截骨

术（经椎弓根楔形截骨术或 Smith-Petersen 截骨法）或行前方椎间盘及韧带的松解。头侧置入物两侧用钳型结构，在 T$_3$ 安放椎弓根螺钉及 T$_2$ 的横突安放横突钩相结合，或者选择 T$_3$ 的椎弓根钩及 T$_2$ 的横突钩构成钳型结构。在这两种组合中上端的椎板钩可以被横突拉钩所取代。钳型结构最重要特征是能保持任意方向对其上端 2 个椎体之间的压缩，以避免拉出近端植入物。钳型结构同时也可以间断使用（如 T$_2$ 和 T$_4$）。如有必要，每边的内固定上端都可

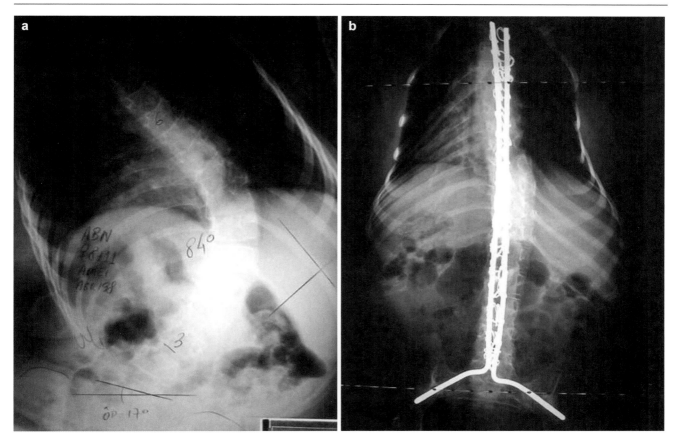

图 34.2　（a）神经肌肉型脊柱侧凸术前图像。（b）椎板下钢丝技术治疗神经肌肉型脊柱侧凸畸形

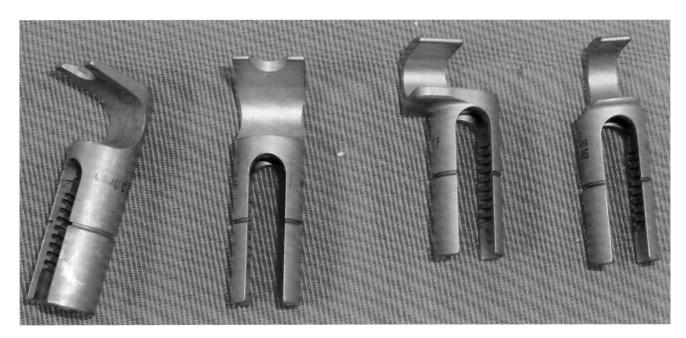

图 34.3　三种类型的钩——椎弓根钩、横突钩、椎板钩。Aesculap 的 S4 系统

以使用多个钳型结构。椎弓根螺钉及钩可以按术前计划置入。远端最好使用椎弓根螺钉。可以辅以椎板钩以提高抗拔出力。根据脊柱的刚柔性，必要时可在所有的节段上置入椎弓根螺钉。使用弯棒器对 6mm 直径的棒进行矢状位设计以矫正后凸畸形，然后将这些棒插入椎弓根螺钉或专用的椎弓根钩上。当棒处于正确的矢状位时，锁紧钳型结构，然后再均匀用力，用推棒器或者持棒器将棒压低到下一个固定点，压缩内置入物及近端的钳型结构，然后拧紧螺母达到维持矫形，再移动到下一个远端植入物并重复此过程。在内固定的最远端，一般用两个持棒器将棒压入 T_{12} 和 L_1 的螺钉内。当棒达到远端的置入物时，置入连接器和螺帽，压缩近端相邻的内固定或放置在两者之间持棒器，然后拧紧螺母，最后将两个横连杆放置于内固定的尾端。

34.3.2　侧凸矫正[1,6-7]

最常见的特发性脊柱侧凸畸形是胸椎凸向右侧，也将以此为例来解释矫正原则。脊柱侧弯的手术治疗是基于很多因素：患者的年龄，侧凸柔韧度，Lenke 分级（或其他），冠状面和矢状面平衡，骨质量，骨移植，患者的临床状况，医院的结构和内固定的情况以及外科医生对手术技术的熟悉程度等。减少脊柱侧弯的手术方法有很多，正确运用矫正原则十分重要。下面所介绍的 Synthes 的 USS 技术就是一种选择。通过站立正位片、侧曲位、支点屈曲位或者牵引和侧向站立 X 线片来确定上、下端椎。经典的胸椎右凸需要将内固定从 T_4 到 L_1 置入。在后路术中影像确认正确的节段后，可以从凹侧和凸侧置入植入物（椎弓根螺钉或钩），其数量取决于术前计划。植入物越多，固定节段越多，矫形的可能性就越大。此种固定的基础是位于凸侧的远端 T_{12} 和 L_1 的椎弓根螺钉与近端 T_4 和 T_5 的椎弓根螺钉。在凸侧的近端，钳型结构置于 T_4 和 T_5，在远端椎弓根螺钉置于 T_{12} 和 L_1。顶椎一般为 T_8 或 T_9，如有可能，可在双侧置椎弓根螺钉。额外的内固定可以在不同的节段交替置入，尤其是侧凸角度更大且缺乏柔韧性时必须采用。将设计好矢状面曲度的 6mm 试模棒置入到凹侧的 T_4 到 L_1 螺钉。试模棒一般用来估算植入棒的长度，但是必须牢记，在矫形过程中

脊柱会主动或者被动伸长。移除试模棒后，将最终置入的棒预折弯并剪到适合的长度并置入凹侧。将套筒和螺母在两个水平使用，但在保持棒的矢状位方向时，仅锁死 L_1 的螺母。使用复合的复位钳将中段的内固定器械推向棒。重要的是所使用的力不要超出骨头所能承受的极限。在柔韧性较好的侧凸中，顶椎的植入物可以用复位钳固定。如果侧凸较僵硬，不要只对顶椎内固定进行复位，要更多注意凸侧。凸侧的棒起到一种横向悬臂的作用。将棒置于 T_4 和 T_5 的钳型结构上，然后将其压缩，拧紧螺母（T_4 和 T_5），以确保植入物的稳定性，而棒被保持在一个严格的矢状位置。凸侧的棒被持棒器推向中线以带动 T_6 的椎弓根，在 T_8、T_{10}、T_{12} 直至 L_1 上重复的此过程。在此步骤时，不要拧紧螺母，以免影响凹侧的进一步矫正。此刻，保持在 L_1 上的凹侧的椎弓根螺钉和凸侧上的钳型结构的螺帽处于拧紧状态，其他所有的植入物螺帽均是松动的。用大力钳将凹侧顶椎的螺钉推向凹侧棒，以此将脊柱两侧的植入物与棒连接固定后，脊柱的长度也就确定了。同时对每个置入内固定的椎骨依次去旋转。这个过程是通过对连接内固定的棒施加一个去旋转的力而达到的，然后使用 L 手柄和 6mm 的套筒扳手拧紧螺帽。保持端椎的正常状态和中立位十分重要，避免扭转力从固定椎向未固定椎转移。于双侧内固定之间放置横连杆，在骨移植之前后部结构的去皮质和小关节突截骨是很重要的一步。

34.3.3　骨折的固定

胸椎骨折的治疗原则是用适当的力量，支持和稳定的方法来弥补损伤脊柱的不足。使用任何类型的骨折分类，将有助于采用正确的原则和适当的植入系统。

正确运用这些原则的一个很好的例子便是 USS 通用脊柱系统——Synthes 的骨折组件。该系统可用于中下段胸椎，不推荐在上段胸椎使用，因为上段胸椎椎弓根太小，植入物可能在这些节段上突起。在该系统中，植入物的作用是张力带、支撑和缓冲。USS 可以施加脊柱前凸、撑开、压缩以及中立位固定。另外很重要的一点是，可以通过采用半环调整纠正力的支点。这个系统的重要特点是 Schanz 螺钉、独

立的固定棒、Schanz 螺钉和半环形夹紧器。Schanz 螺钉的使用可以很方便地对椎体在矢状面上进行复位。USS 骨折夹紧器可以对棒和 Schanz 螺钉起特别的固定，并允许 Schanz 螺钉在矢状面中有 ±18° 的活动范围。同时，它可以独立的对 Schanz 螺钉角进行压缩或撑开。半圆形夹紧器可以将矫形力的支点从椎体后壁移除。当 4 个 Schanz 螺钉置入后，用骨折夹紧器置入棒，使棒置于 Schanz 螺钉内侧，松开夹紧器。

34.3.3.1　后壁完好的骨折复位和固定

Schanz 螺钉的后端需要手动压缩，直到后凸畸形的矫正完成。夹紧器上的螺钉必须保持宽松，使夹紧器在复位过程中可以自由滑动。旋转的中心位于椎体后缘。通过形成脊柱前凸，使椎体在前部撑开，韧带牵张使得椎间盘空间及高度得以恢复。于尾端 Schanz 螺钉置入空心套筒扳手并将其向头侧倾斜以造成脊柱前凸，锁死远端螺母，对头端的 Schanz 螺钉进行相同的操作以重建矢状面。拧紧尾端相应的几个螺母以固定棒和 Schanz 螺钉之间的角度。这时，很有必要撑开 Schanz 螺钉以重建受伤椎体及椎间盘的正常高度。将一个半环夹紧器置入双侧棒的中间并锁死，撑开提拉钳并用影像检查。当获得所需的撑开距离后，拧紧螺丝，然后取下环。

34.3.3.2　后壁骨折椎体的骨折复位和内固定

这种类型的骨折，通过压缩 Schanz 螺钉末端矫正后凸畸形的过程存在后壁部分突入椎管的风险。所以保护后壁不被压缩十分重要，需要撑开用于重建椎体的高度和椎间盘空间。

用 Schanz 螺钉复位之前，在 6mm 的棒上分别放置两个半环。两个半环之间的距离为 5mm，并允许 10° 的后凸畸形矫正。当靠近 Schanz 螺钉末端的时候，钳和半环相互靠近，旋转的中心从椎体后壁转移到棒的后部。脊柱前凸可以用侧位片所证实。拧紧螺母以保持矫正并固定夹紧器上的螺钉，对其他 Schanz 螺钉行同样的操作过程。然后移除半环，撑开 Schanz 螺钉以恢复椎体高度。

在骨折复位和固定后，如果有明显的椎体粉碎性骨折，骨质疏松或者椎管间隙不完整而出现持续

性神经功能缺损，那么出于生物力学的考虑可能需要行前路手术。

34.4　技术要点

- 椎弓根螺钉是最坚强的内固定，因为它穿过三柱。因此，选用恰当的内固定需要了解它们的力学性能，以及替代内固定的性能。
- 如果椎弓根螺钉放置困难，那可以选择打开椎管，直视植入椎弓根螺钉。如有疑问，不应置入内固定，尤其当对植入的位置和把持力有疑惑时。
- 只有在后纵韧带完整的前提下，使用韧带整复术对骨折的后部碎片进行复位才是有效的。当后纵韧带不全时，不应使用此法进行间接的椎管减压。从 CT 扫描或 MRI 图像上通过椎体后壁的异常皮质信号可以证实后纵韧带的破坏。
- 可以用持棒器代替半环。
- 操纵杆或 Schanz 螺钉可以被任何允许悬臂梁式力的细长螺钉或其他系统代替。

（郭超凡、林青松　译，钟招明　审校）

参考文献

1. Aebi M, Arlet V, Webb JK (2007) AOSPINE manual. Principle and techniques, vol 1. Thieme, New York
2. Cho KJ, Bridwell KH, Lenke LG et al (2005) Comparison of Smith-Petersen versus pedicle subtraction osteotomy for the correction of fixed sagittal imbalance. Spine 30:2030–2037
3. Gill JB, Levin A, Burd T et al (2008) Corrective osteotomies in spine surgery. J Bone Joint Surg Am 90:2509–2520
4. Heary RF, Bono CM (2006) Pedicle subtraction astronomy in the treatment of chronic, posttraumatic kyphotic deformity. J Neurosurg Spine 5:1–8
5. Macagno AE, O'Brien MF (2006) Thoracic and thoracolumbar kyphosis in adults. Spine 19(Suppl):S161–S170
6. Mohan AL, Das K (2003) History of surgery for the correction of spinal deformity. Neurosurg Focus 14(1):e1
7. Winter RB, Lonstein JE (2007) Congenital thoracic scoliosis with unilateral unsegmented bar and concave fused ribs. Spine 32: E841–E844

第 35 章　胸椎内固定

Robert Morrison，Uwe Vieweg

35.1　引言

在胸椎手术，术前对胸椎椎弓根需要有精确的术前计划。术前必须了解椎弓根入钉点的解剖学标志、椎弓根的方向及直径。充分的术前准备（包括 CT 扫描）是选择内固定和椎弓根螺钉正确植入的基础。如果椎弓根直径过小，尤其是在中段胸椎，那么只有旁椎弓根位置才能置入螺钉。椎弓根直径小或者术中影像不清（肥胖等）的患者，推荐在导航下置钉。由于上胸椎的低轴向负荷及胸廓自身的稳定性，胸椎不需要像腰椎那样附加额外的前路固定。

35.2　适应证

- 胸椎骨折
- 退行性疾病
- 畸形 / 脊柱侧凸
- 脊柱肿瘤或感染

35.3　禁忌证

- 骨量低下 / 骨质疏松症（相对禁忌证）。
- 术后椎体持续感染（相对禁忌证）。
- 全身情况较差的患者（可能是绝对禁忌）。
- 椎弓根过小不能行椎弓根固定（相对禁忌证）。

35.4　技术条件

X 线透视，特殊的垫子（如 Wilson Frame 等），可透视手术台，如有可能增加术中电生理监测（SSEP，MEP）。如有条件，脊髓导航系统也可以使用。

35.5　手术计划、术前准备和体位

术前测量包括椎弓根直径，尤其是横径。术前可以通过 CT 扫描得到相关数据。只有椎弓根横径足够大到可行椎弓根螺钉固定，才能制订术前计划。通过必要的骨性标志，可以找到正确的入钉点。这些标志包括关节突的边界和横突。术中，入钉点位于椎弓根在正位透视下的椭圆形区域外侧半。这也包含了椎弓根的横径测量（表 35.1）。椎弓根的方向可以通过侧位片或者更为准确的 CT 扫描获得。建议在术前 CT 扫描的胸椎矢状位重建图像上以明确进钉的头倾角或尾倾角，以及在冠状面上明确侧位误差（图 35.1）。这两个数据在胸椎存在很大变异[1, 5]。椎弓根长度也有较大的变异。正确的螺钉长度不能通过术中侧位 X 线透视估算，因为椎体前缘是凸起的。

在确定椎弓根螺钉长度时，须要牢记 60% 的抗拔出力是椎弓根提供的，而 15% ～ 20% 则由椎体的松质骨提供[6]。所以在螺钉选择上宁短勿长。

35.5.1　胸椎解剖

- 椎弓根直径过小（最小的一般在中段胸椎 $T_3 \sim T_8$）[4]。螺钉的直径应该是椎弓根横径的 75% ～ 80%。
- 椎弓根内侧皮质远远强于外侧壁，所以外侧壁穿孔更为常见[3]。
- 在椎弓根直径非常小的情况下，不可能置入椎弓根螺钉。
- 卧位的正侧位两个方向的平片往往不够评估

表 35.1　表中示椎弓根的平均直径、内倾角和尾倾角

椎骨	性别	椎弓根横径（mm）	椎弓根内倾角（°）	椎弓根尾倾角（°）
Th 1	男性	8.8	39	23
	女性	10.4	29	20
Th 2	男性	6	35	23
	女性	6.7	28	20
Th 3	男性	4.1	22	22
	女性	5.3	22	19
Th 4	男性	3.9	29	23
	女性	3.8	19	17
Th 5	男性	4.6	24	25
	女性	4	17	19
Th 6	男性	3.6	26	27
	女性	4	15	24
Th 7	男性	4.5	25	24
	女性	4.6	11	19
Th 8	男性	5	29	20
	女性	4.6	9	18
Th 9	男性	5.3	21	18
	女性	5.5	12	18
Th 10	男性	5.6	20	18
	女性	6	17	17
Th 11	男性	8.3	22	20
	女性	8.8	15	19
Th 12	男性	8	15	20
	女性	9.4	11	18

胸椎的内固定规格，这时需要行 CT 扫描。

35.6　手术技术

35.6.1　入路

- 采用后正中切口入路，切口应比计划融合椎体长度延长 2 个节段。切开皮下组织到筋膜层，使用伤口拉钩。在双侧使用电刀分离筋膜至骨面。用剥离器行椎旁组织剥离。剥离肌肉暴露肋突（图 35.2）。
- 或者可以考虑行椎板切开术。这往往用于在术中无法判断椎弓根位置的时候。在这种情况下，被切除的椎板能显露椎弓根内侧。然后如前述置入螺钉。

35.7　内固定置入

35.7.1　轨迹

- 入口定位在上关节突中点垂线和横突顶部的水平线的交点。胸椎上入钉点与其他标志点的距离可以因较大的解剖变异而引起误导[1]（图 35.2）。
- 椎弓根用椎弓根锥开口，并用椎弓根套针持续进针。螺钉的长度可以在套管针的一侧看到。为了验证椎弓根壁的完整性，可以用椎弓根球形探子探测。
- 在胸椎，螺钉的内倾角逐渐减少（从 T_1 的 $20° \sim 25°$ 到 $T_4 \sim T_{12}$ 的 $5°$）（表 35.1，图 35.3）。
- 螺钉应尽量和上终板平行。或者倾斜进入也是可以接受的。此时，螺钉的前端应指向下终板的前缘（选择更高的进钉点）（图 35.4）。
- 旁椎弓根螺钉的放置[2]。

如果椎弓根狭小，置入螺钉会导致椎弓根爆裂性骨折。在这种情况下，可以选择一个更外侧的入口。入钉点选择横突外侧，并经过肋横关节进入椎体（图 35.5）。这项技术的风险更大，可能穿透胸膜腔。

35.8　技术要点

- 开始时用克氏针或短针在正位透视下标记入钉点。
- 可在透视下进行调整，使椎弓根内的克氏针成为一个点，以保证正确的定位和方向。
- 在侧位片上中段胸椎（$T_3 \sim T_6$）被肩胛骨遮挡，上中段胸椎内固定时患者的体位十分重要。

（郭超凡、林青松　译，钟招明　审校）

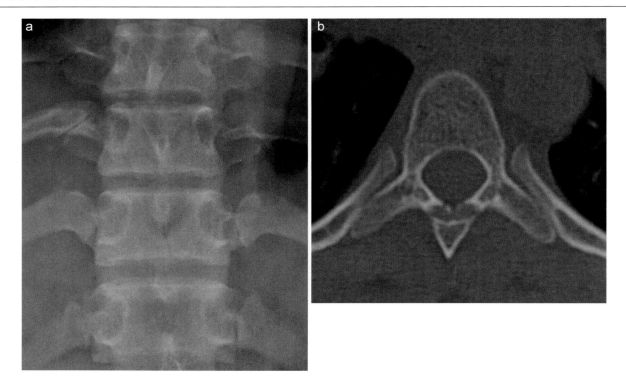

图 35.1 （a）在 AP 位的胸椎平片和（b）相应胸椎 CT 横断面显示椎弓根宽度和方向

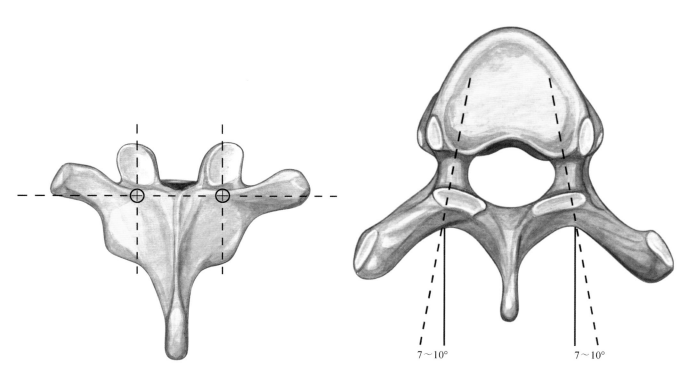

图 35.2 当设计螺钉为平行上终板时，胸椎椎弓根螺钉入口如图所示

图 35.3 胸椎椎弓根螺钉的入钉点以及 7° ～ 10° 的内倾角

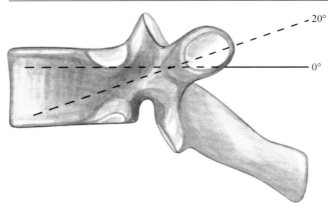

图 35.4　在侧位片上显示胸椎椎弓根螺钉的入钉点。角度取决于入钉点的位置

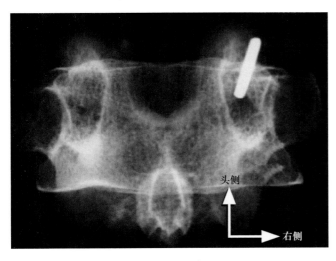

图 35.5　正位片上标准的椎弓根入路

参考文献

1. Ebraheim NA, Xu R, Ahmad M et al (1997) Projection of the thoracic pedicle and its morphometric analysis. Spine 22:233–238
2. Husted DS, Yue JJ, Fairchild TA et al (2003) An extrapedicular approach to the placement of screws in the thoracic spine: an anatomic and radiographic assessment. Spine 28:2324–2330
3. Kothe R, O'Holleran JD, Liu W et al (1996) Internal architecture of the thoracic pedicle: an anatomic study. Spine 21:264–270
4. Panjabi MM, Takata K, Goel V et al (1991) Thoracic human vertebrae. Quantitative three-dimensional anatomy. Spine 16:888–901
5. Vaccaro AR, Rizzolo SJ, Allardyce TJ et al (1995) Placement of pedicle screw in the thoracic spine. Part one: morphometric analysis of the thoracic vertebrae. J Bone Joint Surg Am 77:1193–1199
6. Weinstein JN, Rydevik BL, Rauschning WJN (1992) Anatomic and technical considerations of pedicle screw fixation. Clin Orthop Relat Res 284:34–46

第 36 章　胸椎徒手置钉技术

Paulo Tadeu Maia Cavali

36.1　引言

在过去的 10 年间，椎弓根螺钉的使用越来越普及，最初运用于腰椎，随后应用于胸椎。同时，椎弓根螺钉避免了椎板下钢丝和椎板钩等经椎管内固定的神经损伤风险。经椎弓根内固定（TS）比其他固定方式有更好的抗前屈、后伸和扭转能力。尤其在脊柱矫形手术中，TS 能比钢丝和钩固定有更好的矫形能力并可维持稳定。椎弓根螺钉的缺点与置钉不当有关，这可能会导致灾难性的并发症，如血管或神经损伤。准确安全的置入椎弓根螺钉是手术至关重要的一步。有很多成熟的技术用于置钉，包括透视或 X 线指引，基于 CT 的立体定位系统，行椎板切除术后显露椎弓根以及徒手技术（无需术中影像引导）。徒手技术是根据明确的表面标志、椎弓根和椎体结构的直接触摸。本章将介绍胸椎椎弓根的徒手置钉技术。

36.2　适应证

- 畸形，如脊柱侧凸和后凸。
- 创伤引起的骨折和（或）脱位。
- 肿瘤或其他病理性骨折。

36.3　禁忌证

- 严重的骨质疏松症。
- 椎弓根直径小于 4mm。
- 前柱支撑不当。

36.4　技术条件

X 线透视，定位设备（例如，Wiltse 框），术中神经监测体感诱发电位（SSEP），经颅电刺激运动诱发电位（TMEP）以及肌电图（EMG）。

SSEP 和 TMEP 用于评价脊髓功能，当螺钉与神经组织（如脊髓和神经根）接触时，EMG 会给出提示信息（图 36.1）。市场上有很多椎弓根螺钉系统，绝大多数能用于胸椎固定。在胸椎，操作空间小于腰椎，这意味着螺钉头、杆、连接器的切迹要和每个患者十分贴合，以避免出现内固定在皮肤上形成突起。

36.5　手术计划，术前准备和体位

术前，审阅患者的 X 线平片，以评估椎弓根直径、长度和方向。正常椎弓根形态学知识对于正确置入椎弓根螺钉是必不可少的。

患者俯卧位躺在手术床行侧位片可以明确矢状面上每个椎弓根螺钉的方向（图 36.2）。对于矫形手术，脊柱内固定的节段和螺钉的数量及位置取决于许多因素，如分级、刚度、曲线的幅度。患者俯卧在一个可透视的手术台上，并悬空腹部和胸部。

36.6　手术技术

36.6.1　手术入路

- 采用后正中切口入路。它可以行广泛的骨膜下脊柱后部骨组织的暴露，并可到达横突水平（图 36.3）。外侧暴露超出关节突至横突对

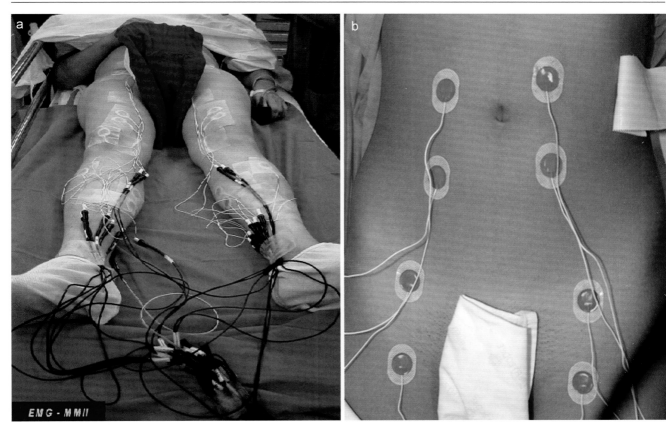

图 36.1　术中监测体感诱发电位（SSEP）和经颅电刺激运动诱发电位（TMEP）以及腹直肌的肌电图反映 $T_6 \sim T_{12}$ 的胸椎神经根的活动

于明确解剖标志是很重要的。
- 横突和上关节突常作为解剖标志。使用 2mm 的骨刀，移除大约 5mm 的下关节突以暴露上关节突的边缘。

36.6.2　内固定置入[1-6]

- 由于脊柱后方横突和上关节突的解剖变异，每个胸椎的入钉点都有少许变化。胸椎椎弓根的理想入钉点是关节突下缘的水平线和经关节突中外 1/3 垂直线的交点。近端区域（$T_1 \sim T_3$）的入钉点是横突的中间，在中下胸椎位于横突的上 1/3。而在 T_{12} 入钉点位于横突中间的顶点（图 36.4）。
- 在进入椎弓根之前，用 SSEP 和 TMEP 记录初始神经监测，以了解患者术前的神经情况。
- 磨钻磨开入钉口，或者用 3.5mm 钝头锥、防止钻头打滑，直视下攻出松质骨钉道。

- 然后用丝锥在适当的垂直压力下加深椎弓根通道（2mm 钝头椎弓根探子）。
- 必须要注意椎骨的横断面和矢状面空间位置，使得探头能适当地沿着椎弓根轴向进针。术前的图像可以提供相关的横断面和矢状面的角度。
- 对于没有脊柱侧弯和后凸畸形的胸椎，椎弓根探子应有 7°～ 10° 的内倾角和 10°～ 20° 的尾倾角。当脊椎有畸形或脊柱侧凸，这些角度是不同的且不对称的。
- 通过扩孔锥进入椎弓根内并达到椎体前缘皮质的骨松质，完成椎弓根钉道。此时，通过置入椎弓根的扩孔锥直接刺激获得 SSEP、TMEP、EMG 等神经监测记录，这些数据用于检测椎弓根螺钉通道的完整性（图 36.5）。
- 感受探子从椎弓根到椎体过程中始终处于骨松质内的感觉是非常重要的，外科医生需要一个相应的学习曲线。椎弓根探子在行进过程

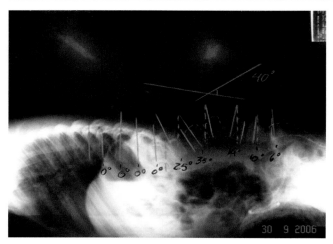

图 36.2　患者俯卧于手术台，图示术前 X 线平片显示所有椎弓根矢状角度

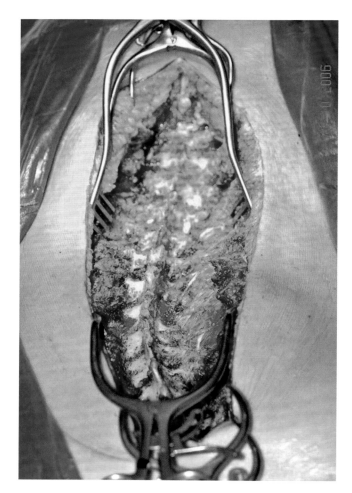

图 36.3　胸椎的广泛暴露

中的任何突破感都提示进入了软组织，意味着穿透了椎弓根或者椎体。螺钉的直径和长度的选择是基于术前评估，并需要术中确认。

- 避免穿透椎体前方皮质是很重要的，以防止内脏和血管损伤。螺钉大约 90% 的强度来自椎弓根及椎体后半部。

- 一旦完成椎弓根钉道，神经监测数据没有显示钉道壁穿破，移除扩孔锥。观察钉道，以确保只有血液溢出。

- 椎弓根孔出血过多可能表明硬膜外出血，这继发于椎弓根内侧壁穿孔。如出现脑脊液，则往往提示内侧壁破坏严重，已出现硬脊膜损伤。

- 如果这些情况发生，诸如神经监测数据不正常或者椎弓根壁穿孔迹象，需要重置扩孔锥，使其进入正确的方向，并保持骨面边界完整的钉道。

- 下一个步骤是探测椎弓根壁。使用柔性的球头探针，依次探测 5 个壁（图 36.6）。

- 内侧部、外侧部、上部（头侧）、下部（尾侧）、底部（椎体前皮质）5 个壁的完整性对于椎弓根螺钉的置入至关重要。其中最重要的是内侧壁及下壁，因为刚好是脊髓和神经根的位置。文献将螺钉超出椎弓根壁大于 2mm 定义为严重的穿孔，而最常见的是外侧壁的穿孔，其次为内侧壁。

- 确认 5 个壁的完整性后，在用同样的柔性球头探针测量椎弓根钉道。对钉道丝锥后，置入长度和直径合适的螺钉。

- 接下来是一个必不可少的步骤，在手术结束的时候用透视或者摄片确认和记录所有椎弓根螺钉的位置（图 36.7），记录手术过程中的每个螺钉插入后的 SSEP、TMEP、EMG 神经监测数据。

- 置入螺钉后，根据术前计划，置入棒。

36.7　技术要点

- 为了避免穿透椎弓根内侧壁，必须避免从上关节突内侧半或其尾端入钉（图 36.8）。

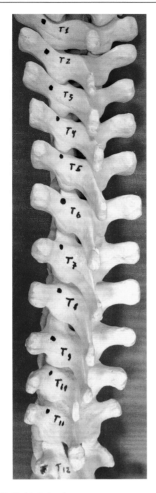

图 36.4　各个胸椎的入钉点

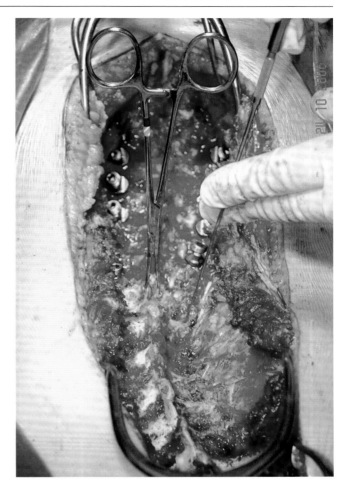

图 36.6　柔性的球头探子触诊椎弓根孔的 5 个壁

- 如果椎弓根螺钉置入错误，且改道不可能时可以通过 in-out-in 技术置入螺钉（更外侧和小角度技术）。
- 脊柱侧凸的椎弓根螺钉置入可能十分困难，尤其在凹侧；当椎弓根螺钉的方向为略垂直于上关节突的表面时，上关节突表面的方向将十分有用。这对于横断面和矢状面的定向十分有用（图 36.9）。

（郭超凡、林青松　译，钟招明　审校）

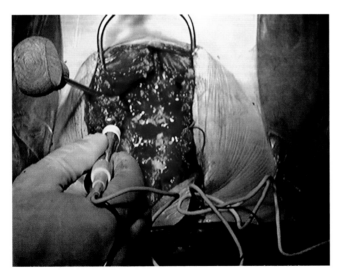

图 36.5　椎弓根钉道完成后直接刺激扩孔锥获得 EMG

图 36.7 患者的术前评估（a～b）完成内固定置入后的术中确认和记录（c～d）

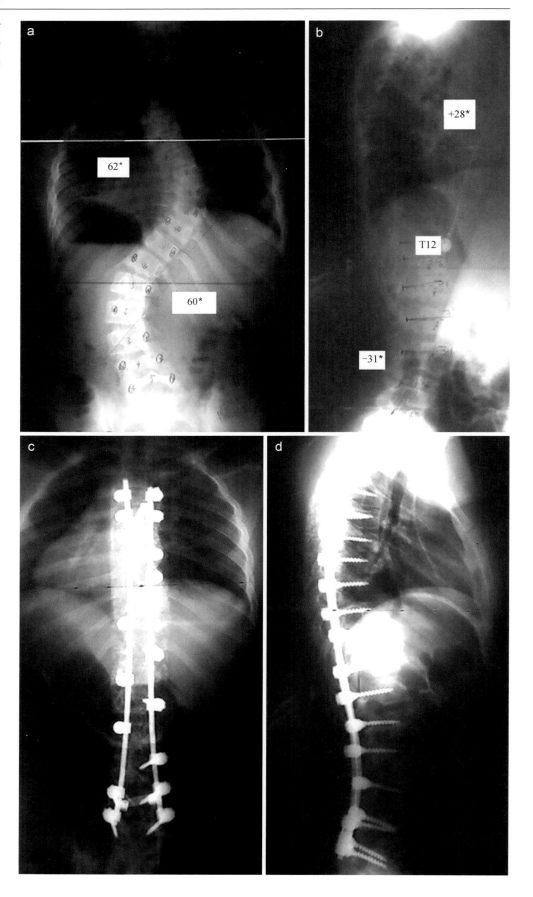

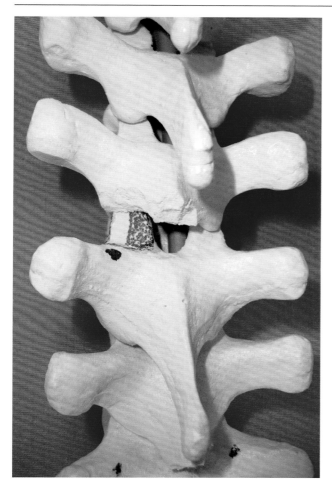

图 36.8　红色区域表示上关节突内半侧（必须避开），蓝色标记表示椎弓根螺钉的置钉点

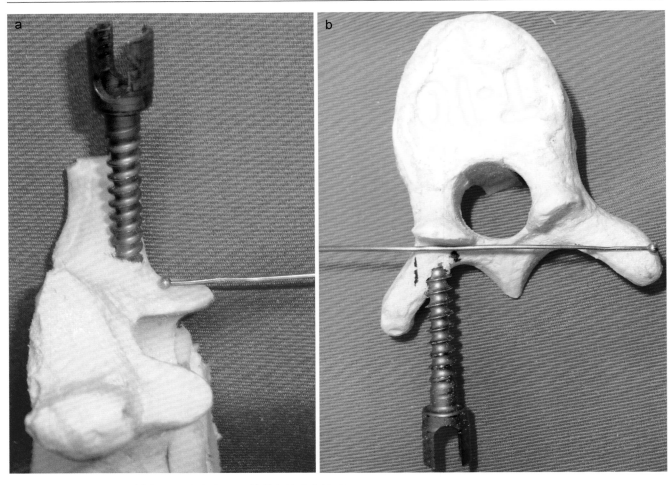

图 36.9　矢状面（a）和横断面（b）螺钉和上关节突的垂直关系

参考文献

1. Bergeson RK, Schwend RM, DeLucia T et al (2008) How accurately do novice surgeons place thoracic pedicle screws with the free hand technique? Spine 33(15):E501–E507
2. Chung KJ, Suh SW, Desai S et al (2008) Ideal entry point for the thoracic pedicle screw during the free hand technique. Int Orthop 32:657–662
3. Kim YW, Lenke LG, Kim YJ et al (2008) Free-hand pedicle screw placement during revision spinal surgery. Spine 33:1141–1148
4. Modi HN, Suh SW, Fernandez H et al (2008) Accuracy and safety of pedicle screw placement in neuromuscular scoliosis with free-hand technique. Eur Spine J 17:1686–1696
5. Ofiram E, Polly DW, Gilbert JRTJ et al (2007) Is it safer to place pedicle screws in the lower thoracic spine than in the upper lumbar spine? Spine 32:9–54
6. Schizas C, Theumann N, Kosmopoulos V (2007) Inserting pedicle screws in the upper thoracic spine without the use of fluoroscopy or image guidance. Is it safe? Eur Spine J 16:625–629

第七部分　腰椎前路手术

第 37 章　手术技术与植入物概述

Karsten Wiechert，Felix Hohmann

37.1　引言

前路腰椎手术的概念已经确立了几十年并且其治疗范围涵盖了腰椎前柱的各种病变类型。外科技术种类繁多，大多数是标准化的操作，依据病理类型、具体解剖结构和特殊植入物的应用来满足不同的手术目的。手术入路包括前路和前外侧入路（开放性，小切口或者经皮穿刺），手术利用到多种器械（钉板系统、钉棒系统、椎体间融合器、椎体置换装置、人工椎间盘和髓核置换系统）。

37.2　手术入路

37.2.1　经典手术入路

- 胸腰段手术入路（T_9 ~ L_5 Hodgson 经胸膜-腹膜后入路[6]）。
- T_4 ~ L_5 双侧胸廓切开的胸腰部手术入路。
- Mirbaha T_{11} ~ L_5 经腹膜后-胸膜外入路[9]。
- L_2 ~ L_5 腰椎前外侧腹膜外入路。
- L_4 ~ S_1 经腹膜或腹膜后腰骶结合部入路[2]。

上述手术入路创伤较大，主要用于侧凸、后凸畸形和肿瘤病例的前路矫形融合手术。

37.2.2　微创手术入路

目前有许多标准化的腰椎微创技术，可有效地显露到达相应病变位置并且进行手术治疗。这些微创技术的特点是充分利用人体已存在的解剖通道，使手术的损伤最小化。大部分的微创技术可以有效显露目标结构（椎间盘、椎体）。前路小切口入路技术利用特殊的牵开器系统，如 SynFrame 系统（Synthes）[1]，Activ-O 系统（Aesculap）。这些牵开器可缩短手术切口且有效地保护术野周围的正常组织。即使是腰椎结构重建或者椎体置换术，也能经前外侧入路实现。如今，随着内窥镜技术的发展，可在前路椎体间融合手术中全程或者非全程的内窥镜辅助下得以实现[18]。然而一些作者却更赞同微创入路后的非内窥镜辅助手术（例如 MiniALIF）（ALIF-Anterior Lumbar Interbody Fusion 前路腰椎椎体间融合术）[4,8]。另外，经皮穿刺路径亦是有效的。以下是一些较为普遍且常用的手术入路：

- L_2 ~ L_5 微创前路腰椎椎体间融合前外侧入路
- L_2 ~ S_1 微创中线入路
- L_3 ~ S_1 直肠旁入路
- 前外侧经腰大肌入路 ALPA

L_2 ~ L_5 微创前路腰椎椎体间融合前外侧入路

Mayer[8] 首次提出了微创前路腰椎椎体间融合入路。这种入路技术的关键在于：精确的定位，在皮肤表面标记出手术部位的投影并且完全钝性分离肌肉间隙、腹膜，显露椎间盘。这是一种显露椎间隙的通用技术。在一些病例中，胸廓的结构有可能会限制手术通路，所以确定胸廓结构变异非常重要。手术入路技术中的每一步都是标准化操作，有效地预防了术后并发症的发生。目前，微创前路腰椎椎体间融合技术是腰椎前外侧入路的金标准[8]。

L_2 ~ S_1 微创中线入路

此种入路技术与前外侧入路技术基于同样的外科原则。随着椎间盘替代物的出现，通过中线精确放置椎间盘假体的需求得到了极大的重视。治疗这一类患者，此种入路技术在促进微创外科技术上起到了极其重要的作用。腹壁可直接钝性分离和显露腹膜。这种技术可以经腹膜后切开也可以经腹膜直接显露腰椎前弧。这一入路如有必要时可进行简单的扩展，适用范围为 L_1 至骶椎。虽然单节段入路和多节段入路都很容易实现，但是在多节段手术中术野的显露受到了很大限制。

$L_2 \sim S_1$ 直肠旁入路

此入路利用了腹直肌旁解剖间隙。即使是在多节段手术中，也能运用这种入路技术安全方便地暴露腰椎手术部位，并且在可能的腰椎重建手术类型中均可实现。但是，由于解剖和组织限制，中线入路置换术（例如 TDR-total disc replacement 全椎间盘置换术）还不是很理想。

AIPA 前外侧经腰大肌入路

此入路专注于达到腰椎运动节段的严格的外侧通道，并且最初是为髓核置换术所设计的。在钝性分离腹壁后，显露腰大肌，切断肌纤维到达椎间隙。操作中要极其注意避免损伤腰骶部神经丛，且在此入路建立过程中提倡使用神经监测仪实时监测神经的状态。

37.2.3　内窥镜入路

关于腰椎内窥镜技术的介绍有很多。一种球囊辅助腹膜外技术可经由前外侧入路分离腹膜壁。此操作中需特别注意要移开髂部血管以防止手术过程中损伤血管造成严重后果。关于技术方面必须要提及的是，在处理终板时作者可以利用内窥镜清晰地观察手术操作部位。但是，陡峭的学习曲线，加上基于外科训练和植入物及限制器械的医学伦理考量，都使得这种技术在（骨外科和神经外科学领域）前路脊柱手术中受到限制。

37.3　置入物

满足腰椎专业技术的置入物已数不胜数。在此概要介绍一些通用性能的置入物，并没有试图去涵盖所有方面。以下是一些前路腰椎手术用到的常见置入物：

- 椎体间融合置入物

- 全椎间盘置换物
- 椎体置换物
- 前路钉棒系统
- 前路张力钢板

37.3.1　椎体间融合置入物

这种类型的置入物在前路脊柱手术中起到了非常重要的作用。它能被拆分为几个种类，每一种类都有其特殊的用途：

- 椎间融合器
- 加有固定装置的独立置入物
- 髓核置换物
- 全椎间盘置换物

椎体间融合器

这种融合器放置在预留的椎体间空间中，作用是促进运动节段的融合。市场上有许多不同形状和设计的融合器。融合器首先需具备足够大的接触面以便分散载荷压力，其次要有开放结构促进骨组织长入其中继而使上、下椎体相互融合。融合器的设计与材质亦非常重要，它需与影像学系统兼容以便可以评价融合状态。置入物稳固的初期固定是另外一个重要要求。大多数椎体间融合器是不同材质（钛、聚醚醚酮、钽）[12] 的盒式装置。一些融合器带有前凸角度；其他的一些是适应腰椎终板解剖生理曲度的融合器。通常，用在前路手术中的椎间置入物较后路手术的置入物能覆盖更多的终板。具体置入物的影像学的结果在诸多文献中有报道。

单独置入物

经典的 360° 融合带来的外科创伤导致能提供相同生物力学稳定性的其他方法的发展，微创前路手术入路涉及具有明确风险的标准化外科技术。单独置入物包含了附加的骨皮质螺钉固定装置，其生物力学测试显示其能提供与 360° 融合技术相当的稳定性 [3, 15-16]。无固定系统的前路独立置入物缺乏前屈、后伸运动或左右侧屈运动的稳定性，出现这种情况的主要原因是前纵韧带的全部或部分切除 [10-11]。与前路钢板的结合非常重要，能提供前方张力带稳定性，增加侧弯运动和旋转运动的刚度。

37.3.2　髓核置换物

恢复脊柱运动段的运动和稳定性已成为趋势，这一趋势导致了髓核置换物技术的诞生。髓核置换装置的主要目的是防止椎间隙塌陷。此种置换物可通过前路、后外侧入路或后路置入。这种技术可置换髓核，它不仅尽力模仿正常髓核在轴向载荷与压缩强度方面的生物力学特性，而且这种置换物也具有水合性质，其主要由弹性聚合物构成。但是多数有严格研究方案的应用受到了较多限制，其远期疗效还不清楚。

37.3.3　全椎间盘置换物

全椎间盘置换装置在手术治疗腰椎退行性变患者上的作用越来越重要。置入物通过前路中线入路或前外侧入路置入体内，操作过程中需特别注意精确地将置入物置入中间线。中线全椎间盘置入，特别是在 $L_4 \sim L_5$ 节段存在一定的外科风险，因为此节段中线位置下有许多静脉分叉。发生并发症的可能性促使改良置入物和斜置入物技术得到了发展。在考虑到旋转中心和中间线，精确地放置全椎间盘置入物可能一样具有挑战性。

在临床应用中存在着许多设计理念。包括约束性、半约束性和非约束性设计，这些设计具有不同的骨接触面、相互关节的面和旋转中心。这些不同设计理念在中、长期优越性方面还没有被证实孰强孰弱。但是，这些置入物的设计已经在临床得到证实，能有效地保留运动并且达到可接受的临床治愈效果。全世界用于临床的置入物绝大部分是由合金和覆以钛合金制成，这使得术后患者无法再接受 MRI 检测。近些年这一领域一直存在置入物改良的挑战，早期研究表明翻修的全椎间盘置换物存在极大的风险，极易导致危及生命的并发症发生。目前用到的置入物仍被认为是"第一代"。

37.3.4　椎体置换

临床上需要切除椎体的手术适应证有很多。在腰椎，这些适应证主要集中在创伤畸形、肿瘤、转移瘤和感染。典型的是在 360° 节段重建加后路内固定的手术中椎体置换起到了至关重要的作用。虽然手术方案是由具体的病情决定，但是椎体重建却是一个共同的目的，即初始稳定性并且在三个平面上恢复脊柱的排列[5]。置入物一般由模块化部件构成。终板提供了一个安全的固定点并且可以向内生长进入附近的骨组织。同样为了保持矢状位的连续性，需要一定的前凸角。依据去主体部分，作者可以将椎体置换器划分为固定尺寸和可膨胀置入物。第一种固定尺寸置换的一个典型实例就是钛网（过去被称为 Harms 融合器）。这种置入物的尺寸在手术中根据具体的椎体情况而定，然后将其嵌入两椎体间间隙中桥连上下椎体。这种置入手术的后路的固定可能会抵消掉基本的节段矫正。可膨胀的融合器常见的有 Synex（Synthes）[14] 和 Hydrolift（Aesculap）融合器。这种模块化的置入物是组装起来的，当椎体被移除时会留下间隙，置入物填补这个间隙并且在精确放入后机械性膨胀。这就大大促进了矢状位上的矫正。依据不同的适应证，可能会加用后路内固定。在使用这种置入物时，腰椎与胸椎遵循同样的外科原则。（可参考本书相关章节）

37.3.5　单 / 双棒系统，前路钢板[13]

后路内固定术在 360° 融合手术中常会导致一定程度的手术创伤，但是在没有必要使用椎弓根螺钉的情况下，前路内固定术在稳定运动节段上起到至关重要的作用。其适应证包括：特发性脊柱侧凸畸形，创伤性脊柱后凸畸形，部分椎体或全椎体切除后的运动节段重建。这种置入物由经典或空心螺钉固定的小的锚定板和一个单 / 双棒系统组成。前方钢板一般是梯形结构并且有不同的型号。除了特发性脊柱侧凸畸形的矫正以外，这种系统的适用范围与棒系统是相同的。这种装置可通过前外侧入路置入，要求显露运动节段脊柱的侧面。在畸形矫正手术中，终板与锚定板固定于运动节段上，而钢棒在最终的矫正中起到了非常重要的作用。然而，在节段重建手术中，首先要放入置入物，在达到促进融合的最佳节段角度后保持矫正效果并在最后利用钉棒或钢板系统固

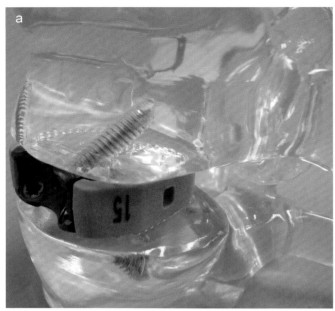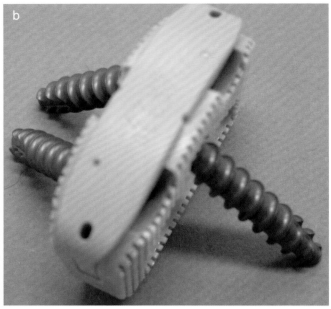

图37.1　（a）在脊柱模型的 $L_5 \sim S_1$ 水平 Synfix（Synthes）系统和（b）一个可对比的置入物 Sovereign（Medtronic）

定。在生物力学方面，所有将重点集中在角度稳定与轴向载荷传导上，要求置入物都能与360°融合起到相同的生物力学作用。前路张力带钢板构成了前路钢板的子系统。这一系统被认为是前路椎间装置的补充而补充在脊柱融合手术中，其置入的位置为前方中间线，修复因前纵韧带切断后导致的脊柱不稳。这种置入物增加脊柱的屈伸稳定性多于轴向旋转或侧屈。钢板覆盖在单一运动节段上，通过分叉螺钉分别固定于上、下椎体上。通过生物力学结果的比较，前路张力带钢板能够替代后路经椎弓根内固定并且达到相似的融合率。常见的前路钢板或前外侧钢板有腰骶椎联合固定系统 $L_5 \sim S_1$（Blackstone Medical），Pyramid（Medtronic）和 TSLP $L_5 \sim S_1$（Synthes）（图37.1，图37.2，图37.3，图37.4 和图37.5 ）。

37.4　特殊技术

最近引进 AxiaLIF 作为一种特殊的技术，能在椎体上置入经椎体的轴向螺钉[7]。此技术的适应证

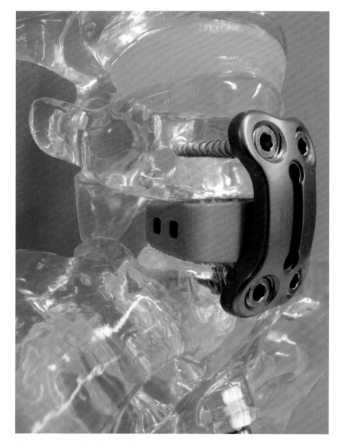

图37.2　在脊柱模型的 $L_5 \sim S_1$ 水平上前路 TSLP 金属板（Synthes）与 ALIF 融合器

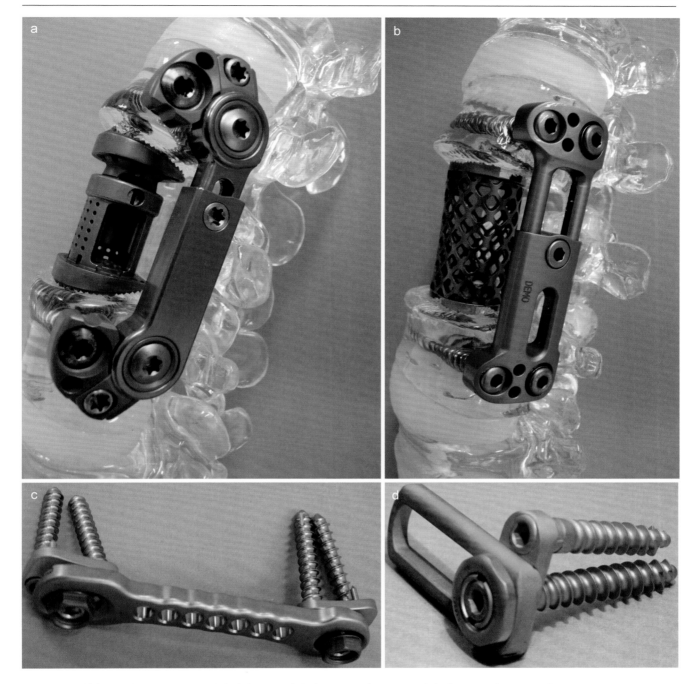

图 37.3　前外侧金属板（a）（Synthes）（b）（Synthes）（c）Vantage（Medtronic）（d）MACS（Aesculap）

为腰骶部或最低两个腰椎水平的腰椎间盘退行性变。手术时要求患者取俯卧位，在骶椎前经皮穿刺通过骶椎与腰 5 椎体钻孔。接下来从上述孔道中置入器械刮除椎间盘与终板并清理退变的组织，最后置入移植骨和模块化螺钉以促进撑开和融合。虽然一些研究表明这种技术与 ALIF 具有相同的生物力学效果，但独立的中长期预后有待观察。需要在这里再次提醒的是：发生致命并发症的潜在危险性有报道，如肠道损伤感染。

（余辉、郝松　译，钟招明　审校）

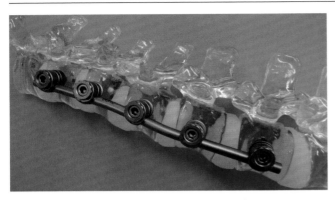

图 37.4 前路钉棒系统（腹侧 USS，Synthes）

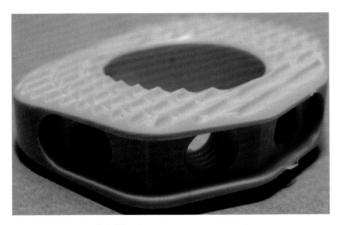

图 37.5 ALIF 融合器 （A-Space，Aesculap）

参考文献

1. Aebi M, Steffen T (2000) Synframe: a preliminary report. Eur Spine J 9:44–50
2. Bauer R, Kerschbaumer F, Poisel S (1991) Orthopädische Operationslehre. Band I, Wirbelsäule. Stuttgart/Thieme, New York
3. Cain MJ, Schleicher P, Gerlach R et al (2005) A new stand alone ALIF device: biomechanical comparison with established fixation methods. Spine 30:2631–2636
4. Dewald CJ, Millikan KW, Hammerberg KW et al (1999) An open minimally invasive approach to the lumbar spine. Am Surg 65:61–68
5. Dvorak MF, Kwon BK, Fischer CG (2003) Effectiveness of titanium mesh cylindrical cages in anterior column reconstruction after thoracic and lumbar vertebral body resection. Spine 28: 902–908
6. Hodgson AR (1974) Anterior surgical approaches to the spinal column. Advances in orthopedics. Williams & Wilkens, Baltimore
7. Marotta N, Cosar M, Pimenta L et al (2006) A novel minimally invasive presacral approach and instrumentation technique for anterior L_5~S_1 intervertebral discectomy and fusion: technical description and case presentations. Neurosurg Focus 20(1):E9
8. Mayer HM, Wiechert K (1998) Ventrale Fusionsoperationen an der Lendenwirbelsäule Mikrochirurgische Techniken. Orthopade 27:466–476
9. Mirbaha MM (1971) Anterior approaches to the thoraco-lumbar junction of the spine by retroperitoneal extrapleural technic. Clin Orthop 91:12–18
10. Pellise F, Puig O, Rivas A et al (2002) Low fusion rate after L_5~S_1 laparoscopic anterior lumbar interbody fusion using twin stand-alone carbon fiber cages. Spine 27:1665–1669
11. Ray CD (2002) Ray threaded titanium cages for stand-alone lumbar interbody fusions: 6-years follow up study. In: Kaech DL, Jinkins JR (eds) Spinal restabilisation procedures. Amsterdam/Elsevier, Boston/London, pp 121–133
12. Spruit M, Falk RG, Beckmann L et al (2005) The in vitro stabilisation effect of polyetheretherketone cages versus a titanium cage of similar design for anterior lumbar interbody fusion. Eur Spine J 14:752–758
13. Thalgott JS, Kabins MB, Timlin M (1997) Four years experience with the AO anterior thoraco-lumbar locking plate. Spinal Cord 35:286–291
14. Vieweg U (2007) Vertebral body replacement system Synex in unstable burst fractures of the thoracic and lumbar spine. J Orthop Traumatol 8:64–70
15. Vieweg U, Liner M, Neurauter A et al (2006) Biomechanical study of a stand-alone cage TOPAZ for the lumbar spine with and without additional posterior fixation. Eur Spine J 15:1561–1562
16. Weber J, Vieweg U (2006) Anterior lumbale interkorporelle Fusion (ALIF) mit einem stabilisierenden Cage. Z Orthop Ihre Grenzgeb 144:40–45
17. Zdeblick TA, David SM (2000) A prospective comparison of surgical approach for anterior L_4~L_5 fusion. Laparoscopic versus mini anterior lumbar interbody fusion. Spine 25:2682–2687
18. Zuckerman JF, Zdeblick TA, Bailey SA et al (1995) Instrumented laparoscopic spinal fusion. Preliminary results. Spine 20:2029–2034

第 38 章　利用植骨或融合器的腹侧入路椎体间融合术

Karsten Wiechert，Felix Hohmann，Uwe Vieweg

38.1　引言

自 Mayer[4] 于 1988 年第一次提出了经典 mini-ALIF 技术，至今它仍然是现代前路腰椎外科技术的一个标准。这一技术的广泛运用部分得益于能在短期内掌握其标准化的、阶梯式的外科技术能在短期内掌握。另外一个重要因素是因为其完整的适用范围能涵盖绝大部分腰椎前路手术的适应证。最初出版的经典 mini-ALIF 技术实际上提出了两种不同的技术：一种是 $L_2 \sim L_3$、$L_3 \sim L_4$ 和 $L_4 \sim L_5$ 节段微创前外侧腹膜后入路，另一种为前路经腹膜或腹膜后中线 $L_5 \sim S_1$ 入路。

38.2　适应证

- 椎间盘退行性疾病。
- 后路内固定术后的退变或滑脱。
- 腰椎术后翻修，如假关节形成。
- 骨折。
- 创伤性脊柱后凸畸形。
- 脊柱炎 / 椎间盘炎。

38.3　禁忌证

- 本手术不存在绝对禁忌证，但是需要特别注意的是一些以前有过广泛腹膜后手术或放射治疗的患者。

38.4　技术条件

前方入路手术需要具备各种技术支持，如合适的定位装置、普通外科与血管外科手术备用设施以及并发腹腔内损伤的处理方案。手术时需要配套的器械，特别是要考虑到器械的长度（双极电凝，腹腔镜套筒）和尺寸合适的置入物。术前方案必须有血管位置的说明，特别是只进行前路手术时。盆腔血管的位置可以通过 CT 血管造影术获取。常规的正侧位 X 线片可以提示髂峰与 $L_4 \sim L_5$ 水平的关系。手术还需具备合适的可透视手术台，一台在术中进行透视的 C 臂透视机以及提供手术照明的氙灯。患者取 Trendelenburg 卧位或 daVinci 体位时，可调节手术台与辅助定位有利于前方入路的建立，这两个因素有助于腹外侧入路手术（图 38.1）。这两种技术均需要安装框架式牵开器（SynFrame，Synthes；activ O retractor，图 38.2，Aesculap；或 Miaspas，图 38.3，Aesculap），尤其是在手术操作过程中没有助手的时候[1]。手术入路类型需依据外科解剖特点、主要血管位置以及适应证选择侧方腹膜后入路、旁直肠入路、中线腹膜后入路或者中线经腹膜入路（图 38.4a、b）。

38.5　手术方案、术前准备与体位

38.5.1　前路中线腹膜后或经腹膜入路

在 daVinci 体位下前路中线入路最容易建立（图 38.1a）。在全椎间盘置换术中，腰椎可能不会被拉

227

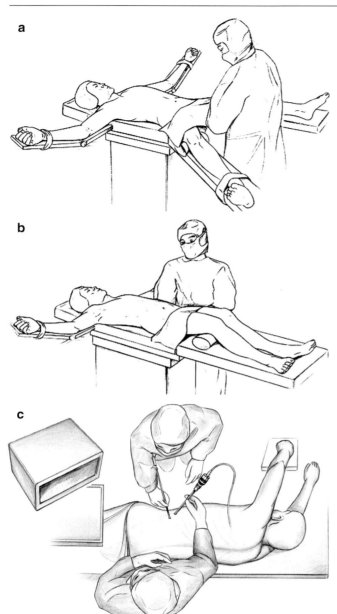

a

b

c

图 38.1 不同体位：L₅～S₁ daVinci 体位：（a）常规仰卧位用于下腰椎的两节段手术（b）和侧卧位：用于腹外侧入路经内窥镜辅助下腰椎手术（c）（With permission of Aesculap AG，Tuttlingen，Germany）

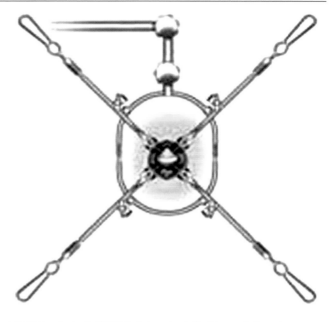

图 38.2 Activ O 牵开器（Aesculap）（With permission of Aesculap AG，Tuttlingen，Germany）

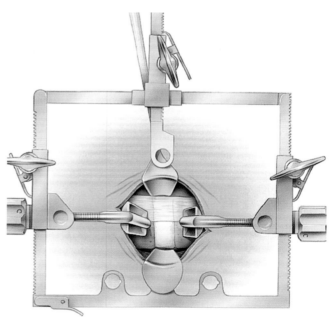

图 38.3 Miaspas ALIF 牵开器（Aesculap）（With permission of Aesculap AG，Tuttlingen，Germany）

伸。在前路中线入路时，主张在术前详细掌握血管的解剖位置，特别要考虑到解剖学变异与目标椎间盘附近血管及其分支的投影。前路中线入路同时要求在侧位 X 线透视引导下标记椎间盘位置。

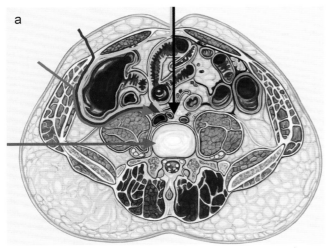

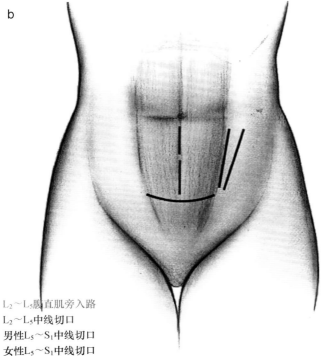

L$_2$~L$_5$腹直肌旁入路
L$_2$~L$_5$中线切口
男性L$_5$~S$_1$中线切口
女性L$_5$~S$_1$中线切口

图 38.4　不同的前路腰椎入路（黄色线条为中间线腹膜后入路，黑色线条为中间线经腹膜入路，蓝色线条为旁直肠经腹膜后入路）和各种通路建立所需皮肤切口（b）（With permission of Aesulap AG Tuttlingen，Germany）

38.5.2　侧方经腹膜后入路（L$_2$~L$_3$，L$_3$~L$_4$，L$_4$~L$_5$）

　　从左侧通过腹膜后入路达到 L$_2$~L$_3$、L$_3$~L$_4$ 和 L$_4$~L$_5$ 节段。在侧方经腹膜后入路手术中，考虑到融合水平，患者取右侧卧位的同时手术床需向

背侧倾斜。上腰椎水平的手术向背侧倾斜约 40°，下腰椎水平（L$_4$~L$_5$）需要倾斜 20°左右，L$_3$~L$_4$ 节段向背侧倾斜 30°。如果手术床的角度刚好使患者腰部向右侧弯曲，那么腰大肌的分离将会变得非常容易。这样同样增加了肋骨与髂骨之间的距离。如果左下肢采用伸展膝关节的体位，腰大肌上的张力将增强，有助于切断腰大肌。前外侧入路的建立需要考虑到肋骨与髂嵴的影响。如果第 11 肋遮挡住了 L$_2$~L$_3$ 椎间盘，则需延长前方的皮肤切口长度。侧方入路手术前通常建议在皮肤表面标记下椎间盘水平与椎间盘中心位置。皮肤切口需斜行穿过椎间盘中心在体表投影位置。

38.6　手术方法

38.6.1　手术入路

38.6.1.1　前路中线入路（L$_5$~S$_1$）

- 中线入路适用于 L$_5$~S$_1$ 水平手术。腹部横切口或竖式线性切口均有可能用到（图 38.4b）。
- 侧位 X 线透视下标记椎间盘在体表的投影。对于单节段融合手术，5cm 左右的皮肤切口应该足够（图 38.5），还需视切口内病理情况而定。
- 在腹直肌肌筋膜作深度为几个毫米的正中切口（图 38.6）。
- 以钝性手术器械向内侧推开腹膜，首先是从肌肉的后面，然后是从侧腹壁（图 38.7）。
- 在前路中线入路手术中，切开皮肤及皮下组织至腹膜前，一般向左侧分离腹膜。直至找到腰大肌并且充分显露腰大肌前缘。有时可能需要切开部分腰大肌以充分显露。然后将输尿管和网膜囊游离过中线。
- 如有必要需凝固并切断部分腹壁血管。
- 小心仔细地将输尿管与骶前血管丛推开，使其与腹膜紧贴在一起（避免凝固）。
- 结扎并切断骶内侧主要血管的分支血管（图 38.8）。
- 重要的解剖标志有前纵韧带的外侧缘、交感神经丛和左侧髂总静脉外侧缘（尤其在 L$_4$~L$_5$ 水平）。

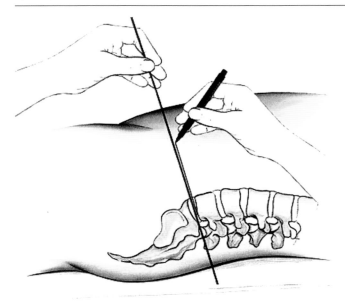

图 38.5　在 X 线透视下做皮肤切口标记，务必使切迹在椎间隙延长线上（With permission of Aesculap AG，Tuttlingen，Germany）

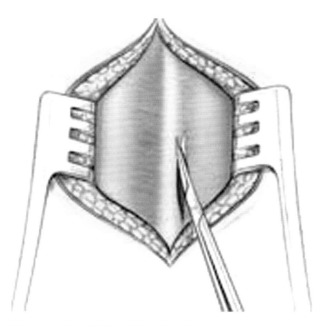

图 38.6　腹直肌肌筋膜上的直线切口（With permission of Aesculap AG，Tuttlingen，Germany）

- 在 X 线透视检查确认显露部位为正确的手术节段后，放入牵开器，准备椎间融合（图 38.9a、b）。

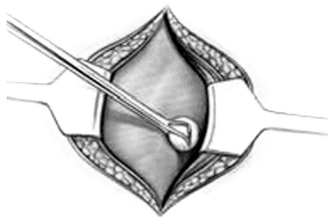

图 38.7　以钝性手术器械向内侧推开腹膜，首先是从肌肉的内侧面，然后是从腹壁侧（With permission of Aesculap AG，Tuttlingen，Germany）

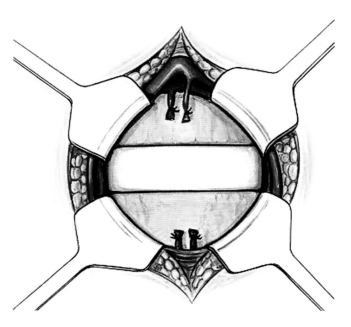

图 38.8　结扎并切断内侧骶主要血管的分支血管（With permission of Aesculap AG，Tuttlingen，Germany）

38.6.1.2　前路旁直肠入路（$L_2 \sim L_3$，$L_3 \sim L_4$，$L_4 \sim L_5$）

在上腰椎区域建立前路经直肠旁入路相当容易，但导致腹部肌肉失去神经支配的风险较高。

- 纵行切开腹直肌外侧缘与肌肉交界处的筋膜。
- 以钝性手术器械推开腹膜，同时密切观察腹壁血管。

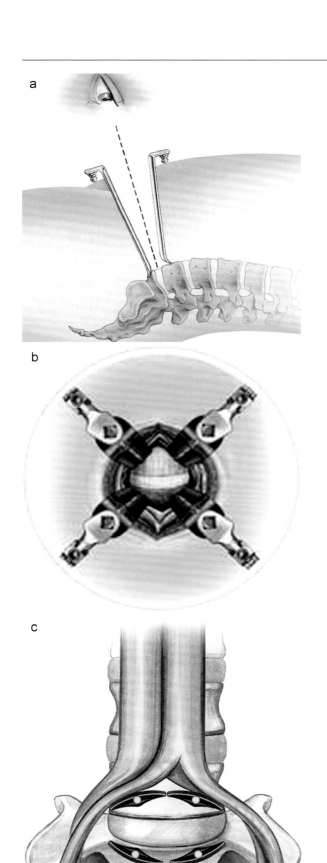

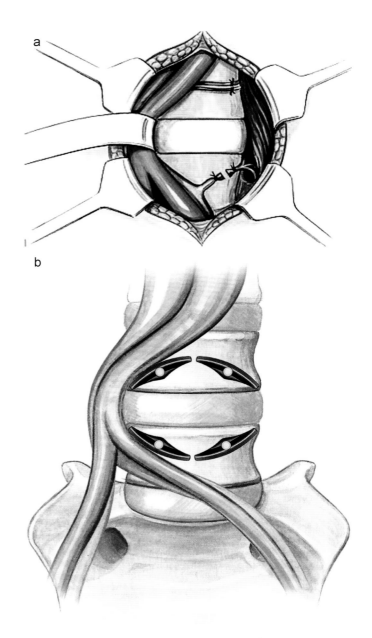

图 38.9　牵开器的放置：(a)侧面观；(b)正面观；(c)牵开器与血管分叉的最佳位置关系

图 38.10　(a)结扎并切断邻近椎体的供血血管，结扎并切断腰升静脉以达到 L$_4$～L$_5$ 节段。(b)显露椎间盘前缘时最佳的牵开器放置位置（With permission of Aesculap AG, Tuttlingen，Germany）

- 输尿管与其附近的腹膜需从手术处游离并移开。
- 在腰大肌前缘处显露腹外侧的脊柱。
- 结扎并切断邻近椎体的供血血管。如果手术位于 L₄ ～ L₅ 节段，为了使主要的血管能游离移到对侧，需结扎并切断腰升静脉。
- 向侧方游离交感神经干。
- 注意：在中间线标记入路手术时，患者腹腔脏器与肌肉收缩时可能导致体位改变，手术台调节出一定的侧倾角可以抵消这种体位改变。

38.6.1.3 侧方入路

- 在侧方入路手术中，建议在皮肤上标记出椎间盘水平与椎间盘中心位置，皮肤切口斜行经过椎间盘中间点在体表的投影。
- 椎间盘中心线与腹外斜肌纤维走行方向是平行的，于椎间盘中心线的体表投影上行 5 ～ 8cm 的皮肤切口。
- 侧方入路的建立过程包括钝性分离腹壁的三层肌肉及其腱膜，然后钝性分离至腰大肌以显露腰大肌前缘。
- 顺着肌纤维走行方向分离每层肌肉（腹外斜肌、腹内斜肌、腹横肌）（图 38.11）。
- 手术中必须注意保护第 10 ～ 12 肋间神经。由于髂腹下神经 / 腹股沟神经偶尔会从腹内斜肌与腹横肌两肌层穿过，所以同样需要注意保护。
- 为了防止腹膜的破裂，腹横肌需要尽可能分

离开。腹横肌侧方下存在很多腹膜后脂肪组织。此外，腹膜大部分主要附着在腹横肌中间部分的内壁。
- 利用 Cottonoids 和 Langenbeck 牵开器小心钝性分离腹膜间隙。
- 显露过程中第一个解剖学标志是腰大肌（图 38.12）。
- 利用钝性拉钩将包括输尿管和血管网的椎旁组织轻柔地向中线拉开，拉钩前端从椎间盘侧缘切入并作锐性分离（图 38.13）。通常可见到左髂总静脉。
- 从椎体的腹外侧面开始非常仔细地分离组织，显露椎间隙下椎体的部分血管（图 38.14）。
- 下方椎体的部分血管需要用血管夹结扎，然后切断夹闭的血管并将其从椎体表面切除。
- 然而，在 L₃ ～ L₄、L₂ ～ L₃ 水平却很少有必要切除。在 L₄ ～ L₅ 水平，腰升静脉可能会挡住术野的下外侧视线，所以需要将其夹闭结扎并切除（图 38.15）。
- 切除范围不应向后延伸至神经根出口根部以防止激惹腰神经根。
- 在透视情况下证实椎间隙水平。

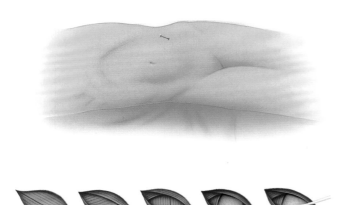
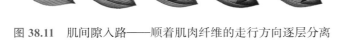

图 38.11 肌间隙入路——顺着肌肉纤维的走行方向逐层分离肌肉（With permission of Aesculap AG，Tuttlingen，Germany）

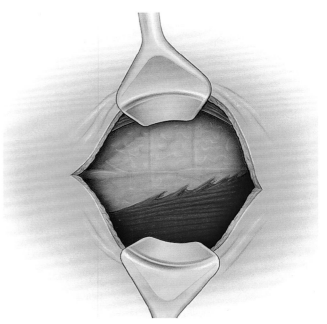

图 38.12 显露腰大肌（With permission of Aesculap AG，Tuttlingen，Germany）

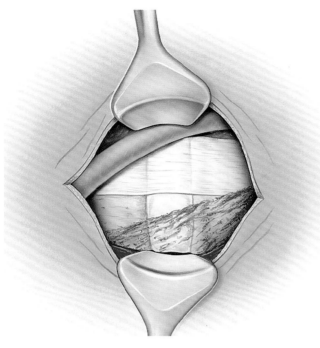

图 38.13　椎旁组织，用钝性拉钩将输尿管与血管网轻柔地从中间移走（With permission of Aesculap AG，Tuttlingen，Germany）

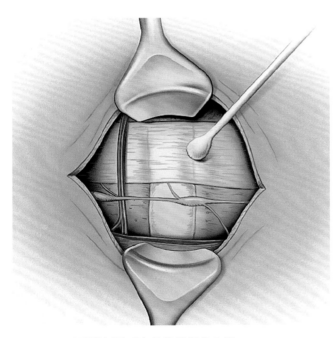

图 38.14　显露椎间隙下方椎体的部分血管

- 切除平行于椎体终板的纤维环后可确定椎间隙的方位。

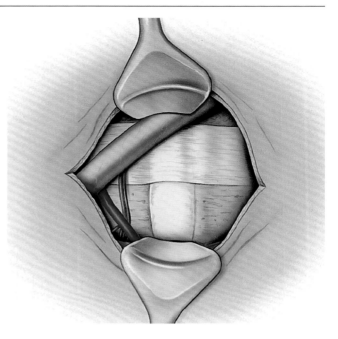

图 38.15　在 L_4 ～ L_5 水平，腰升静脉可能会挡住术野的下外侧视线，所以需要将其夹闭结扎并切除（With permission of Aesculap AG, Tuttlingen, Germany）

38.6.2　椎间融合与器械

在 mini-ALIF 入路手术中器械是完全不受限制的，任何用于脊柱融合的椎体间融合器或者移植骨的器械均适用这种入路[3,5-6]。任何前路椎体间融合术，包括那些使用自体移植或同种异体移植的融合术都可在这一入路中使用。

38.6.2.1　自体髂骨植骨椎体间融合

- 利用钻孔器在邻近椎体的骨皮质上垂直钻孔，以便牵拉螺钉的置入。
- 进针点位于前纵韧带外侧缘，距椎间隙大约 5 ～ 8mm 处。
- 钻孔器钻入安全范围深度为 10mm，仅需穿透椎体前外侧皮质骨即可，然后经此孔置入专门设计的锚定螺钉（图 38.16）。
- 放入牵开器支架，肌肉剥离子从外侧将腰大肌牵开，同时用钝性剥离子插入中间牵开腹膜后血管（图 38.17a、b）。
- 切除椎间盘并备好移植床，用凿子小心清除终板（图 38.18）。
- 用磨钻磨平软骨下骨（图 38.19）。
- 用游标卡尺测量移植用髂骨的高度和宽度（图

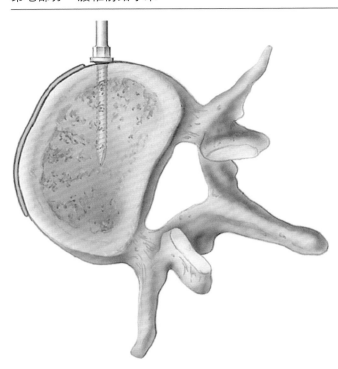

图 38.16 置入专门设计的锚定螺钉（With permission of Aesculap AG, Tuttlingen, Germany）

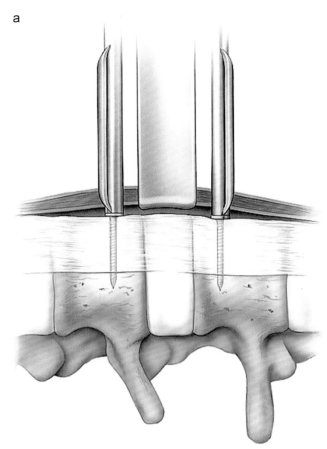

38.20 和图 38.21 ）。

- 在同侧髂嵴的外侧通过一个小切口获取三面皮质骨的移植骨。移植骨取自髂嵴的中部，将双锯刀调整到移植骨的尺寸后凿开移植骨块，然后借助骨刀将其取出。
- 在移植骨上钻取一个小洞，将移植骨固定于持骨器并且将其植入椎间隙（图 38.22 ）。

38.6.2.2　ALIF 融合器椎体间融合

- 利用绞刀、咬骨钳、刮勺和骨勺清除椎间盘。有弯曲角度的器械可用于外侧入路。最后用锉刀刮除软骨终板（图 38.23 和图 38.24 ）。
- 利用试模决定最终植入物的大小（图 38.25 ）。试模的高度范围为 9 ～ 19mm，增量为 2mm，组装植入物和嵌入器。在装上试模之前，嵌入器刻度需调到深度刻度线的第一条线上。用 T 形手柄杆将试模置入椎间隙，嵌入器调整到最适移植位置。为了更方便地去除试模，建议用直接锤击代替 T 形手柄杆。
- 融合器中可填充骨或者骨替代材料，根据先

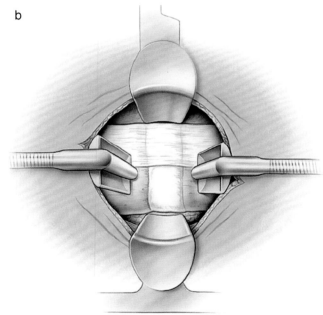

图 38.17 在外侧安装牵开器挡片的侧面观（a）和正面观（b）

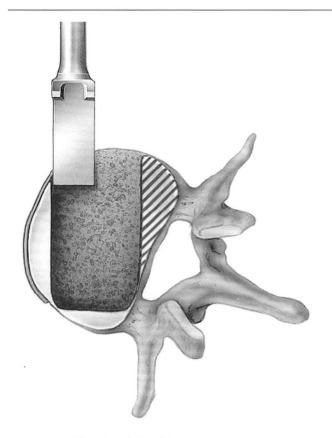

图 38.18 用凿子小心去除终板（With permission of Aesculap AG, Tuttlingen, Germany）

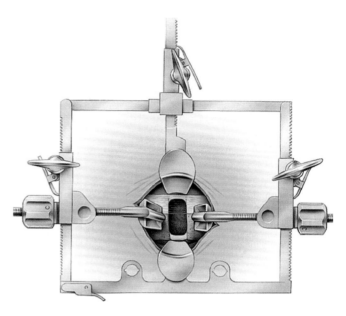

图 38.20 术中椎间盘切除后 Miaspas 牵开器的位置（With permission of Aesculap AG, Tuttlingen, Germany）

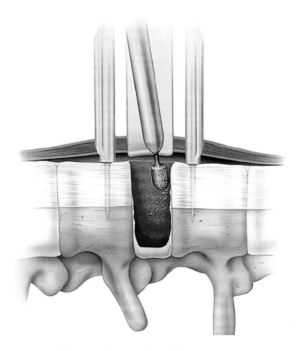

图 38.19 用磨钻将软骨下骨磨平（With permission of Aesculap AG, Tuttlingen, Germany）

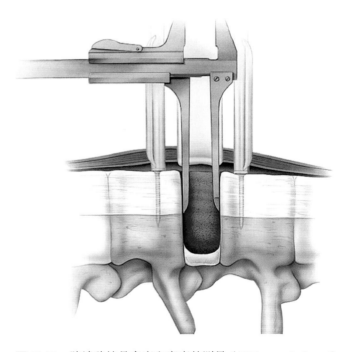

图 38.21 髂嵴移植骨高度和宽度的测量（With permission of Aesculap AG, Tuttlingen, Germany）

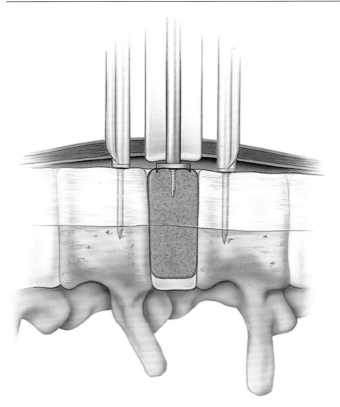

图 38.22 用嵌入器将移植骨植入椎间盘（With permission of Aesculap AG, Tuttlingen, Germany）

前嵌入器的深度位置可预调整第二次的植入。如有必要，融合器嵌入后可用长柄器械敲击融合器以调整位置（图 38.26）。

38.6.2.3 前路和前外侧路钢板固定

很多固定系统都能稳定前方或前外侧腰椎。常见的固定系统有钉板系统（如 TSLP，Synthes；MACS，Aesculap；Pyramid，Medtronic），钉棒系统（如 VentroFix，Synthes）和融合器加钢板（例如，SynFix，Synthes）。在腰椎前路或前外侧路固定手术中运用牵开系统（例如，Activ O，Aesculap；SynFrame，Synthes）可以有效减小手术创伤。牵开器挡片的准备与固定能使器械固定容易很多。例

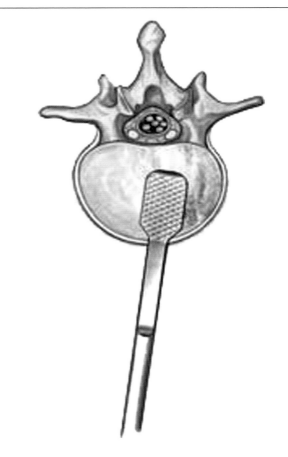

图 38.23 利用绞刀、咬骨钳、刮勺和骨勺清除椎间盘。用锉刀刮除软骨终板（With permission of Aesculap AG, Tuttlingen, Germany）

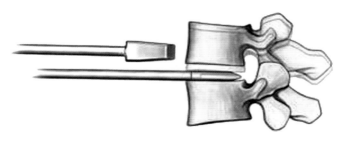

图 38.24 椎间盘切除后，水平插入空心刮尺并旋转刮尺（With permission of Aesculap AG, Tuttlingen, Germany）

图 38.25　利用试模来确定最终植入物的大小。用嵌入器植入试模（With permission of Aesculap AG, Tuttlingen, Germany）

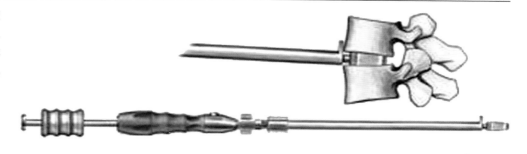

图 38.26　融合器嵌入后可用长柄器械敲击融合器以调整位置（With permission of Aesculap AG, Tuttlingen, Germany）

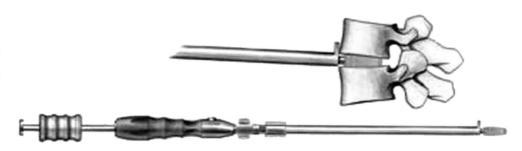

如，Activ O 牵开器常放置在节段的头端和尾端并用钢针固定。其他挡片牵开腹部脏器和腰大肌（图 38.27a、b）。利用牵开器的挡片将腰大肌从腹侧推向背侧。作者不建议像经肌肉的 XLIF 入路直接穿透腰大肌。TSLP（Synthes）系统的临时固定针可使其操作简便。用钢针将钢板固定在脊柱腹侧。术中对行 X 线检查确定钢板位置后，用 4 枚螺钉将钢板固定在一个稳定的角度上[2,7-8]。当使用融合器加钢板时手术入路可以更小（SynFix，Synthes；Topaz，Ulrich），缩短了手术时间。

38.7　技术要点

- 当无法准确找到血管解剖位置或存在血管解剖变异时，建议对患者经行术前彩色三维 CT 血管造影。
- 放置手术体位后，术前必须对患者手术节段进行两个方位 X 线检查的确认。
- 有时，手术床或床底会挡住某一面的视线。术前检查后调整手术床倾角可减少术中 X 线反复透视定位的次数，这样就能减少对患者和术者的辐射显露。

（余辉、郝松　译，钟招明　审校）

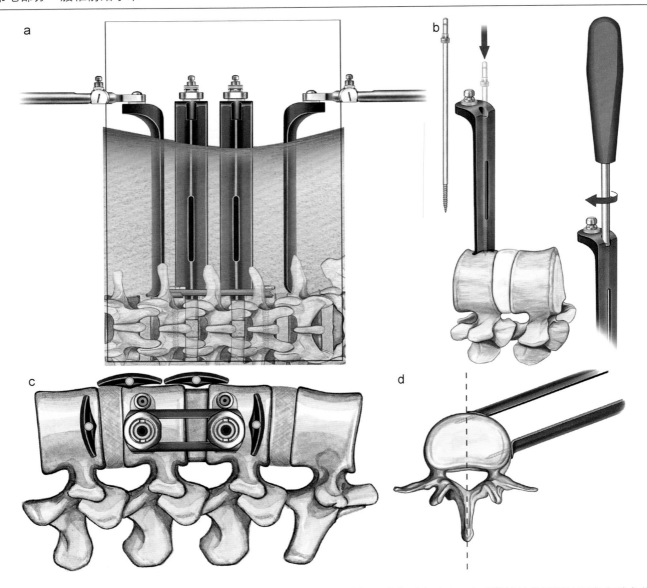

图 38.27 （ a ～ d ）利用牵开系统（Activ O，Aesculap）行腰椎腹外侧入路内固定置入。牵开器挡片常用钢针固定在手术节段的头、尾侧。用其他挡片牵开腹部脏器与腰大肌

参考文献

1. Aebi M, Steffen T (2000) Synframe: a preliminary report. Eur Spine J 9:44–50
2. Cain MJ, Schleicher P, Gerlach R, Pflugmacher R et al (2005) A new stand alone ALIF device: biomechanical comparison with established fixation methods. Spine 30:2631–2636
3. Dvorak MF, Kwon BK, Fischer CG (2003) Effectiveness of titanium mesh cylindrical cages in anterior column reconstruction after thoracic and lumbar vertebral body resection. Spine 28:902–908
4. Mayer HM, Wiechert K (1998) Ventrale Fusionsoperationen an der Lendenwirbelsäule. Mikrochirurgische Techniken. Orthopade 27: 466–476
5. Thalgott JS, Giuffre JM, Klezl Z, Timlin M (2002) Anterior lumbar interbody fusion with titanium mesh cages, coralline hydroxyapatite, and demineralised bone matrix as part of a circumferential fusion. Spine J 2:63–69
6. Spruit M, Falk RG, Beckmann L et al (2005) The in vitro stabilisation effect of polyetheretherketone cages versus a titanium cage of similar design for anterior lumbar interbody fusion. Eur Spine J 14:752–758
7. Vieweg U, Liner M, Neurauter A et al (2006) Biomechanical study of a stand-alone cage TOPAZ for the lumbar spine with and without additional posterior fixation. Eur Spine J 15:1561–1662
8. Weber J, Vieweg U (2006) Anterior lumbale interkorporelle Fusion (ALIF) mit einem stabilisierenden Cage. Z Orthop Ihre Grenzgeb 144:40–45

第 39 章　全腰椎间盘置换

Christoph J. Siepe

39.1　引言

以腰椎运动节段的融合来治疗难治性腰背痛（LBP）有很多副作用，如增加邻近节段的发病率、上一节段的小关节医源性损害、小关节或骶髂关节源性症状或小关节肥厚并椎管狭窄[1-12]。为了避免上述及与融合相关副作用的发生，很多保护运动节段的新技术应运而生，例如全腰椎间盘置换术（TDR）。本章简要介绍使用 ProDisc Ⅱ人工椎间盘（Synthes, Paoli, PA；图 39.1）的 TDR 技术。

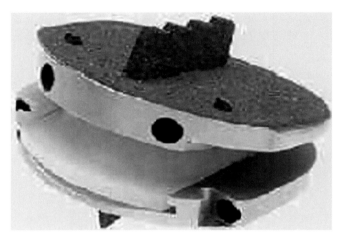

图 39.1　用于 TDR 的模块化，球窝形假体（ProDisc Ⅱ, Synthes, Paoli, PA）。凸起的聚乙烯嵌体嵌入底部终板（© by Synthes）

39.2　适应证

TDR 的主要适应证为伴有或不伴有 Modic 改变的腰椎间盘退行性疾病导致的主诉性和难治性腰背痛。文献报道其对于微创腰椎间盘切除手术史的患者和以腰背痛为主要症状的腰椎间盘退行性疾病的患者也具有良好效果[13]。可在单一节段或双节段进行该手术。但是多节段 TDR 手术预后不佳[14]。虽然这种技术很有挑战性，但是据报道显示：TDR 在腰骶以上节段的效果要强于在腰骶节段的效果[14]。作者不建议行两个节段以上的 TDR，因其可能增加腰椎不稳。

39.3　禁忌证

为了使 TDR 得到较好的预后，严谨的术前计划决策非常重要。TDR 的适应证与禁忌证已获得广泛的认同并且已有详尽的报道。由于已报道的禁忌证范围较广，融合治疗患者中有 3%～5% 适合行 TDR。常见的禁忌证为：

- 中央或外侧型椎管狭窄
- 神经根型病变为主
- 小关节病/伴有小关节受损症状
- 峡部裂/腰椎滑脱
- 脊柱不稳（后方结构变异或医源性改变，如椎板切除术后）
- 主要节段畸形/脊柱弯曲度改变（如脊柱侧凸）
- 骨代谢疾病（如明确的骨质疏松或骨量较少）
- 存在手术瘢痕和神经根病变
- 椎体受损（终板形状不规则）
- 有感染史或者潜在感染
- 金属过敏
- 脊髓肿瘤
- 受外伤的节段

39.4　技术条件

通过腹部小切口行开腹手术经腹膜后达到椎间盘。术前准备有：

- 可透视、可调节手术床
- X 线
- 建立腹膜后入路所需器械及设备（即牵开器挡片，牵开器支架）
- 左下肢足趾血氧饱和度监测器

39.5　手术方案、术前准备与体位

- 为了术前计划，需要分析椎间盘的入路，骶骨的倾斜情况，在术前站立侧位 X 线片以及矢状位、水平位 MRI 上了解血管解剖（图 39.2a、b）。
- 患者取仰卧位，术者站在患者两腿之间（图 39.3）。
- 体表皮肤标志：椎间隙水平线（侧位 X 线片定位），前正中线（正位 X 线片）及皮肤切口线（图 39.4a、b）。
- $L_5 \sim S_1$ 的 TDR 时需要将手术床稍微调节至头低位，以便能够顺利建立入路，同时也为显露椎间盘做准备。
- 避免任何可能出现的腰椎过伸。

39.6　手术技术

39.6.1　手术入路

- 于手术节段上行经中线的横行切口。对 $L_4 \sim L_5$、$L_5 \sim S_1$ 行双节段的 TDR 时，术者可以选择位于两手术节段之间的水平切口，也可以选择一个斜行的皮肤切口。
- 手术备皮并且切开皮下组织后，纵向切开腹白线。
- 由于椎前血管的解剖位置，$L_5 \sim S_1$ 以上节段的手术需采用左侧腹膜后入路。
- 对于 $L_5 \sim S_1$ 节段，如果需要在后期为其上段

节段行两次 TDR，为了能让手术建立前路中线入路，推荐采用右侧腹膜后入路。

- 显露弓状线并向头外侧方向分离。
- 进一步向内侧显露腰大肌和邻近腰大肌内侧缘的髂血管。找到输尿管并保护到牵开器的后面。
- $L_4 \sim L_5$ 或更高节段的手术，建议辨认并显露出腰升静脉。为避免在处理椎前血管时出现血管并发症，必要时结扎腰升静脉[26]。
- 确认并显露手术椎间盘。
- 术中 X 线透视再次确认手术节段和椎体前方正中线位置。

研究表明：利用两侧椎弓根内侧缘作为前中间线的影像学标志，比使用棘突定位中线更为可靠。

- 在 $L_5 \sim S_1$ 节段，需要显露并结扎骶前正中血管。大多数情况下使用双极电凝可有效止血，否则，就需要切断此血管。
- 向外侧钝性牵开椎前血管。用自固定牵开器将椎前血管牵至外侧，而自固定牵开器固定于手术床上的手术支架上。

39.6.2　椎间盘的准备

- 切除前纤维环后完整切除椎间盘组织。
- 处理终板需谨慎，不能损坏皮质终板的完整性。
- 撑开椎间隙（图 39.5a、b）。生物力学研究建议尽可能保留后纵韧带。假如椎间隙塌陷严重，则可能需要部分切除后部纤维环和后纵韧带，以恢复足够的椎间隙高度。

39.6.3　内固定置入

- 插入试模（图 39.6a、b）。
- 植入器上安装调节挡片可防止试模放置过度靠后。
- 人工椎间盘的终板应该尽可能覆盖上、下椎体表面区域。
- 避免椎间隙撑开过度。大多数情况下 10mm 高度的人工椎间盘即足够。
- 同时需避免人工椎间盘的过度前凸。术后假

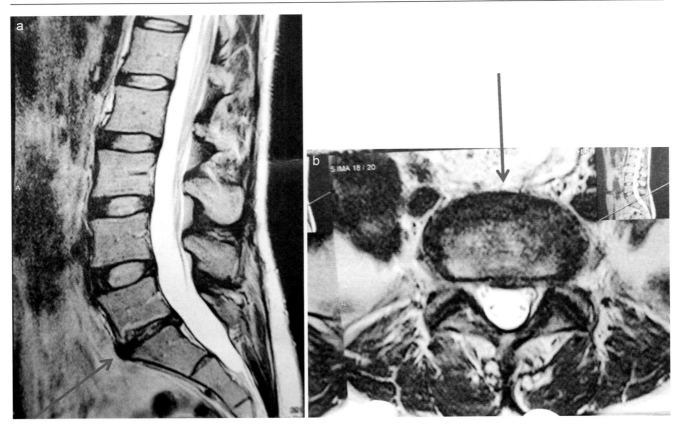

图 39.2　此 MRI 图像来源于单节段椎间盘退行性疾病患者,非常适合进行 TDR。箭头所指为显露 L₅～S₁ 椎间盘所需的入路。(a)图示:箭头对准方向为有利于达到 L₅～S₁ 椎间盘的通路。(b)图示:不需要广泛游离髂血管及其分支就可有很多的入路("安全区"箭头)到达 L₅～S₁ 椎间盘。利用水平位 MRI 图像可进一步明确是否存在晚期的小关节退行性变。术前对脊柱进行 X 线透视检查有助于排除一些临床相关的小关节或骶骨关节病变

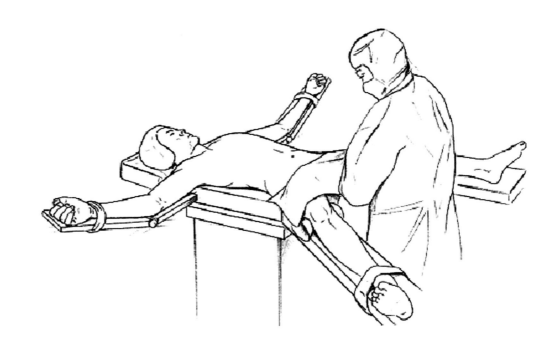

图 39.3　患者取仰卧位（改良的 daVinci 体位）。术者站在患者两腿之间（© by Synthes）

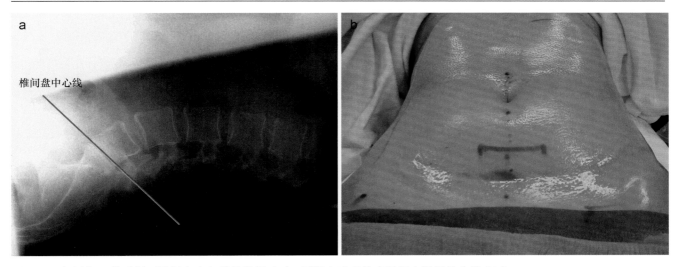

椎间盘中心线

图 39.4　在侧位 X 线透视下椎间盘中心线的投影（a），同样在患者体表标记出解剖学中线（b）

图 39.5　椎间盘切除后，利用有曲度的撑开钳（©by Synthes）撑开塌陷的节段。（b）术中在 X 线透视下检查椎间隙撑开情况

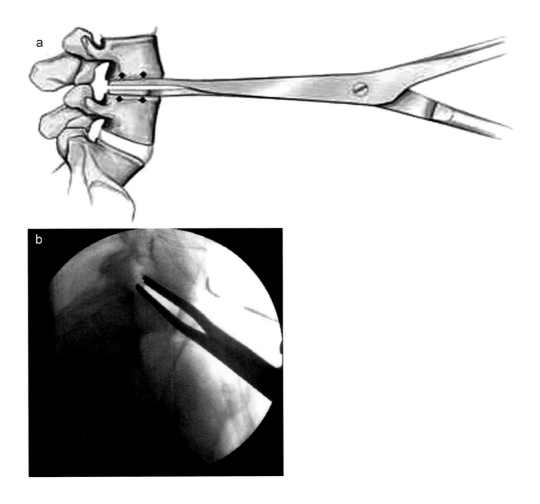

图 39.6 试模的植入。利用正位 X 线透视确认试模是否精确地放置在中间线位置（a），利用侧位 X 线透视确认假体最大的接触面以及确保植入物放置的位置足够靠后（b）。嵌入器上安装适合的阻挡器可防止试模（© by Synthes）放置过度靠后

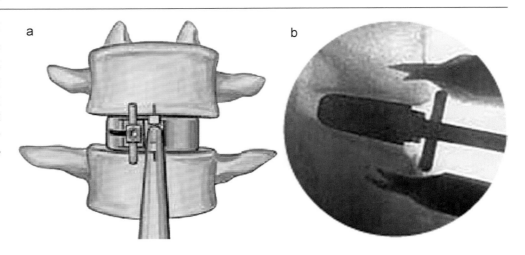

体倾向于滑动至前凸位，可导致节段前凸过度并且可能造成小关节撞击[27-31]。通常，人工椎间盘保持 6° 的前凸是足够的。在 $L_5 \sim S_1$ TDR 时，特别对于具有较大骶骨角的患者，建议加大尾侧终板的前凸角。

- 在正侧位 X 线片上确认试模位置（图 39.6a、b）。人工椎间盘应该准确地放置在中线上。人工椎间盘的深度非常重要，假体的后方投影与相邻椎体后壁连线应在一条线上。为了能够充分地将植入物放在后方，需要去除椎体后方的骨赘（图 39.7）。
- 用配套骨凿备好骨槽，这种骨凿分别有 10mm、12mm 和 14mm 三种高度。通过试模中线上开口引导骨凿进入（图 39.8a）。试模是骨凿进入的引导，这个过程中试模起到了设定方向与深度的作用（图 39.8b）。通过 X 线透视检查骨凿位置。
- 体外组装人工椎间盘时试模和骨凿需放置于体内不动。这样就可以避免由于移除试模而导致的松质骨出血。
- 移除试模，用嵌入器放入人工椎间盘终板。转动嵌入器的长杆锁定底部终板（图 39.9）。沿骨凿凿出骨槽引导人工椎间盘的置入。通过侧位 X 线片确认后方人工椎间盘的位置。置入人工椎间盘时需特别注意，不要在人工椎间盘周围嵌入软组织，该操作不用撑开手术节段。
- 以嵌入器引导超高分子质量聚乙烯嵌体置入

尾端终板。聚乙烯嵌体插入嵌入器的插槽中。嵌入器上连接对应的牵引器。旋拧蝶形螺母，推送牵引器至机械阻挡。在此过程中，聚乙烯嵌体应该很容易进入。如果碰到阻力不宜前进，表明嵌体可能卡在某处，应该尽力避免出现这种情况。

- 此过程由一根推杆完成，直到嵌体轻易地咬合在尾侧终板上，完成时常常能听到"咔哒"声。需在安装完成时观察嵌体的前缘和尾部终板是否紧贴，两元件之间不应有肉眼可见的缝隙或对合不全。
- 移除所有嵌入装置并且最后一遍通过 X 线透视全面检查人工椎间盘位置（图 39.10a、b）。
- 小心移除牵开器挡片，最后检查一遍手术区域确保没有出现术中并发症，如来自血管结构或者输尿管的并发症。
- 一般无需放置引流管。
- 依次缝合腹白线、皮下组织和皮肤。

39.7 术后护理

在术后前期，需监测伤口愈合情况和定期腹部检查，同时神经的状态的检查也是非常重要的。患者通常于术后数天内出院。

行 TDR 患者相比于融合患者，能更早地不依靠支撑下地活动。同样，行 TDR 患者能较早地恢复运动并接受专业的康复治疗。TDR 患者的术后治疗和

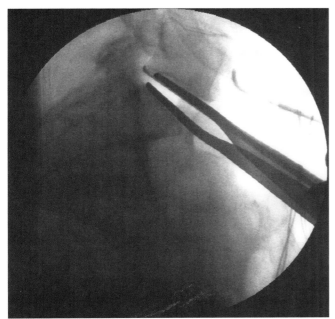

图 39.7　术中清除后方骨赘

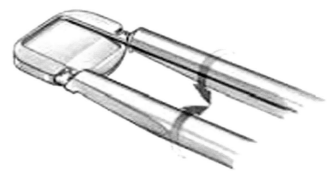

图 39.9　连接并锁死嵌入器长杆与底部植入物终板

图 39.8　骨床的准备。通过试模与椎体中间线上开口共同引导骨凿的进入（a）。试模引导骨凿进入，这个过程中试模设定了方向与深度（b）。通过 X 线透视检查骨凿位置（c）

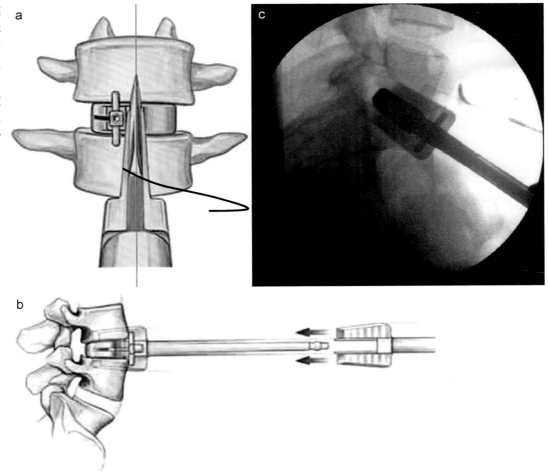

运动方法在先前的报道中均有提到[32]：

- 术后第一天开始活动，并辅以物理治疗。
- 无需外固定或支具。
- 过了短暂的恢复期后，在前三个月鼓励早期行中度的非接触性运动帮助恢复（如游泳、骑自行车）。
- 人工椎间盘上结实的骨长入允许患者进一步

增加运动负荷，患者在术后的 3～6 个月即可参加正常运动。

- 按一般的术后恢复进程，患者在术后 4～6 个月可参加更高强度的对抗运动或极限运动。

39.8 并发症与危险性

39.8.1 手术相关并发症

- 输尿管损伤与血管损伤（在 TDR 中高风险）。
- 深静脉血栓形成和肺动脉栓塞。
- 普通外科相关并发症，例如术后肠梗阻、腹膜后血肿、淋巴囊肿、血清囊肿或尿性囊肿[33]。
- 感染。
- 逆行性射精 / 性功能障碍[34]。
- 交感神经切除术后相关症状。

39.8.2 植入物相关并发症

- 植入物塌陷 / 移位。
- 聚乙烯突出。
- 术后椎弓根或峡部骨折。
- 脊髓 / 神经根损伤。
- 小关节和骶髂关节持续性症状。

39.9 技术要点

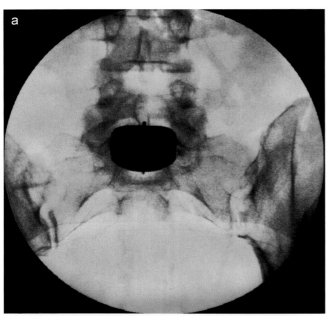

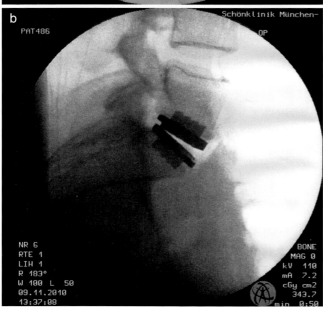

- 对于所有 L_4～L_5 和 L_4～L_5 以上节段的人工腰椎间盘置换，以及部分 L_5～S_1 节段人工腰椎间盘置换，三维彩色 CT 椎间血管重建可明确血管走行（图 39.11）[13,35]。在部分病例中，血管解剖位置不佳可视为 TDR 禁忌证。
- 避免患者术中腰椎过伸。
- 在骨凿进入过程以及试模或置入物置入过程中，注意避免软组织嵌入间隙内。
- 当遇到硬膜外血管丛出血时，可用止血药控制出血，如 Floseal®（Baxter）。
- 在部分 L_5～S_1 以上节段病例和所有的 L_5～S_1 TDR 病例中都需要牵拉血管结构，术中建议在椎间盘前环与椎前血管之间放置一层 Gore©

图 39.10 最后一次正位 X 线片（a）和侧位 X 线片（b）显示植入物位置与上、下两个椎体面充分吻合

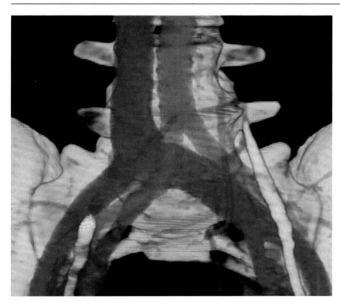

图 39.11 彩色三维 CT 椎间血管重建

隔膜。统计发现在初次手术两周后行全腰椎间盘翻修术，术中血管损伤发生率较高[36]，隔膜可以避免血管组织与椎体前缘之间瘢痕组织的形成，益于血管组织的游离。

- 最近研制了一种斜角椎间盘植入物，斜角置入比 TDR（需径直从中间线置入）更能减小游离血管的风险。这种斜角的植入物可用于 $L_5 \sim S_1$ 以上节段全腰椎间盘置换术的部分患者。

（余辉、郝松 译，钟招明 审校）

参考文献

1. Gillet P (2003) The fate of the adjacent motion segments after lumbar fusion. J Spinal Disord Tech 16:338–345
2. Goulet JA, Senunas LE, DeSilva GL et al (1997) Autogenous iliac crest bone graft. Complications and functional assessment. Clin Orthop Relat Res:76–81
3. Kumar MN, Jacquot F, Hall H (2001) Long-term follow-up of functional outcomes and radiographic changes at adjacent levels following lumbar spine fusion for degenerative disc disease. Eur Spine J 10:309–313
4. Lee CK (1988) Accelerated degeneration of the segment adjacent to a lumbar fusion. Spine 13:375–377
5. Park P, Garton HJ, Gala VC, Hoff JT et al (2004) Adjacent segment disease after lumbar or lumbosacral fusion: review of the literature. Spine 29:1938–1944
6. Umehara S, Zindrick MR, Patwardhan AG et al (2000) The biomechanical effect of postoperative hypolordosis in instrumented lumbar fusion on instrumented and adjacent spinal segments. Spine 25:1617–1624
7. Katz V, Schofferman J, Reynolds J (2003) The sacroiliac joint: a potential cause of pain after lumbar fusion to the sacrum. J Spinal Disord Tech 16:96–99
8. Maigne JY, Planchon CA (2005) Sacroiliac joint pain after lumbar fusion. A study with anesthetic blocks. Eur Spine J 14:654–658
9. Ha KY, Lee JS, Kim KW (2008) Degeneration of sacroiliac joint after instrumented lumbar or lumbosacral fusion: a prospective cohort study over five-year follow-up. Spine 33:1192–1198
10. Moshirfar A, Jenis LG, Spector LR et al (2006) Computed tomography evaluation of superior-segment facet-joint violation after pedicle instrumentation of the lumbar spine with a midline surgical approach. Spine 31:2624–2629
11. Shah RR, Mohammed S, Saifuddin A et al (2003) Radiologic evaluation of adjacent superior segment facet joint violation following transpedicular instrumentation of the lumbar spine. Spine 28:272–275
12. Cardoso MJ, Dmitriev AE, Helgeson M et al (2008) Does superior-segment facet violation or laminectomy destabilize the adjacent level in lumbar transpedicular fixation? An in vitro human cadaveric assessment. Spine 33:2868–2873
13. Siepe CJ, Mayer HM, Wiechert K et al (2006) Clinical results of total lumbar disc replacement with ProDisc II: three-year results for different indications. Spine 31:1923–1932
14. Siepe CJ, Mayer HM, Heinz-Leisenheimer M et al (2007) Total lumbar disc replacement: different results for different levels. Spine 32:782–790
15. McAfee PC, Cunningham BW, Hayes V et al (2006) Biomechanical analysis of rotational motions after disc arthroplasty: implications for patients with adult deformities. Spine 31:S152–S160
16. Sariali el-H, Lemaire JP, Pascal-Mousselard H et al (2006) In vivo study of the kinematics in axial rotation of the lumbar spine after total intervertebral disc replacement: long-term results: a 10–14 years follow up evaluation. Eur Spine J 15:1501–1510
17. Ching AC, Birkenmaier C, Hart RA (2010) Short segment coronal plane deformity after two-level lumbar total disc replacement. Spine (Phila Pa 1976) 35:44–50
18. Huang RC, Lim MR, Girardi FP et al (2004) The prevalence of contraindications to total disc replacement in a cohort of lumbar surgical patients. Spine 29:2538–2541
19. McAfee PC (2004) The indications for lumbar and cervical disc replacement. Spine J 4:177S–181S
20. Wong DA, Annesser B, Birney T et al (2007) Incidence of contraindications to total disc arthroplasty: a retrospective review of 100 consecutive fusion patients with a specific analysis of facet arthrosis. Spine J 7:5–11
21. Chin KR (2007) Epidemiology of indications and contraindications to total disc replacement in an academic practice. Spine J 7: 392–398
22. Blumenthal S, McAfee PC, Guyer RD et al (2005) A prospective, randomized, multicenter Food and Drug Administration investigational device exemptions study of lumbar total disc replacement with the CHARITE artificial disc versus lumbar fusion: part I: evaluation of clinical outcomes. Spine 30:1565–1575; discussion E1387–E1591
23. Zigler J, Delamarter R, Spivak JM et al (2007) Results of the prospective, randomized, multicenter Food and Drug Administration investigational device exemption study of the ProDisc-L total disc replacement versus circumferential fusion for the treatment of 1-level degenerative disc disease. Spine 32:1155–1162; discussion 1163
24. Mayer HM, Wiechert K (2002) Microsurgical anterior approaches to the lumbar spine for interbody fusion and total disc replacement. Neurosurgery 51:S159–S165
25. Mayer HM, Wiechert K, Korge A et al (2002) Minimally invasive total disc replacement: surgical technique and preliminary clinical results. Eur Spine J 11(Suppl 2):S124–S130
26. Jasani V, Jaffray D (2002) The anatomy of the iliolumbar vein. A

cadaver study. J Bone Joint Surg Br 84:1046–1049

27. Cakir B, Richter M, Kafer W et al (2005) The impact of total lumbar disc replacement on segmental and total lumbar lordosis. Clin Biomech (Bristol, Avon) 20:357–364

28. Liu J, Ebraheim NA, Haman SP et al (2006) Effect of the increase in the height of lumbar disc space on facet joint articulation area in sagittal plane. Spine 31:E198–E202

29. Rohlmann A, Zander T, Bergmann G (2005) Effect of total disc replacement with ProDisc on intersegmental rotation of the lumbar spine. Spine 30:738–743

30. Siepe CJ, Hitzl W, Meschede P et al (2009) Interdependence between disc space height, range of motion and clinical outcome in total lumbar disc replacement. Spine 34:904–916

31. Adams MA, Roughley PJ (2006) What is intervertebral disc degeneration, and what causes it? Spine 31:2151–2161

32. Siepe CJ, Wiechert K, Khattab MF et al (2007) Total lumbar disc replacement in athletes: clinical results, return to sport and athletic performance. Eur Spine J 16:1001–1013

33. Patel AA, Spiker WR, Daubs MD et al (2008) Retroperitoneal lymphocele after anterior spinal surgery. Spine (Phila Pa 1976) 33:E648–E652

34. Flynn JC, Price CT (1984) Sexual complications of anterior fusion of the lumbar spine. Spine 9:489–492

35. Datta JC, Janssen ME, Beckham R et al (2007) The use of computed tomography angiography to define the prevertebral vascular anatomy prior to anterior lumbar procedures. Spine 32:113–119

36. Brau SA, Delamarter RB, Kropf MA et al (2008) Access strategies for revision in anterior lumbar surgery. Spine 33:1662–1667

第八部分　腰椎后路手术

第 40 章　手术技术与植入物概述

Uwe Vieweg

40.1　引言

腰椎后路手术可采用多种手术入路（正中入路、侧方入路、极外侧骶骨旁入路），也可采用传统开放、小切口（显微镜镜下或视频辅助）或经皮入路。通过这些通道技术，术者可以进行减压操作，并置入多种类型的内固定。植入物一般分为以下几种：刚性固定系统（内固定系统如钉-棒或钉-板内固定系统、螺钉、椎弓根钉-钩系统、cages 和 spacers 椎间融合器），各种动态固定或半刚性固定系统，以及所谓的非融合固定系统（基于椎弓根螺钉的内固定系统、棘突间撑开器，关节突置换装置）。后路的稳定系统有：传统 U 形螺钉系统、侧方开口系统和钢板系统。现在市场上的椎间融合器主要有钛合金 cage 和 PEEK 两种。同时还有保留节段运动功能的植入物可供选择。该类植入物主要源于动态椎弓根螺钉系统、棘突间撑开器和小关节置换植入物。

40.2　手术入路（图 40.1）

- 后正中入路

后正中入路是腰椎后路手术中使用频率最高的入路。但是，这种入路在显露深层肌肉时不确切，软组织损伤较大，失血量多。除了能显露椎管和椎间盘之外，后正中入路还可显露椎体后方附件结构，如棘突、椎板、小关节及椎弓根。后正中入路可根据需要进行延长，即使在侧弯矫形中，也用沿正中线切开皮肤的方法。对于融合术，切口长度应比融合节段长 1～2 个节段。手术时应严格采用骨膜下剥离，以尽量保护支配肌肉的血管及神经，减少出血。总之，后正中入路可显露腰椎的全长。

- 中间后外侧入路
- 经椎旁肌旁正中入路与 Wiltse 肌间隙入路

旁正中入路与 Wiltse 肌间隙入路一样，可充分显露腰椎各水平的神经根[16]。Wiltse 肌间隙技术可显露腰骶节段。与后正中入路不同，Wiltse 入路是通过在各肌层平面钝性分离肌肉，进行术区显露，这就意味着需要在多裂肌与腰最长肌之间进行显露。Wiltse 等在 20 世纪 60 年代报道了这种通过分开骶棘肌入路显露腰椎的方法[20]。

此入路采用棘突旁切口，切开深筋膜，然后在多裂肌和腰最长肌之间钝性分离来完成。为完成经肌间隙入路，需作旁正中切口。

与后正中入路相比，Wiltse 肌间隙入路允许术者以少创方式显露脊柱。众所周知，小切口能保留脊柱后方的肌群结构，并且单侧即可完成手术。1953 年，Watkins 描述了一种需从髂肋肌与腰方肌之间进入的极外侧入路，此入路需要切除部分髂骨以充分牵开肌肉。另一种选择是采用 Newman[17] 提出的从外侧肌间隙平面显露腰椎的方法。

- 经椎间孔入路

用于显露 $L_5 \sim S_1$ 椎间隙的椎间孔入路，为微创切除椎间盘与进行椎体间融合提供了安全的通道。特别是在患者结构不利，或传统前路术式[1]存在禁忌证的情况下，此入路提供了另一种选择。

40.3　通道技术（图 40.2）

通道技术可分为传统切开、小切口及经皮技术。如使用特殊的撑开器，通道可以做得相当小[14]。这些通道系统包括：MLD-撑开系统、Caspar 撑开系统（Aesculap）；METRx 或 Quadrant（Medtronic）通道系统；以及 ProView 微创通道系统（Blackstone Medical）、MaXcess（Nuvasive）。这些技术，均归

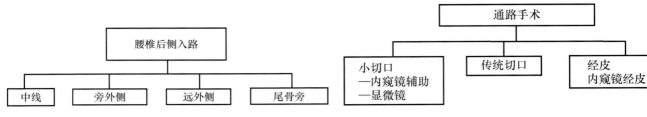

图 40.1　腰椎后侧入路

图 40.2　通道技术

入小切口入路。尤其是微创或少创脊柱手术中，为了优化视野，可结合使用显微镜或光学系统。

这些技术涉及可视化方法的应用（显微镜或视频辅助系统）[5, 14]。综合应用了经皮、显微镜、内窥镜与小切口-入路技术（图 40.2）[5]。

40.4　置入物（图 40.3）

刚性系统

• 螺钉与针

后路器械中，有多种经椎板螺钉或经椎板针（Signas 公司的 ECF-Peek）可供选择。这种椎板针是由椎板关节突螺钉发展而来（TLPF）。此置入物采用经皮骶尾旁侧入路放置。正如 Buck 介绍[2]，轻度的椎体滑脱可通过直接螺钉固定，获得复位与稳定。

使用特殊设计的椎间融合器械（AxiaLIF），使经骶骨入路成为可能，例如：TranS1。

例如，多节段的椎板螺钉、经骶骨螺钉（TranS1 Inc.）和 ECF-PEEK 椎板螺钉（Signus）。在 C 臂引导下，采用经骶骨螺钉（TranS1 Inc.）[1]，可通过经皮骶尾侧入路完成椎间融合（AxiaLIF）。经椎板固定钉（TLPF）是由经椎板关节突螺钉进一步发展而来。如 Buck 介绍的方法，对可以采用直接螺钉固定的轻度滑脱起到加压和稳定的效果[2]。

• 钉-钩系统

例：Morscher 所介绍的"钉-钩结构"[12]。

其手术目的是重建与稳定轻度真性腰椎滑脱的椎弓峡部。无需螺钉穿过骨缺损处也可达到加压的目的。但这种直接修复的适应证要求椎间盘没有退变。

此术式不适用于年龄大于 25 岁的患者。

• 内固定物（钉-棒或钉-板系统）

背侧稳定术式主要以经椎弓内放置植入物。从 Dick 报道的内固定器械开始，进一步发展涌现出：Kluger 固定装置、通用脊柱系统 USS（Synthes）与 MOSS 系统（DePuy）。根据设计细节不同，刚性固定系统可分为如下几类，如：钉尾与侧方负载系统，万向螺钉，单向螺钉，复位螺钉，加强螺钉与中空螺钉[3,4,9]。

开放式内固定置入系统（当前与以往的系统）

例：TSRH（Texas Scottish Rite Hospital）3D 脊柱固定系统（Medtronic）、CD HORIZON LEGACY（钉-钩系统）（Medtronic）、MOSS-MIAMI Family（DePuy）、SFS 脊柱固定系统（Blackstone Medical）、Monarch 脊柱系统（Zimmer Spine）、ST360° 脊柱内固定系统（Zimmer Spine）、Synergy Spinal System（Interpore Cross International）、USS- 通用脊柱内固定系统（Synthes）、Click'X（Synthes Synthes）（图 40.4）、SOCON（Aesculap）、Silhouette 脊柱固定系统（Zimmer Spine）、Sequoia（Zimmer Spine）、Instinct Java（Zimmer Spine）、Xia（Stryker）、ConKlusion（Signus）、SSE Spine System Evolution（Aesculap）、S^4 Spinal System（Aesculap）（图 40.5）。

微创经皮内固定系统

例：Silverbolt（VertiFlex），CD Horizon Longitude System（Medtronic ），CD Horizon Sextant System I/II（Medtronic），Pathfinder（Zimmer Spine），MANTIS（Stryker），SpheRx（Nuvasive），SpiRIT（Synthes），ProView，ICON（Blackstone Medical）和 Expedium Viper（DePuy Spine）。

图 40.3 腰椎后路置入物

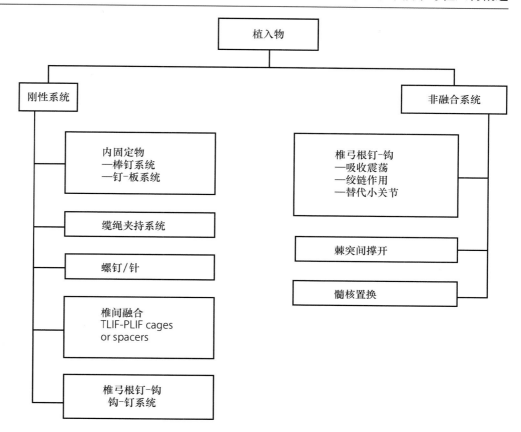

增强型椎弓根钉系统

SOCON（Aesculap）、S^4 Spinal System（Aesculap）和 Click'X（Synthes）（图 40.4，图 40.6）

• 缆绳夹持系统

例：通用夹持系统（Zimmer Spine）

通用的夹持是穿过椎板下方聚酯绳索、通过钛夹具与绳索、棒相连。在胸腰脊柱疾病中，可作为钉、钩的替代固定物。

• 钉-板系统

Monarch 钛板或钛棒系统（DePuy Spine）

这是一种钉杆与同轴万向螺钉结合的技术。模块化的万向螺钉垫圈可在任何位置进行成角固定。例：Monarch 板或棒系统（DePuy Spine）。

• 棒-缆系统

有 Luque 棒-矩形钢丝固定（Surgicraft），ISOLA（DePuy Spine）。

一般用于脊柱畸形的病例，它由螺钉、钢丝、沟槽连接器、钩与棒组成，适用于胸腰椎的矫形。

• 椎间植入物（cages，spacers）

—圆柱形钛网

例：Harms 圆柱形钛网（DePuy Spine），SynMesh（Synthes）

NGageSurgical Mesh System（Blackstone Medical）

—PLIF Cage（盒状）

例：Ardis PEEK implant（Zimmer Spine），Trabecular Metal PLIF（Zimmer spine），OIC Cage（Stryker），ProSpace PEEK 或钛质 cages/spacers（Aesculap），Tetris PEEK（Signus） 和 Pillar PL（Blackstone Medical）

—TLIF Cage（肾形设计）

例：Trabecular Metal TLIF 与 TraXis TLIF Peek（Zimmer Spine），CAPSTONE（Medtronic），Devex/Leopard（DePuy Spine），Mobis PEEK（Signus），Pillar TL（Blackstone Medical）和 T-Space（Aesculap）。

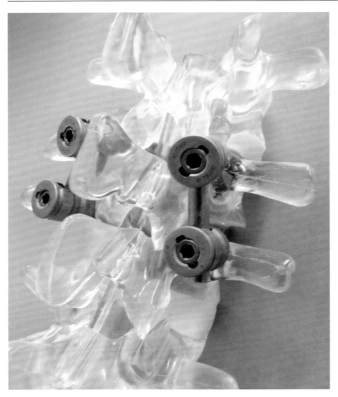

图 40.4　Click'X，内固定系统（Synthes）

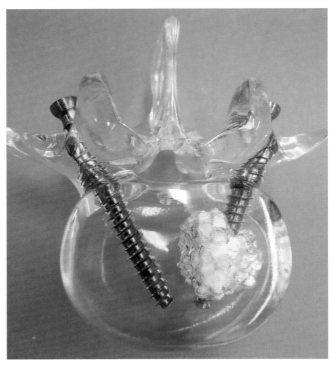

图 40.6　骨水泥增强的中空椎弓根螺钉 click'X（Synthes）

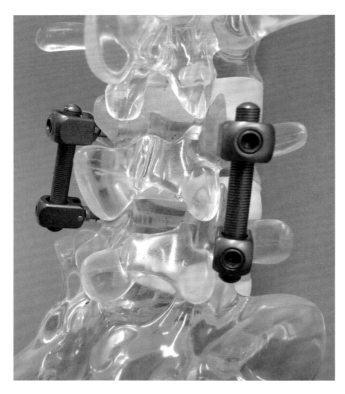

图 40.5　带螺钉头部铰链活动的 Cosmic 内固定系统（Ulrich）

半刚性或动态固定

（非融合系统）

可保留腰椎节段活动度的半刚性及动态固定器械有了长足的发展。动态固定系统可以通过控制相应节段的活动度来获得稳定性，同时可保留椎间盘[7]。这种系统通常固定于椎弓根或棘突间。

后路髓核置换是另外一种方法。

• 棘突间植入物

例：Knowles 采用在相邻棘突间放置撑开器的原理，以缓解椎间盘突出的患者纤维环后方的压力[18]。

大多数置入物作用在矢状面，限制脊柱的后伸。它导致活动节段的前凸减小[11]，从而降低了关节突关节表面的载荷，而这些变化可以从 X 线及椎间盘内压力降低反映出来[19]。不仅如此，小关节下方的口径与神经孔的尺寸也得到相应的增加。例如由 PEEK（聚乙醚酮）制成的 Wallis 系统，此植入物还包含两条缠绕上、下方棘突的涤纶条带，条带在张力下固定。

Wallis 棘突间固定器械是通过两条套在上、下方棘突间的聚酯条带进行固定[10,16]。DIAM（Medtronic）的设计理念是既能维持椎间孔撑开，又能动态支撑椎体。近来出现的动态固定系统有 X-Stop 棘突间固定减压系统（St.Francis Medical Technologies）、CoFlex（Paradigm Spine）和 Inspace（Synthes）（图 40.7 和图 40.8）。

然而时至今日，仍没有一种棘突间固定装置的适应证获得国际上的认可。实际上，各种棘突间固定装置的疗效还存在很大的争议。

• 基于椎弓根螺钉的系统

例：Graf Band（SEM Co.）、Dynesys（Zimmer Spine）、Cosmic（Ulrich Medical）、IsobarTTL（Scie-nt'x）和 TOPS-Total Posterior Arthroplasty device（Impliant）。

基于椎弓根螺钉动态稳定系统不失为脊柱节段制动和解除疼痛的一种选择[20]。1992 年问世的 Graf Band，是最早出现以椎弓根钉为基础的动态固定系统[7]。

自从 Dubois 发明 Dynesys 动态固定系统（Zimmer Spine）以来[15]，已有许多关于其治疗效果的报道[8]。图 40.8 所示的是半刚性 PEEK 棒系统。Cosmic 系统（图 40.9）是一个非刚性和稳定的系统，其特征是在螺钉头侧及螺纹处有一个铰链关节，从而使载荷分配到内置物及椎体前柱。另外的选择还有小关节置换系统，如 TOPS- 全后路关节置换系统，其设计理念是用假体内置物替换退变的关节突关节（图 40.10）。

• 髓核置换

例：椎间盘髓核假体（PDN）（Raymedica）和 DASCOR 椎间盘成形系统（Disc Dynamics）。

部分髓核置换装置可以通过背侧入路放置，例如，PDN 和部分 DASCOR。PDN 是由两部分组件构成：内侧的共聚水凝胶小球和外侧强化的高分子聚乙烯编织套[13]。

（叶文斌　译，程勇泉　审校）

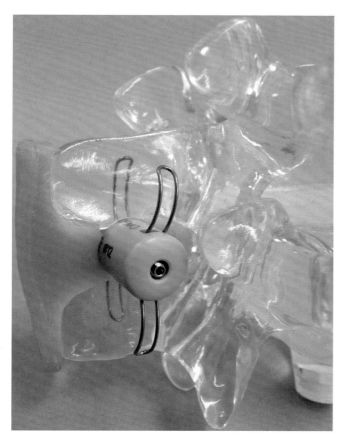

图 40.7　Inspace（Synthes）

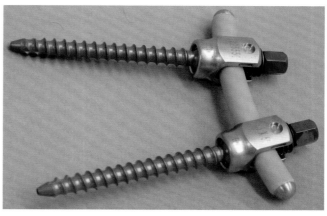

图 40.8　半刚性 PEEK 固定系统（Medtronic）

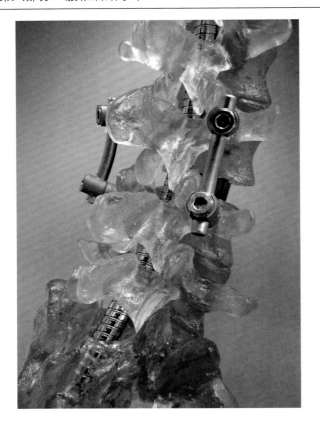

图 40.9　刚性 S^4 内固定系统（Aesculap）

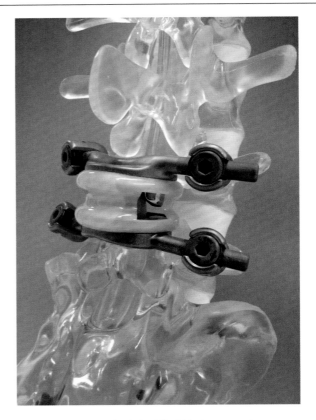

图 40.10　TOPS –全后路置换系统（Implaint）

参考文献

1. Aryan HE, Newman CB, Gold JJ et al (2008) Percutaneous axial lumbar interbody fusion (AxiaLIF) of the L$_5$~S$_1$ segment: initial clinical and radiological experience. Minim Invasive Neurosurg 51:225–230

2. Buck JE (1970) Direct repair of the defect in spondylolisthesis. J Bone Joint Surg Br 52:432–437

3. Cui Y, Lewis G, Qi G (2002) Numerical analysis of models of standard TSRH spinal instrumentation: effect of rod cross-sectional shape. Comput Methods Biomech Biomed Engin 5:75–80

4. Dick W (1989) Intercorporelle spondylodese L$_4$~L$_5$ und L$_5$~S$_1$. Oper Orthop Traumatol 1:43–47

5. Foley KT, Smith MM (1997) Microendoscopic discectomy. J Neurosurg 3:301–307

6. Gillet P, Petit M (1999) Direct repair of spondylolisis without spondylolisthesis, using a rod-screw construct and bone grafting of the pars defect. Spine 24:1252–1256

7. Grevitt MP, Gardner AD, Spilsbury J et al (1995) The Graf stabilisation system: early results in 50 patients. Eur Spine J 4:169–175

8. Grob D, Benini A, Junge A et al (2005) Clinical experience with the Dynesys semirigid fixation system for the lumbar spine. Surgical and patient-oriented outcome in 50 cases after an average of 2 years. Spine 30:324–331

9. Kluger P (1989) Das Fixateurprinzip an der Wirbelsäule. In: Stuhler T (ed) Fixateur externe – Fixateur interne. Springer, Berlin

10. Korovessis P, Repantis T, Zacharatos S et al (2009) Does Wallis implant reduce adjacent segmental degeneration above lumbosacral instrumented fusion? Eur Spine J 18:830–840

11. Lindsey DP, Swanson KE, Fuchs P et al (2003) The effect of an interspinous implant on the kinematics of the instrumented and adjacent levels in the lumbar spine. Spine 28:2192–2197

12. Morscher E, Gerber B, Fasel J (1984) Surgical treatment of spondylolisthesis by bone grafting and direct stabilization of spondylolysis by means of a hook screw. Arch Orthop Trauma Surg 103:175–178

13. Ray CD (2002) The PDN prosthetic disc-nucleus device. Eur Spine J 11(Suppl 2):S137–S142

14. Roh SW, Kim DH, Cardoso AC et al (2000) Endoscopic foraminotomy using MED system in cadaveric specimens. Spine 25:260–264

15. Stoll TM, Dubois G, Schwarzenbach O (1999) The dynamic neutralization system for the spine: a multi-center study of a novel non-fusion system. Eur Spine J 11(Suppl 2):S170–S178

16. Vialle R, Harding I, Charosky D et al (2007) The paraspinal splitting approach: a possible approach to perform multiple intercosto-lumbar neurotisations: an anatomic study. Spine 32:631–634

17. Newman EW (2007) Lateral intramuscular planar approach to the lumbar spine and sacrum. Technical note. J Neurosurg Spine 7:270–273

18. Whitesides TE Jr (2003) The effect of an interspinous implant on intervertebral disc pressures. Spine 28:1906–1907

19. Wilke HJ, Magerl F, Nelter S, et al. (2000) Biomechanical in vitro comparison of translaminar pins versus translaminar screws for instrumentation of spinal segments. Poster, Eurospine

20. Wiltse LL, Bateman JG, Hutchinson RH et al (1968) The paraspinal sacrospinalis-splitting approach to the lumbar spine. J Bone Joint Surg Am 50:919–926

第 41 章　脊柱内、外侧椎间盘微创切除术

Luca Papavero

41.1　引言

目前，有三种手术入路用于腰椎间盘突出症的治疗。脊柱内入路包括：椎板间（ILA）与经椎板（TLA）入路。椎板间入路的适应证为游离椎间盘碎片或单纯椎间盘突出位于中线与椎弓根内侧交界区（约 70%）。经椎板入路，适合于切除对出孔神经根造成压迫的椎间盘突出碎片。这种类型的突出通常位于神经根管，即椎弓根的内、外侧缘之间（约 20%）。脊柱外入路，确切地应称为"经椎旁肌入路"，适用于椎间盘突出超过 2/3 均位于椎弓根外侧的情况（约 10%）。这三种技术的共同特征：①细致的术前计划，尤其是 MRI 检查，以选择最方便的入路；②使用显微镜；③通过使用小型扩张器来实现软组织与小关节分离技术；④尽可能只摘除椎间盘碎片，不要处理椎间盘其余部分。

41.2　椎板间入路（ILA）[3]

41.2.1　适应证

- 所有"单纯"包括椎间盘突出和椎间盘突出位于中线与椎弓根内侧缘之间的碎片。相对于椎间隙而言，碎片可以向头侧或者尾侧突出。如果是后者，经椎板入路则更为合适。
- 椎间盘突出合并有椎管或侧隐窝狭窄，或合并无症状的节段不稳定。
- 椎间盘突出复发。

41.2.2　禁忌证

- 超出椎弓根的外侧缘的极外侧椎间盘突出。

41.2.3　技术条件

- 术中透视。
- 显微镜。以下特性是有帮助的：可安置到术者身后的把持显微器械的静力臂，在术者前方放置立体显示器（如 300W Xenon）及外接光路。
- 可复位腰椎前凸的体位装置（如 Wilson frame，图 41.1）。
- 撑开范围为 2 ～ 3cm 的小型皮肤牵开器。
- 微创器械，有卡口更佳（图 41.2）。
- 可选设备：带有角度钳的高速磨钻、开口钻及带有金刚石粉涂层的磨钻。

41.2.4　手术计划、术前准备和体位

- 正、侧位 X 线平片：对于首次手术患者是非必需的，除非 MRI 提示可能合并侧凸畸形。下列两种情况必须使用 X 线正、侧位片：①椎间盘复发病例明确是否合并有骨质缺损；② MRI 考虑可能合并是否有任何骨性结构异常（脊柱裂、峡部裂）。
- MRI：首选检查。矢状位切面：包含椎间盘突出（DH）还是游离椎间盘碎片？突出的椎间盘向头侧还是尾侧移位（是否适合于经椎板入路）？椎间孔切面：是否为黑色的椎间孔？椎间孔外侧切面：椎间盘碎片是否可

图 41.1　Wilson 支架：注意：腰段脊柱应与地面相平行并保持平直。髋、膝及踝关节轻度屈曲。经椎板入路所采取的体位应考虑到腰椎椎板是向前下倾斜的（红线），因此可将手术台头侧轻度升高，使椎板保持在水平方向（绿线）：这种体位可让椎板钻孔更加容易

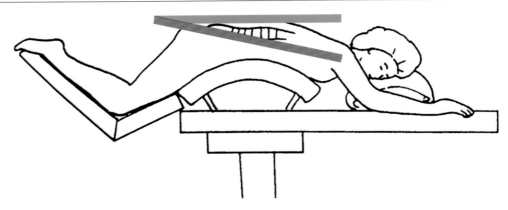

见？横断位：是否为腋下型椎间盘突出？硬膜囊下方、椎间孔内侧或椎间孔外侧有多少突出的椎间盘？复发性椎间盘或假性硬膜囊膨出？冠状位：采用什么入路才能同时显露椎间孔内、外侧突出的椎间盘？钆增强扫描：在进入椎管的方向或椎管内是否存在大量的瘢痕组织？到底是椎间盘突出复发还是瘢痕组织？

- CT 扫描：如存在 MRI 检查的禁忌或没有 MRI 检查，则次选择 CT 扫描。椎间盘 – CT（椎间盘造影术 +CT）：有助于发现椎间孔外侧突出的椎间盘。椎管造影 CT：可显示复发性椎间盘，并能鉴别椎间孔内椎间盘突出与神经鞘瘤。

- 脊髓造影：第三种选择。

- 据作者所知，多种体位均能获得好的临床结果，尤其有经验的骨科医师进行操作。作者所偏爱的体位如下：
  - 患者俯卧于 Wilson 架上。优点：髋、膝关节无需屈曲。尤其适用于肥胖的患者。在增加弓型垫高度时，腰椎前凸可被减少。两个弓型垫之间的距离应根据患者体型加以调整，以便使患者的腹部悬空（图 41.1）。
  - 头部置于适用于俯卧位的面罩（厂家：Dupaco，Oceanside，California，美国）。眼、鼻及下巴均受到保护：麻醉师可随时随地使用反光镜进行检查（图 41.3）。
  - 安全起见，应在患者的臀区捆绑一条带子以固定体位：这种处理措施在倾斜手术台时十分必要，如摘除椎间孔外的突出椎间

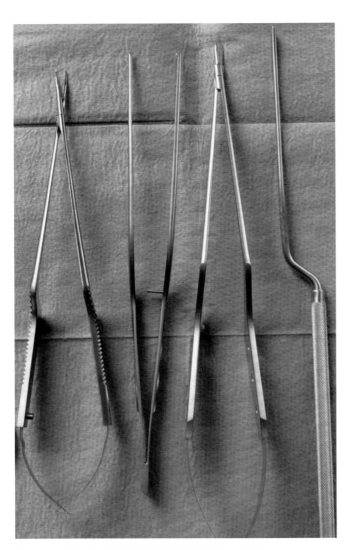

图 41.2　可防止手指阻挡手术视野的带卡口器械

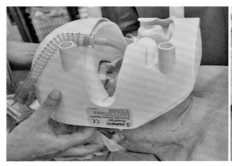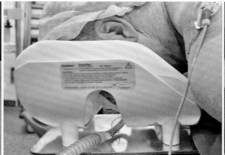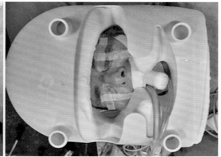

面罩应在翻转患者前佩戴好　　带好面罩的患者翻身后朝向反光镜　　用于检查眼、鼻、下颚与气道的反光镜

图 41.3　用于检查眼、鼻、下颚与气道的镜子

盘（EFDH）：

—倾斜手术台使腰段脊柱平行于地面。

- X 线标记：2 ～ 3cm 皮肤切口无法满足探查手术的需要，因此，对于手术目标区域而言，正确的 X 线定位至关重要。
- 针头常在手术区的对侧插入，以避免皮下及肌内血肿形成，并且远离中线以避免发生脑脊液漏。定位针应垂直于手术区域（同时也应垂直于地面）：软组织在垂直向下的方向容易分离。即使存在小的倾斜偏移也能造成节段的错误定位，尤其是肥胖的患者。
- 定位针应指向目标椎间盘的平面。随着经验的增加，也可指向游离的椎间盘碎块。

41.2.5　手术方法

通过骨膜下（SP）或者经肌肉（TM）进入椎板间区域。虽然有"皮肤到皮肤"的显微镜技术可供使用，但是采用小型手术通道更令人满意。最重要的相关步骤描述如下：切皮前 30min，应注射一次抗生素（如头孢唑林 2.0g）。

- 皮肤切口（SP 与 TM）应为 2cm，偏离正中线 5mm。
- 筋膜：朝向正中线的半环切口。采用骨膜下入路时，在切口内侧缝合 5 根提拉线，并且用带重物的钳子确保牵开（SP）；经椎旁肌入路则用直切口，并在切口每侧缝合一条提拉线（TM）。
- 肌肉：采用 Langenbeck 拉钩牵开椎旁肌。由棘突间韧带附着点，从小关节关节囊和上位

椎板下缘切断回旋肌。插入微型 Caspar 光学平台牵开器系统（"piccolino"，厂家：Medicon，Tuttlingen，德国，图 41.4a）（SP）。用食指钝性分离，直到触及关节囊与椎板交界处。使用微型 Langenbecks 撑开器或者通过扩张器来打开肌肉通道。插入 15mm 的可扩张通道牵开器（"Microdisc XS"，厂家：Medicon，Tuttlingen，德国）。通过"蛇型"自锁臂固定管道，并与手术床相连（图 41.5 和图 41.6）（TM）。

- 椎板间间隙：头侧椎板下缘，小关节内侧交界与黄韧带之间的区域。在此应进行 X 线定位。在行侧方黄韧带成形术或黄韧带切除后，进行悬吊缝合，显露硬膜外脂肪。应咬除下位关节突的内侧界，或用磨钻去除，直到显露神经根外侧缘。
- 硬膜外分离：使用神经剥离子，对上、下方的硬膜外脂肪进行分离（即 Mole 技术，图 41.4c），同时用双极电凝对静脉丛进行止血，充分显露神经根及突出的椎间盘。
- 椎间盘突出的处理：局部解剖决定必要的步骤。通常，先对神经根与椎间盘组织之间的间隙区域进行轻柔的分离。根据作者经验，用平头吸引器代替传统的神经根牵开器间断地牵开神经根。微型髓核钳去除游离椎间盘碎块（厂家：Medicon，Tuttlingen，德国，图 41.4b）。充分显露后，用手术刀切开纤维环，将剩余的椎间盘组织取出。据作者经验，20% ～ 30% 的病例需要对椎间盘组织进行额外的切除。

关闭切口：当椎间隙打开后，用林格液进

图 41.4　（a）微型扩张器、
（b）微型髓核钳（黑色）
和（c）平头吸引器

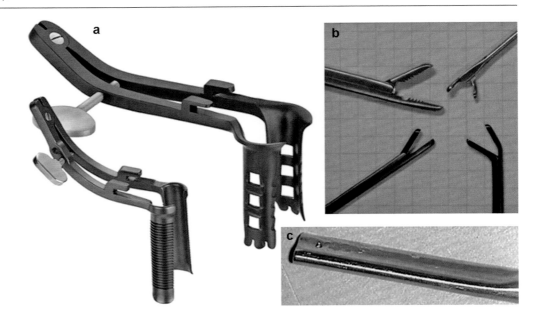

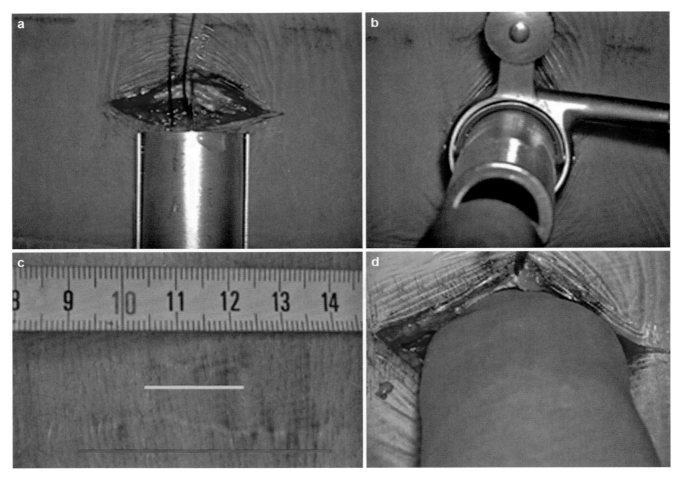

图 41.5　经椎旁肌入路：（a）20mm 皮肤切口，用扩张器钝性分离肌肉（b）或使用食指进行分离（d），（c）经椎旁肌入路术后瘢痕（黄线），用于治疗椎间盘突出复发则采用传统的骨膜下入路（红线）

图 **41.6** 特写镜头（a）在原位上扩张的通道牵开器；并用"蛇型"自锁臂固定通道系统（b）；术中X线定位（c）外侧切口（d）通道

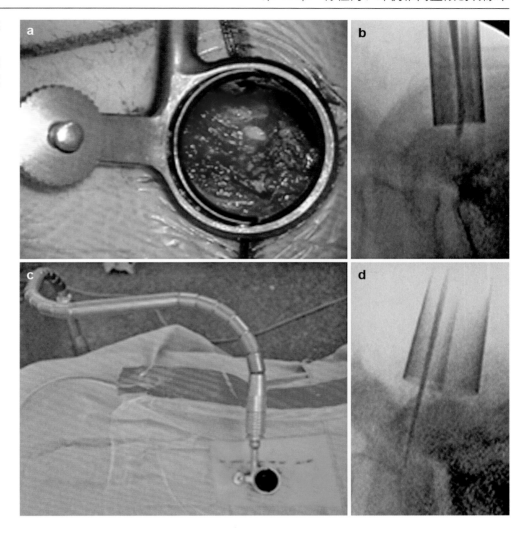

行冲洗。纤维环的开口用含纤维蛋白原及凝血酶的明胶海绵填充（TachoSil，厂家：Behring，Marburg，德国）。游离硬膜外脂肪覆盖神经根。仔细止血后逐层缝合。

41.2.6　术后护理

术后6小时，鼓励患者下床。术后第一天允许在床边坐起。术后每天早上进行物理治疗。住院时间约3天。

41.2.7　并发症

据相关文献报道，一般并发症有：深静脉血栓形成，肺动脉栓塞，尿路感染，无法找到病变组织，腹膜后血管损伤，以及术后不太常见的节段失稳。然而，即使再娴熟的外科技术依然无法完全避免神经根的损伤（0.5%）、硬膜撕裂（1.5%）、椎间隙感染（>1%）或"椎间盘突出复发"（5%）。

41.3　经椎板入路（TLA）[1-2,4,6,8]

41.3.1　适应证

- 向头侧突出的椎间盘组织，将上位神经根推向椎弓根的下缘。通常这些碎片位于椎间孔内（图41.7a、b）。
- 碎片向头侧突出的复发椎间盘，在椎板间入路中介绍过的。

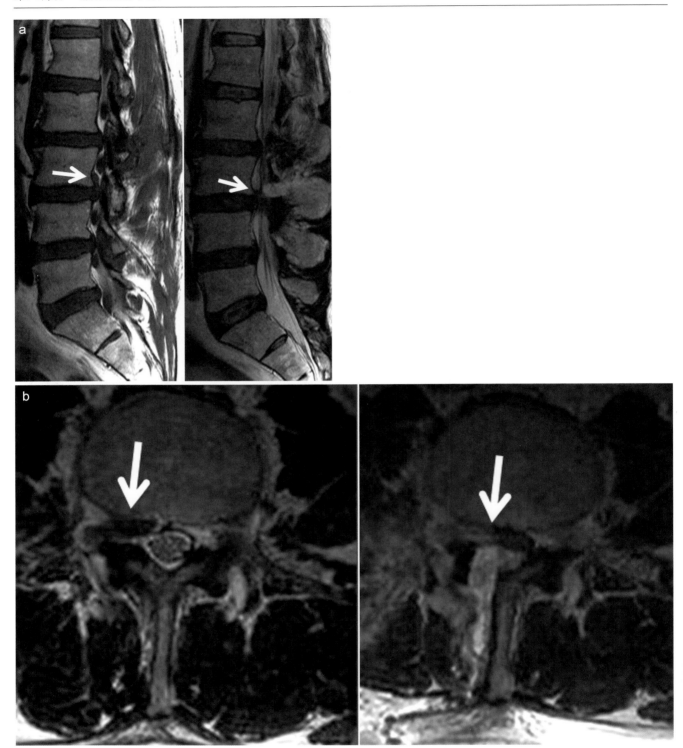

图 41.7 （a）经椎板入路移除后（右侧箭头），L₃～L₄ 向头侧游离的椎间盘碎片影（左侧箭头所示）（b）轴位断层显示椎间盘碎片（箭头所示）挤入 L₃ 神经根出口处（左）。术后摄片显示椎间盘碎块已通过椎板入路取出（右）

41.3.2　禁忌证

- 严重的椎管狭窄和脊柱裂引起的椎板缺损。
- 如果遇到椎间孔型椎间盘突出，突出的碎片应位于上关节突的内、外侧两条线之间；更外侧的椎间盘组织应采用椎旁入路。

41.3.3　技术要求

- 同椎板间入路。
- 必备器械：带角度的钻头，开口钻，金刚石粉涂层的磨钻。

41.3.4　手术计划，术前准备和体位

- MRI：矢状位断层：测量椎间隙上界与椎间盘碎片头侧缘的距离。经椎板的孔应位于这个距离中心。轴位断层：估计在硬膜囊下方突出椎间盘及位于外侧或多少位于椎间孔内的量。经椎板孔应定位于硬膜囊的外侧缘。
- 基本上与椎板间入路一致。
- 重点：目标椎板应平行于地面。将手术床头侧稍抬高。让各个椎板保持水平可使放置牵开器叶片及钻孔更为容易（图 41.1）。
- X 线标记：定位针应指向椎间盘突出最多的地方，此处通常位于责任椎间隙上界与头侧椎弓根的下缘。
- 在学习曲线的早期，目标椎间隙上界与头侧椎弓根的下缘可以分开标记，皮肤切口可以定位于两者之间（图 41.8）。

41.3.5　手术技巧

通过骨膜下入路或者椎旁肌入路可以到达椎板。如前所述，软组织入路正对椎板间间隙。沿尾-头侧方向，相对椎间盘空间，椎板宽度和重叠均增加，而峡部宽度减少。这意味着经椎板的孔会更偏向内侧，从头侧方向上更偏向椭圆形（图 41.9）。

- 椎板：无论使用何种通道，椎板的外侧缘应该在牵引叶片下方完全可见。

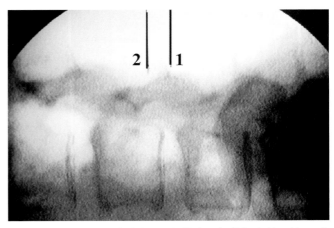

图 41.8　术中透视：定位针（1）指向目标椎间盘的上缘，而定位针（2）指向刚好位于头侧椎弓根下缘的椎间盘碎片

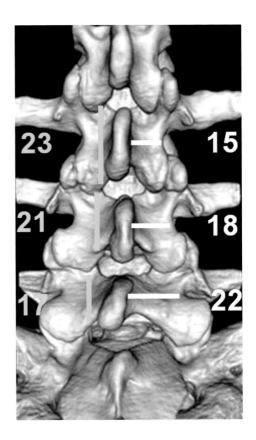

图 41.9　白色数字：椎间隙上缘与相应椎板下缘之间的距离；黑色数字：椎板的宽度

牵开器的叶片应放在突出椎间盘相应的椎板上方，同时进行术中 X 线透视。此时，椎板应保持与地面平行。开口钻与椎板垂直时则更容易把持。通过低速钻孔，钻出一个直径 10mm 大小的圆形（L$_5$）

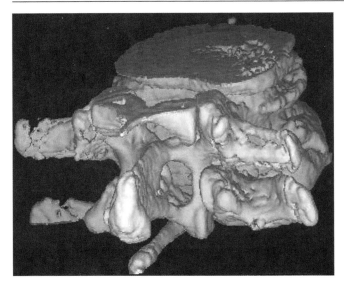

图 41.10 术后三维 CT 显示：右侧经 L_3 椎板的孔

或椭圆形（L_4 与头侧）孔（图 41.10）。三层结构：分别为"白色（背侧皮质）"、"红色（松质骨）"和"白色"（腹侧皮质）。安全起见，腹侧皮质应使用金刚石粉涂层的磨钻进行钻孔。注意：①外侧缘至少保留 3mm 以避免出现峡部骨折（图 41.11）。②通常来说，经椎板入路的孔应恰好指向黄韧带头侧附着点。当用骨凿去除腹侧薄皮质骨外壳后，硬膜外脂肪就显露出来。

- 硬膜外切除：沿着硬膜囊上、下切除硬膜外脂肪，一直向上，直到上位神经根的腋下。
- 椎间盘处理：突出的椎间盘组织或韧带下方的椎间盘碎片可能经常移位。减压后，神经根可滑向尾侧并出现在手术视野（图 41.12）。神经根管用带角度的钩子进行探查。如果发现纤维环广泛破裂，椎间隙应得到彻底清除。据作者的经验，仅 20% 的病例需要处理，复发率为 7%。
- 闭合切口：可将浸渍有长效类固醇激素的明胶海绵填塞入孔，但是如椎间盘已经掏空，就不再放置明胶海绵。
- 术后处理：同椎板间入路。

41.3.6 并发症

倾斜骨科牵引床，其目的是为了让椎板尽量与地面平行，以减少错误节段手术的风险。

神经根腋下的硬膜极其薄弱，切除与其粘连的椎间盘碎块时应十分小心。由于通道狭窄，如果不慎将硬膜切除，最好用粘胶修复破口。

虽然不是一个并发症，但当椎间隙尾侧半发现明显的纤维环破裂时，应当将钻孔扩大为传统的椎板切除术，尤其是在 $L_5 \sim S_1$ 水平。

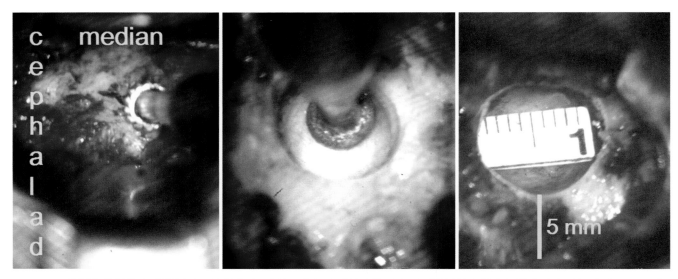

图 41.11 背侧的椎板的皮质骨用开口钻钻孔（左图），腹侧皮质骨应使用金刚石涂层的磨钻进行钻孔（中图），保留至少距离峡部外侧 3mm 的安全区域（右图）

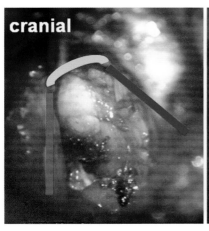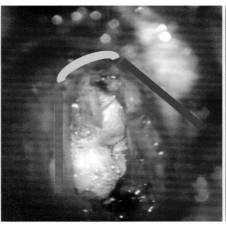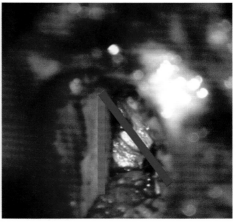

图 41.12　右侧方的硬膜外切除：腋下型椎间盘碎片将神经根挤向椎弓根的下缘（左图）；硬膜囊从突出的椎间盘分离（中图）；在去除椎间盘碎片后，神经根就会出现在手术视野中（左图）。红线：鞘膜的外侧缘；黄线：出进口神经根的腋下方；蓝线：出口神经根的下缘

41.4　椎间孔外侧入路（EFA）[5, 7]

41.4.1　适应证

• 至少 2/3 的椎间盘碎片位于椎弓根外侧。

41.4.2　禁忌证

• 椎间孔处椎间盘突出位于神经根管内侧 2/3。

41.4.3　技术要求

• 同经椎板入路。

41.4.4　术前准备、计划及定位

•MRI：矢状位断层：小心！通常外侧扫描不够，即神经根管外侧，外侧椎间盘突出导致遗漏。轴向断层：比较两处椎间孔外脂肪的含量及分布。冠状面断层：尽管很少扫描，但其对显示出孔神经、神经根管和椎间孔外侧间隙十分重要（图 41.13）。

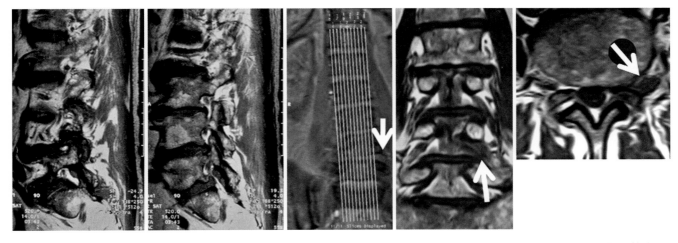

图 41.13　（从左图到右图）由于错误的扫描而导致模糊的旁正中断层片（中图），遗漏椎间孔外侧区域，尤其是左侧（箭头所示）；冠状面显示左侧 L_4 神经根受到椎间盘外侧突出椎间盘的挤压（箭头所示）椎间盘碎块也可从轴位片看到（右侧箭头所示）；与不一致的硬膜外脂肪分布相对比

- 基本与椎板间入路一致。
- 安全起见，应在患者臀部束带：牵引床应向远离术者方向倾斜20°～30°，以使术者对椎间孔外间隙有更好的倾斜视角。尤其是肥胖的患者容易因为自身脂肪重量而翻转。
- 侧位片（X线标记）：在距棘突外侧一指宽处插入脊柱定位针，并与皮肤垂直，同时指向受累椎间隙的下缘。

在此水平画出一条水平线。将C臂机切换到前后位：画出两条水平线：①根据在侧位片已作出的标记确定受累椎间隙下缘（A）和（2）受累椎间隙上方横突的下缘（B）。画出两条垂线：正中线（棘突连线）（C）和（2）旁开4cm的垂线，以标示上位椎弓根外侧缘与下方受累椎间盘（D）。两条水平线之间的距离（AB）即为皮肤切口，此切口约长3～4cm，并距离正中线4cm（图41.14）。

41.4.5　手术方法

- 椎旁肌入路可以用来显露位于L$_4$～L$_5$水平椎间孔外侧椎间盘，如需要更偏向头侧进行显露，可以使用可扩张的通道牵开器或带有内、外反向的牵拉叶片的微型内窥器来进行操作（图41.15）。

至于L$_5$～S$_1$水平，作者建议插入两把互相垂直的牵开器，以便作者根据相应的结构：小关节（内侧）、截面（外侧）、横突（头侧）和骶骨翼（尾侧），来选择不同长度的4个牵拉叶片（图41.16和图41.17）。另外，推荐使用显微镜的"皮肤至皮肤"技术。

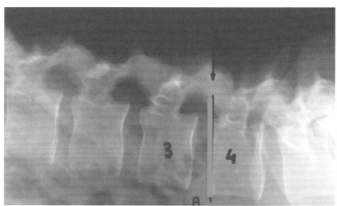
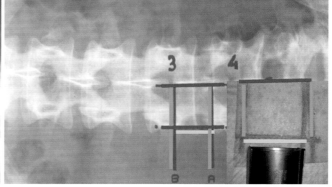

图41.14　术中透视，标记定位线侧位（左）和正位（右）

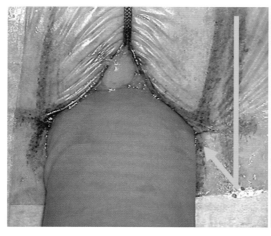
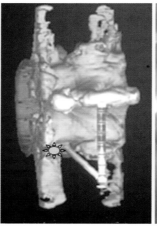
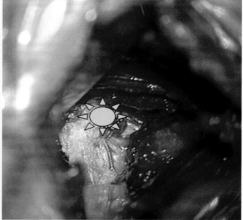

图41.15　钝性分离朝向横突内侧1/3的肌肉，目标椎间盘即位于头侧（左图），3D-CT所示通道（中图），位于横突（右图）的目标区（星标所示）

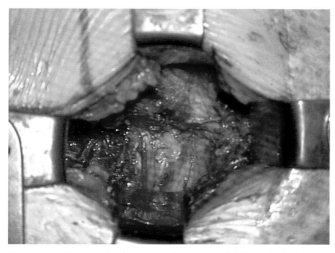

图 41.16　通往左侧 $L_5 \sim S_1$ 手术区：牵开器的上方叶片放置在小关节，左侧叶片放在 L_5 横突

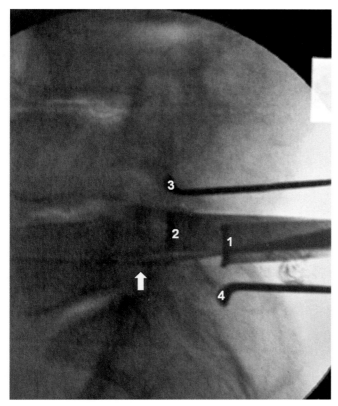

图 41.17　术中透视对 $L_5 \sim S_1$ 加以监控：①放置于小关节的内侧牵开器叶片②外侧叶片③略微朝向头侧 L_5 横突的头端叶片④骶骨翼处的叶片，铰刀指向突出的椎间盘（箭头所示）

- 皮肤切口：长 3cm，旁开中线 4cm。
- 经椎旁肌入路：当切开竖脊肌筋膜时，用食指沿着多裂肌与最长肌之间的空隙进行钝性

分离（图 41.15）。如果无法触摸到分离的肌肉纤维，肌肉向下往横突内侧 1/3 翻转。将选好的牵开器的头端，以上位横突中下缘与下位横突的中上缘作为支点。峡部的外侧面即为手术区的内侧缘。此时有必要进行 X 线透视加以确认（图 41.18）。

- 硬膜外间隙：向远离术者方向倾斜牵引床 15°～20°，以获得更好的椎弓根外侧区的视野。除非遇到小关节极度肥大或在 $L_5 \sim S_1$ 节段，否则通常不必钻除骨质。切断内侧半的横突间肌，并向外推开，如此可显露横突间筋膜，又称为"横突间韧带"。将横突间韧带切除后，露出包绕神经外侧的脂肪。由于神经邻近伴行血管和突出椎间盘，吸引器可用作神经牵开器。但是，应小心避免过度牵拉背侧神经节，以减少术后烧灼感的发生率。任何时候，神经根动脉丛的切断、分离都应十分谨慎。如

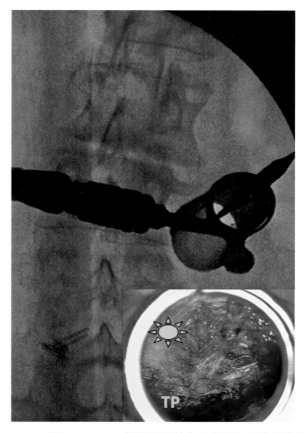

图 41.18　到达 $L_3 \sim L_4$ 左侧椎间孔外突出椎间盘入路的前后位术中透视。需注意的是患者存在退变性脊柱侧弯。横突内侧 1/3 的特写照片（星标所示）（右侧底部）

果受到伴随的静脉丛阻挡，则可将其电凝。

- 突出椎间盘的处理：通常作者发现神经及背侧神经节多被游离椎间盘组织推向外侧及头侧。一般情况下，只清理碎片就可获得足够的空间。但如果发现纤维环广泛破裂，则要对椎间盘进行充分的清除。用双角度钝钩对神经根管进行探查，看是否存在残留的碎片后，神经根用含有结晶类固醇激素进行浸泡。
- 关闭切口：切口可选择性放置引流，且按作者的经验，很少需要放置引流。肌肉组织无需缝合。
- $L_5 \sim S_1$ 节段的特殊考虑：由于椎间盘、L_5 横突与骶骨翼的特殊解剖关系，应由熟悉此项技术的医师进行肌肉微创劈开入路的操作。而且术中有必要进行多次 X 线透视检查。如果发生操作困难，则应改为传统的"宏观入路"。
- 术后护理：如前所述。

41.4.6　并发症

反射性交感神经营养不良的发生率为 1%～2%，几乎在术后一周内发生，尤其在 $L_5 \sim S_1$ 节段时。其症状通常表现为：小腿烧灼感，同时对触觉过敏。因为神经节位于神经根管内，每一步操作都对椎间孔外神经有牵拉，可能导致术后烧灼痛的发生。治疗对策：可待因、交感神经阻滞（1% 布比卡因）和物理治疗。

（叶文斌　译，程勇泉　审校）

参考文献

1. Bernucci C, Giovanelli M (2007) Translaminar microsurgical approach for lumbar herniated nucleus pulposus (HNP) in the "hidden zone": clinical and radiologic results in a series of 24 patients. Spine 32(2):281–284
2. Di Lorenzo N, Porta F, Onnis G et al (1998) Pars interarticularis fenestration in the treatment of foraminal lumbar disc herniation: a further surgical approach. Neurosurgery 42:87–90
3. Mayer HM (2005) Lumbar disc herniations: the microsurgical inter-laminar, paramedian approach. In: Mayer HM (ed) Minimally invasive spine surgery. Springer, Heidelberg, pp 284–296
4. Papavero L (2005) Lumbar disc herniations: the translaminar approach. In: Mayer HM (ed) Minimally invasive spine surgery. Springer, Heidelberg, pp 304–314
5. Papavero L (2005) Lumbar disc herniations: the extraforaminal approach. In: Mayer HM (ed) Minimally invasive spine surgery. Springer, Heidelberg, pp 297–303
6. Soldner F, Helper BM, Wallenfang Th et al (2002) The translaminar approach to canalicular and cranio-dorsolateral lumbar disc herniations. Acta Neurochir (Wien) 144:315–320
7. Tessitore E, de Tribolet N (2004) Far-lateral lumbar disc herniation: the microsurgical transmuscular approach. Neurosurgery 54(4):939–942
8. Vogelgesang JP (2007) The translaminar approach in combination with a tubular retractor system for the treatment of far cranio-laterally and foraminally extruded lumbar disc herniations. Zentralbl Neurochir 68(1):24–28

第 42 章　微创减压术

Frank Grochulla

42.1　引言

退行性腰椎管狭窄是常见的老年性脊柱疾病，容易出现单侧或双侧的下肢跛行[2, 9-10]，治疗的主要目的是为了缓解患者的腿部症状。当保守治疗无效或出现进展性的神经根功能障碍时通常就需要接受手术治疗[1]。以往认为，腰椎椎管狭窄的治疗选择是椎板切除，不会引起腰椎不稳[3, 8, 10]。由于椎板切除后可能产生不稳定，许多学者倡导进行有限手术入路和微创手术减压技术。现在，极力推崇内窥镜引导下行椎板切除术治疗腰椎椎管狭窄，不产生继发的畸形或手术节段的不稳。过去10年间，已通过不同方法进行了改进椎板减压的入路与手术技术。在本章中，作者将介绍应用于同侧及对侧椎管显微减压的同侧椎板间入路的高级技巧。

42.2　适应证

- 伴有临床症状的获得性退变性的中央或侧方椎管狭窄（例如，椎管神经性跛行），并由MRI及CT所证实。
- 保守治疗失败。
- 没有节段性失稳的症状或体征。

42.3　禁忌证

- 不稳定性腰椎退行性脊柱侧弯
- 腰椎Ⅰ度以上滑脱伴有明显腰痛
- 严重和（或）合并有明显的下腰痛

- 全身麻醉的绝对禁忌证

42.4　技术条件

- 内窥镜
- 微创手术器械（例如，卡口器械）
- 管道牵开系统（例如，Caspar 牵开器）
- 高速磨钻
- X 线透视

42.5　手术计划、术前准备和体位

手术时，患者置于有 Wilson 架的手术台，并采用膝胸体位（mecca 体位）（图 42.1）。采用此种体位，可让患者腹部悬空，以降低腹部静脉系统的压力，同时减少静脉血通过 Batson 丛回流至椎管内。换句话说，腰椎前凸减少，相应的椎板间的间隙就会增加。如此，进入椎管进行减压将变得容易些。

至于定位，在高龄的椎管狭窄的患者需进行如下方面的考量：患者关节（肩、髋、膝关节）及颈椎活动受限（避免头部旋转）。

定位：在 X 线透视下，用定位针确定目标节段，制定手术入路及相应标记（图 42.2）。由于手术入路范围有限，因此在腰椎手术节段上方的表面定位准确十分重要。

42.6　手术方法

- 作者建议从手术开始就使用显微镜。
- 在距离棘突外侧 5 ～ 10mm 处做皮肤切口，每一手术节段切口长 2 ～ 3cm。如遇双侧都

图 42.1　(a)膝–胸(mecca)
体位，牵引床状态示意图
(b)，另一种可供选择的俯
卧位(c)

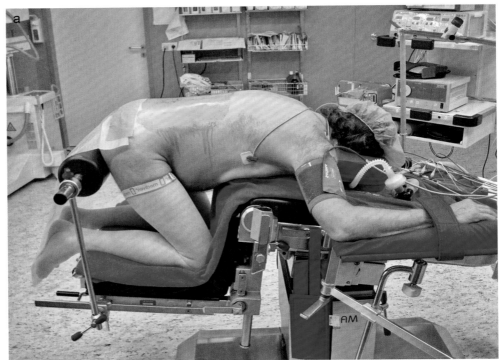

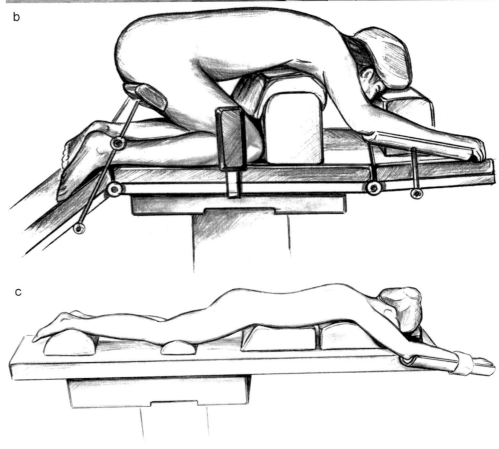

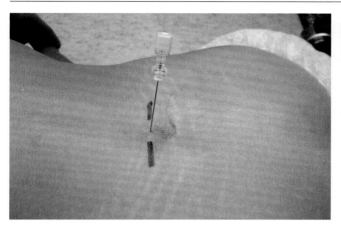

图 42.2　在侧位 X 线监控下，在目标节段插入一枚定位针

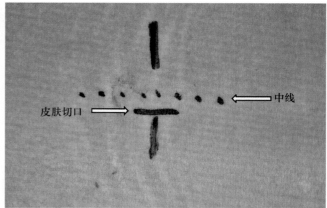

图 42.3　患侧皮肤切口位于棘突外侧 0.5～1cm 处，通常单一节段切口为 2～3cm

有症状，使用左侧入路以方便右手操作的术者。

- 在胸腰筋膜上做半环形旁正中切口。此切口的长度需比皮肤切口长。
- 椎旁肌从骨膜下分离，插入自动调节的通道牵开器（Caspar，蛇牌或 metrx 牵开器，美力敦）（图 42.4）。在手术时，有必要控制牵开器的力量，以避免出现周围皮肤、肌肉的压力性坏死。
- 显露邻椎的椎板间隙
- 开始对同侧椎管进行减压时，用高速磨钻去除下方头侧半椎板，直至显露黄韧带的起点（图 42.5a、b）。

　　此时黄韧带在下方椎体的椎板头侧将会变薄，可以用解剖刀对其进行分离。此时，可以识别硬膜外脂肪和硬膜（图 42.7）。通过对尾侧椎板的上缘与小关节的内侧半进行部分切除（内侧小关节切除术），可以扩大椎板之间的间隙。

- 在结束显露对同侧黄韧带后，可使用咬骨钳去除。在分离黄韧带与粘连的硬膜时，避免撕裂硬膜。
- 如果对同侧小关节下方进行适当的减压，那么就可以识别椎弓根的内侧与神经根的外侧缘。而横行穿出的神经根也可轻易地游离（图 42.8）。
- 在远离术者方向倾斜手术床后，开始进行对侧的减压，调整显微镜直至获得跨越中线的

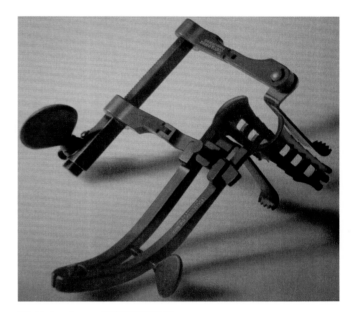

图 42.4　Caspar 通道牵开系统

清晰手术视野。使用高速磨钻，切除邻近椎板与棘突的基底部（图 42.9）。

- 下一步进行对侧黄韧带的切除与关节下方减压，直至能识别出硬膜外侧缘与对侧下位椎弓根的内侧缘。一旦遇到严重的狭窄，在切除前需要钝性分离硬膜与粘连的黄韧带，以避免发生脑脊液漏。
- 使用钝头探子确认已获得足够的减压。
- 用钝性剥离子检查骨性边缘，以确认没有锐利的骨刺残留（残留的骨刺可以穿破硬膜）。
- 仔细止血与闭合切口。

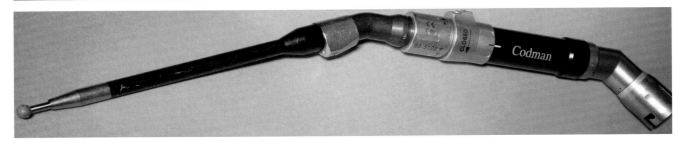

图 42.5　带角度手柄的高速磨钻

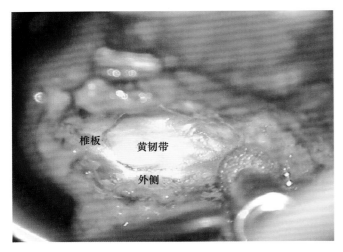

图 42.6　部分切除的椎板与显露的黄韧带

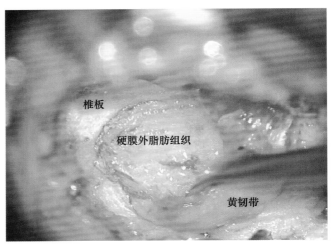

图 42.8　同侧减压后，硬膜与神经根的显露。D 为硬膜，NR 为神经根

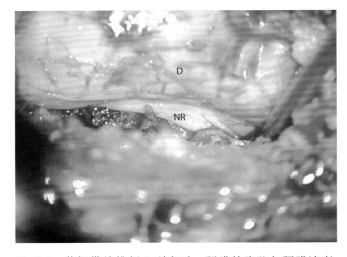

图 42.7　黄韧带从椎板上剥离后，硬膜外脂肪与硬膜清晰可见

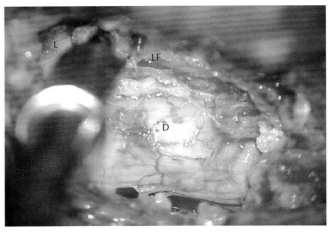

图 42.9　用磨钻潜行切除椎板。L 椎板，LF 黄韧带，D 硬膜

42.7　术后护理

- 抬高胸部（30°）仰卧位休息 6 小时，可以升高腰部脑脊液压力以压迫硬膜上的静脉。

- 作者建议：两个节段以上减压的患者，术后应戴支具保护。

（叶文斌　译，程勇泉　审校）

参考文献

1. Amundsen T, Weber H, Nordal HJ et al (2000) Lumbar spinal stenosis: conservative or surgical management? A prospective 10-year study. Spine 25:1425–1435
2. Berney J (1994) Epidemiology of narrow spinal canal. Neurochirurgie 40:174–178
3. Herkowitz HN, Kurz LT (1991) Degenerative lumbar spondylolisthesis with spinal stenosis. A prospective study comparing decompression with decompression and intertransverse process arthrodesis. J Bone Joint Surg Am 73:802–808
4. Hopp E, Tsou PM (1988) Postdecompression lumbar instability. Clin Orthop Relat Res 227:143–151
5. McCulloch JA (1998) Microsurgery for lumbar spinal canal stenosis. In: McCulloch JA, Young PH (eds) Essentials of spinal microsurgery. Lippincott-Raven, Philadelphia, pp 453–486
6. Poletti CE (1995) Central lumbar stenosis caused by ligamentum flavum: unilateral laminotomy for bilateral ligamentectomy. Preliminary report of two cases. Neurosurgery 37:343–347
7. Senegas J, Etchevers JP, Vital JM, Baulny D, Grenier F (1988) Recalibration of the lumbar canal, an alternative to laminectomy in the treatment of lumbar canal stenosis. Rev Chir Orthop Reparatrice Appar Mot 74:15–22
8. Silvers HR, Lewis PJ, Ash HL (1993) Decompressive lumbar laminectomy for spinal stenosis. J Neurosurg 78:695–701
9. Verbiest H (1954) A radicular syndrome from developmental narrowing of the lumbar vertebral canal. J Bone Joint Surg Br 36-B:230–237
10. Verbiest H (1975) Pathomorphologic aspects of developmental lumbar stenosis. Orthop Clin North Am 5:177–196

第 43 章 椎间盘镜下手术

Sebastian Ruetten

43.1 引言

微创技术可以减少软组织的破坏及其伴随的一系列并发症。目前，内窥镜手术在某些领域中被公认为标准术式。经椎间孔后外侧入路多采用常见的全内窥镜技术，摘除椎间孔内侧或外侧椎间盘在技术上是可行的。从某种意义上来说，从已经破裂的纤维环缺口后方摘除椎管内椎间盘，已经为人所皆知。尽管如此，不可能完全不考虑在椎管内摘除突出的椎间盘的困难。采用经椎间孔外侧入路，在持续肉眼可见的情况下，很容易充分显露椎管。即便如此，椎间孔的骨缘及出口神经也可能限制了移位，也同样妨碍了错位椎间盘组织的切除。除此之外，骨盆与腹部脏器也可能挡住入路。因此，经椎间孔术式有局限性。为了摆脱经椎间孔入路的手术对适应证的限制，全内窥镜下椎板间入路技术应运而生。只要适应证掌握得当，结合新科技与新手术入路，全程可视化监控全内窥镜下手术的疗效可与传统的术式相当。

经椎间孔术式与经椎板间术式相比有更多的限制，但采用经椎间孔术式的组织创伤较小。

43.2 适应证

43.2.1 一般适应证

手术适应证与目前已证实的标准相同[1]。已在治疗椎间盘突出及椎管外侧狭窄方面获得了十分丰富的经验[2-6]。已存在的继发性疾病，如腰椎不稳，可结合其他术式同时一并予以治疗。以下为目前已

明确的手术适应证（图 43.1，图 43.2 和图 43.3）。

- 游离型或非游离型椎间盘突出（不论部位是否局限）。
- 传统术式或全内窥镜术后复发性椎间盘突出。
- 韧带性结构或外侧骨性椎管狭窄。
- 某些特殊的小关节囊肿。
- 特殊情况下放置椎间隙植入物。
- 特殊情况下，椎间隙清创和椎间盘炎的引流。

43.2.2 经椎间孔入路的手术适应证

所有椎间孔内或椎间孔外侧椎间盘突出都可纳入经椎间孔入路的适应证。至于椎管内的椎间盘突出，由于神经移动性差，纳入标准需要注意[36]：

- 向头侧最远至上位椎弓根的起始处，向尾侧最远游离至责任间隙下方的椎弓根中部。
- 如果是用直立外侧光学通道，范围可从责任间隙的骨盆平面以上到椎弓根的中部。

注意：如果是椎管外侧狭窄，向头尾部延伸最大范围为从责任间隙的下位椎弓根的上缘到责任椎上位椎弓根的下缘。如果必须使用传统的外侧入路，那么通道则因为腹部的结构而不能被移动。尤其是在 $L_3 \sim L_4$ 头侧的水平应注意。

如果影像结果完全清晰，那么术前需要进行腹部 CT 扫描加以评估。

43.2.3 椎板间入路的手术适应证

- 所有位于椎管内的椎间盘突出，如果无法采用椎间孔入路进行手术，均可以考虑采用椎板间入路[2-5]。

图 43.1　经椎间孔后外侧入路

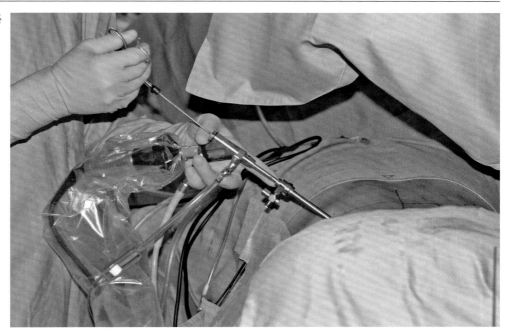

图 43.2　经椎间孔外侧入路

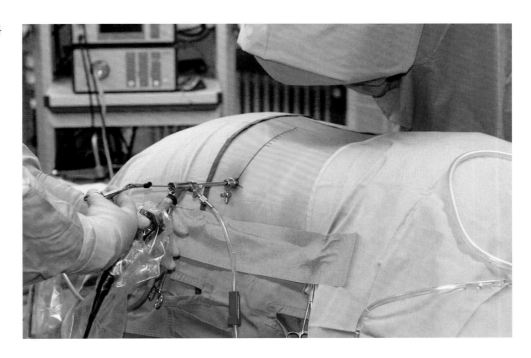

43.3　禁忌证

- 参考脊柱减压手术禁忌证。

43.4　技术条件

X 线设备、可电动调节的手术床及 C 臂 X 光机是必备的。除了手术器械及光学系统之外，还需要全套内窥镜设备，例如监控器、摄像头、光源、记录系统、液压泵，刨刀系统或射频发生器。当然，

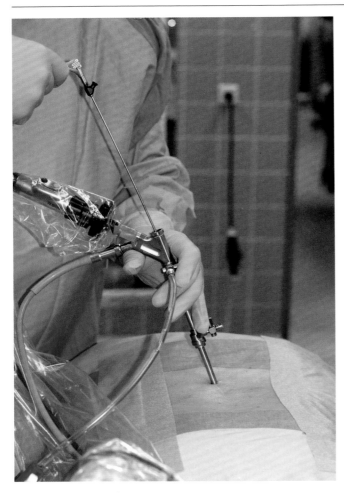

图 43.3　椎板间入路

关节镜或其他内窥镜设备也可采用。

43.5　手术计划、术前准备和体位

与所有微创手术一样，手术操作必须以术前影像学结果为基础。目的是根据病理，尽可能精准地切除椎管组织。完整的内窥镜手术通常在全身麻醉下进行，这样患者和术者都会更舒服，也方便摆放所需体位，同时利于扩大椎管内操作空间。患者于 X 线可透视床上取俯卧位，C 臂监测两个节段。胸部和臀部加垫以防止胸腹内器官受压。不管是对于腰椎前凸还是后凸，手术床都可在术中根据解剖和病理进行调整。术中给予抗生素预防感染。

43.6　手术技巧

43.6.1　椎间孔入路[3-6]

- 首先，定位皮肤切口。其目的是为了尽可能直接到达椎管。在 $L_4 \sim L_5$ 与 $L_3 \sim L_4$ 水平，在外侧光学通道中，下关节突的背侧连线通常作为避免进入腹侧的界限。为了避免伤及腹腔脏器，术前应进行相应椎间盘水平的个体化腹部 CT 扫描，以备评估及制订手术计划，尤其是在头侧节段水平局部条件不明的情况下。根据扫描，可选择个体化的次外侧入路。
- 用 1.5mm 克氏针，垂直插入皮肤，并指向目标椎间隙（图 43.4）。在插入 0.8mm 的导线钢丝后，拔出外套管，并插入中空扩张器。
- 取出导线钢丝，将 7.9mm 带有斜开口的手术通道插入扩张器（图 43.5 和图 43.6）。此后，在可视状态持续用等渗盐水冲洗。
- 在视野控制下进一步到达硬膜外间隙。如果椎间孔的骨性通道直径过小而无法通过，可以使用磨钻或其他手术器械加宽。
- 椎间孔内或椎间孔外侧椎间盘突出或椎孔狭窄情况下，遇到出口神经根的定位不明确时，应在尾侧椎弓根处安全区作椎间孔外入路，在视野监控下，向着病变组织做进一步准备（图 43.7）。
- 减压的准确操作有赖于个体的情况。

43.6.2　椎板间入路[2-5]

- 在椎板间隙窗口上方，切口应尽量靠近中线。头尾定位应根据病变组织的检查结果。
- 在黄韧带的外侧边缘或者在下关节突钝性插入扩张器。
- 朝韧带方向，经扩张器插入带有斜切口的 7.9mm 手术通道（图 43.8）。
- 此后，在持续等渗盐水冲洗及可视状态下进行进一步操作。为了进入椎管，黄韧带应向椎管外侧切除 $3 \sim 5$mm。

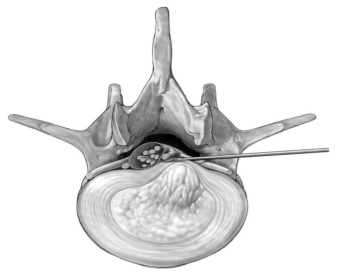

图 43.4　前后位椎管内管道末端位置示意图

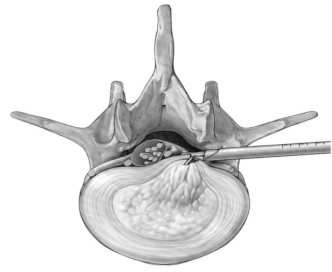

图 43.6　全内窥镜经椎间孔手术

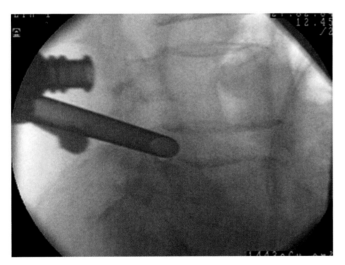

图 43.5　手术管道开口位于硬膜外隙

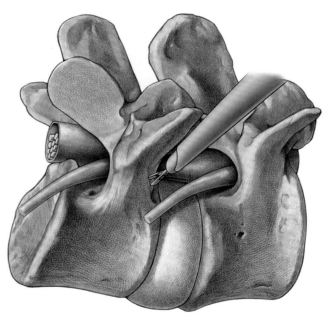

图 43.7　在椎间孔外尾侧椎弓根，开始椎间孔外操作

- 基于韧带有弹性进行进一步的操作（图 43.9
  和图 43.10）。
- 带有斜开口的手术导向通过旋转，可发挥其
  他作用。例如，可用神经拉钩向内侧移动神
  经结构（图 43.11 和图 43.12）。

- 如果椎板间骨窗直径过小以致无法通过，或
  进行椎管狭窄手术时，可使用磨钻或其他器
  械对其进行扩大。
- 如果遇到在一个节段进行扩大骨质切除后，
  仍完全无法触及游离移位的椎间盘，可考虑

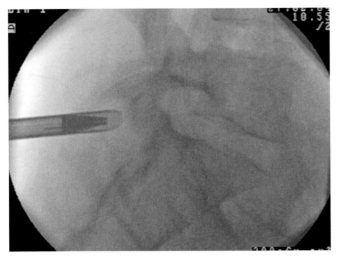

图 43.8　插入带手术通道的扩张器

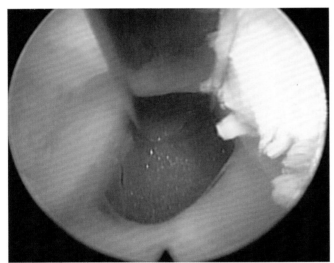

图 43.9　黄韧带的外侧切口

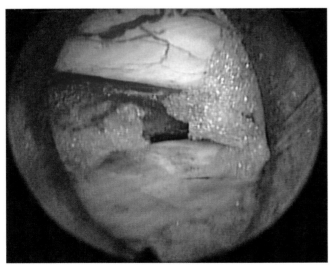

图 43.10　解剖结构的识别

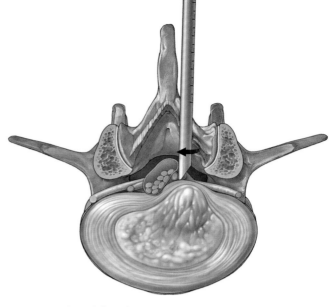

图 43.11　旋转手术导向

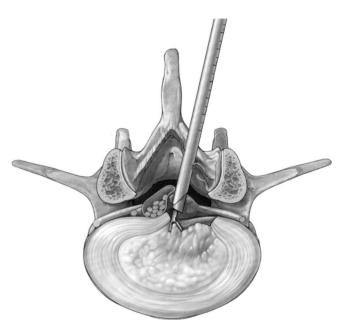

图 43.12　全内窥镜下的椎板间操作

在邻近的椎板间再开窗，另外创建一条手术通道。

· 根据术中情况进行减压操作。

43.7　可能的并发症

显微手术时可能出现的手术并发症已为人所知，并且有大量的文献报道[7-10]。虽然，统计学上无法完全避免并发症的发生，但显微手术仍可以减少并发症的发生率[11-12]。原则上，任何传统手术的并发症都可能出现在显微手术中[2-6]。关于全内窥镜手术，需要强调的是：一侧或两侧的手术转换成开放手术，尤其是内窥镜下缝合受损的硬膜囊在技术上是不可能的。理论上，在手术长时间冲洗液外渗的封闭中，导致椎管内紧贴的与邻近的组织结构压力的增高的后果是无法完全排除的。在椎板间入路，使用工作通道对神经结构长时间、连续过度的牵拉应予避免，或者仅对神经组织间歇性的牵拉，以避免出现神经损伤的风险。经椎间孔入路，出口神经损伤的风险也无法完全避免。采用外侧入路，需要排除腹腔脏器对入路的阻挡。以往的经验表明，任何一项新技术在学习曲线期间，并发症发生的风险会显著增加。

（叶文斌　译，程勇泉　审校）

参考文献

1. Andersson GBJ, Brown MD, Dvorak J et al (1996) Consensus summary on the diagnosis and treatment of lumbar disc herniation. Spine 21:75–78
2. Ruetten S, Komp M, Merk H et al (2009) Surgical treatment for lumbar lateral recess stenosis with the full-endoscopic interlaminar approach versus conventional microsurgical technique: a prospective, randomized, controlled study. J Neurosurg Spine 10:476–485
3. Ruetten S, Komp M, Merk H et al (2009) Recurrent lumbar disc herniation following conventional discectomy: a prospective, randomized study comparing full-endoscopic interlaminar and transforaminal versus microsurgical revision. J Spinal Disord Tech 22:122–129
4. Ruetten S, Komp M, Merk H et al (2008) Full-endoscopic interlaminar and transforaminal lumbar discectomy versus conventional microsurgical technique: a prospective, randomized, controlled study. Spine 33:931–939
5. Ruetten S, Komp M, Merk H et al (2007) Use of newly developed instruments and endoscopes: full-endoscopic resection of lumbar disc herniations via the interlaminar and lateral transforaminal approach. J Neurosurg Spine 6:521–530
6. Ruetten S, Komp M, Godolias G (2005) An extreme lateral access fort the surgery of lumbar disc herniations inside the spinal canal using the full-endoscopic uniportal transforaminal approach – technique and prospective results of 463 patients. Spine 30:2570–2578
7. Ramirez LF, Thisted R (1989) Complications and demographic characteristics of patients undergoing lumbar discectomy in community hospitals. Neurosurgery 25:226–231
8. Rompe JD, Eysel P, Zollner J (1999) Intra- and postoperative risk analysis after lumbar intervertebral disk operation. Z Orthop Ihre Grenzgeb 137:201–205
9. Stolke D, Sollmann WP, Seifert V (1989) Intra- and postoperative complications in lumbar disc surgery. Spine 14:56–59
10. Wildfoerster U (1991) Intraoperative complications in lumbar intervertebral disc operations. cooperative study of the spinal study group of the German Society of Neurosurgery. Neurochirurgica 34:53–56
11. Schick U, Doehnert J, Richter A et al (2002) Microendoscopic lumbar discectomy versus open surgery: an intraoperative EMG study. Eur Spine J 11:20–26
12. Weber BR, Grob D, Dvorak J et al (1997) Posterior surgical approach to the lumbar spine and its effect on the multifidus muscle. Spine 22:1765–1772

第 44 章　经椎板螺钉固定术

Stefan Schären

44.1　引言

1948 年 King 发明了经关节螺钉，1959 年 Boucher 对螺钉进行了改良，1980 年 Magerl 在前人研究的基础上最终发明了经椎板螺钉（TLS）[1,5-6]。与以前的螺钉相比，TLS 钉道更长，与骨的嵌合力也更强[3,7]。TLS 螺钉沿着神经根的方向置入，损伤神经根的可能性最小。但是，TLS 的生物力学稳定性，特别是在抗前屈和旋转方面较椎弓根螺钉差[2,4]。虽然经椎弓根钉固定是后路内固定置入手术的"金标准"，但是 TLS 对部分患者仍是一种有效的方法。对于后路 1～2 个节段，TLS 固定是一种安全、可靠的方法。TLS 联合前路固定进行手术，可有效地固定 1～2 个运动节段[8-9]。对于前柱有缺损的患者，该手术禁忌施行。

44.2　适应证

主要后路结构完整的退行性疾病的内固定置入：

- 从 T_{12} 到 S_1 的一个或两个运动节段的后路融合
- 对前路椎间融合进行补充
- 联合椎弓根螺钉进行长节段的固定（图 44.7）

经椎板螺钉固定 L_3～L_4 和 L_4～L_5，避免插入的椎弓根螺钉穿透进入被感染的 L_4 和 L_5 椎体，24 个月后的正位片和侧位片都显示坚强融合且植入物无松动。

44.3　禁忌证

- 后路结构破坏，如椎板切除术后
- 前柱结构丢失，如骨折、肿瘤
- 融合 3 个及以上的节段
- 严重的骨质疏松

44.4　设备要求

C 臂，手术体位装置（如 Relton Hall frame），直径 4.5mm 不同长度的皮质骨螺钉（通常 45～55mm 长），用与 MRI 有更好兼容性的钛材料（如 Synthes Solothurn，瑞士），长 3.2mm 的钻头、钻套、长垫片。另外，还可使用碳纤维／聚醚醚酮组成的椎板针（Signus，Alzenau，德国）（图 44.1）。

44.5　手术步骤

44.5.1　入路

标准后正中切口显露至骨膜下，显露棘突、椎板、横突。将准备融合节段的关节囊切除，骨凿清除骨性结构。进行 TLS 手术时，因骨皮质对 TLS 的把持力很重要，不应行正规的去皮质术。如果伴有椎管狭窄或椎间盘突出，可行椎板切除术或者保留椎板的椎间盘切除术进行减压。

44.6　内固定置入

- 从棘突基底部的上方向对侧横突下方置入第一枚钉。螺钉穿过对侧的椎板骨皮质、关节突关节和横突的皮质（图 44.2 ）。
- 测量螺钉的长度后，在关节突上制备钉道，防止螺钉穿过外侧的骨皮质。

- 置入 4.5mm 钛皮质骨螺钉，直至钉头贴近棘突基底（图 44.3 ）。
- 在对侧的椎板，经第一枚螺钉后方钻出第二枚螺钉钉道。
- 经过测量和标记后，再插入另一个螺钉（图 44.4 ～图 44.6 ）。
- 用移植骨进行后路融合（如取自体髂骨）。

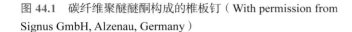

图 44.1　碳纤维聚醚醚酮构成的椎板钉（With permission from Signus GmbH, Alzenau, Germany ）

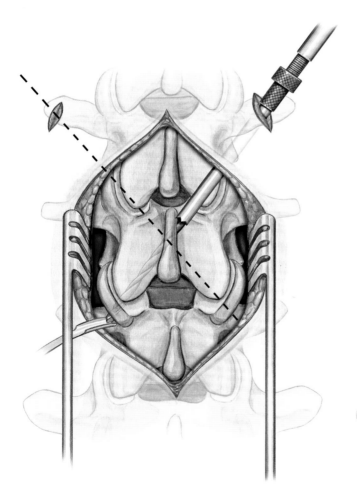

图 44.2　用一套筒保护的钻头，将长约 3.2mm 的长钻头沿着图示方向钻孔

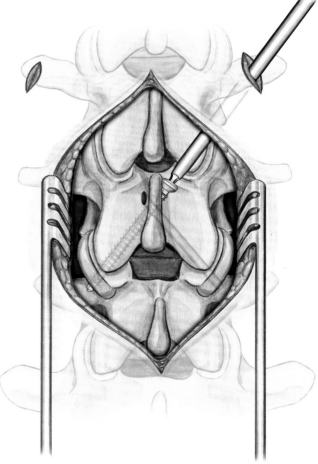

图 44.3　插入适当长度的 4.5mm 皮质骨螺钉

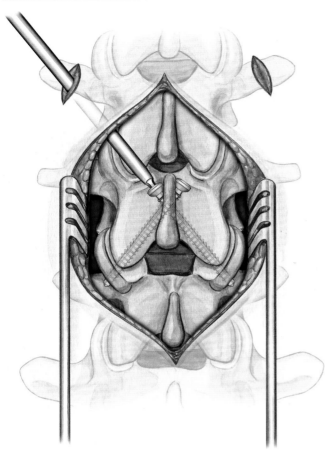

图 44.4　插入第二枚经椎板螺钉

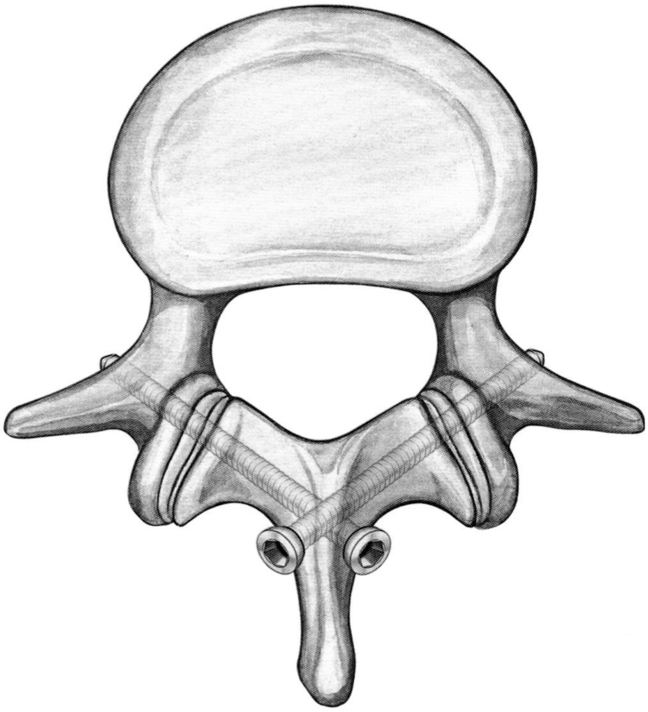

图 44.5　螺钉在轴向平面上的示意图

44.7　关键技术

- 如果位置深并有大量软组织，可以采用 troikar 系统，经皮钻孔并置入螺钉。
- 同样地，在前路融合情况下，可以采用最小化的后方入路，仅仅显露棘突、椎板、关节突，然后经皮置入螺钉。

（周剑、林振　译，程勇泉　审校）

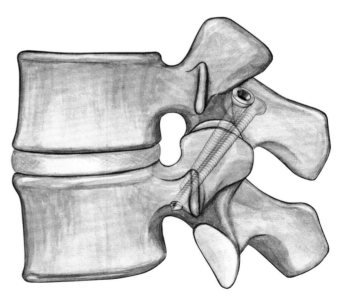

图 44.6　插入两枚螺钉后的侧面观

图 44.7 （a、b）47 岁女性患者 L$_4$ ～ L$_5$ 念珠菌性椎间盘炎伴有严重的终板破坏行后路 L$_3$ ～ S$_1$ 经椎弓根固定，抗真菌感染后行前路 L$_4$ ～ L$_5$ 清创，自体髂骨移植融合

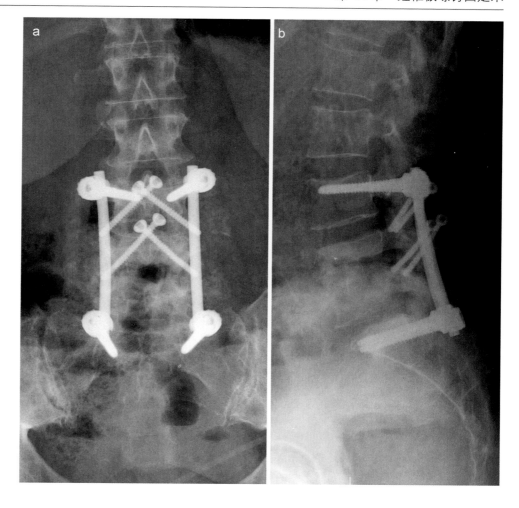

参考文献

1. Boucher H (1959) A method of spine fusion. J Bone Joint Surg 41-B:248–259
2. Heggenes MH, Esses SI (1991) Translaminar facet joint screw fixation for lumbar and lumbosacral fusion. A clinical and biomechanical study. Spine 16S:266–269
3. Jeanneret B, Kleinstück F, Magerl F (1995) Translaminar screw fixation of the lumbar facet joints. Oper Orthop Traumatol 4:37–53
4. Kandziora F, Schleicher P, Scholz M et al (2005) Biomechanical testing of the lumbar facet interference screw. Spine 30:E34–E39
5. King D (1944) Internal fixation for lumbosacral fusion. Am J Surg 66:357–361
6. Magerl F (1980) Verletzungen der Brust- und Lendenwirbelsäule. Langenbecks Arch Chir 352:427–433
7. Montesano PX, Magerl F, Jacobs RR et al (1988) Translaminar facet joint screws. Orthopedics 11:1393–1397
8. Phillips FM, Cunningham B, Carandang G et al (2004) Effect of supplemental translaminar facet screw fixation on the stability of stand-alone anterior lumbar interbody fusion cages under physiologic compressive preloads. Spine 29:1731–1736
9. Rathonyi GC, Oxland TR, Gerich U et al (1998) The role of supplemental translaminar screws in anterior lumbar interbody fixation: a biomechanical study. Eur Spine J 7:400–407

第 45 章　椎体成形术和后凸成形术

Khalid Saeed，Edward Bayley，Bronek Boszczyk

45.1　引言

　　本章将从手术适应证、禁忌证、手术技术和并发症等方面介绍椎体成形术和后凸成形术。对于骨质疏松椎体压缩性骨折、脊柱转移瘤、多发性骨髓瘤以及创伤性骨折的患者，椎体成形术和后凸成形术都可较好缓解患者疼痛症状，将在本章进一步讨论。技术要点是记住在侧位片上穿刺针达到椎体后壁之前，前后位上绝不能穿透椎弓根皮质内侧。

45.2　适应证

- 经保守治疗无效或出现不可接受的进行性塌陷的，伴有疼痛的骨质疏松椎体压缩性骨折患者。MRI 上表现为骨髓水肿，或骨扫描显示有核素摄取的骨折患者，手术疗效最佳。近期，两项临床随机试验发现，与假手术相比，椎体成形术治疗疼痛性疏松椎体压缩性骨折并不能取得更好的临床疗效[1,7]。
- 不适合进行根治性切除、伴有病理性骨折的椎体转移瘤。对于脊柱转移瘤和多发性骨髓瘤患者，可以通过注射骨水泥来治疗，同时进行穿刺活检[3]。
- 创伤性骨折。

　　球囊扩张椎体后凸成形术主要适用于治疗有椎体松质骨内局部碎片区域形成的骨折患者，或是有终板印记骨折的椎体骨折患者。以下骨折类型：A1.1（终板印记骨折），A1.2（楔形骨折）和 A3.1（不完全爆裂性骨折）[1-6]（图 45.1a～d）符合以上适应证。根据现有的认识，劈裂骨折（A2）、爆裂骨折（A3.2）和完全爆裂性骨折（A3.3）等骨折类型不适

合进行球囊扩张椎体后凸成形术，原因是强化骨水泥不能使骨折碎片稳定。必须严格鉴别完全性爆裂骨折 A3.3 和骨质疏松椎体塌陷性骨折，因后者与完全爆裂性骨折不一样，终板几乎没有或完全没有成为碎片，可以行球囊椎体后凸成形术进行治疗。

- 椎体血管瘤

　　如果以疼痛为主诉，椎体成形术是一种有效的治疗方法。但是，该手术不适用于治疗伴有神经功能损伤的患者[8]。椎体成形术可以稳定脊柱、缓解疼痛，并可以避免继发的椎体塌陷。椎体成形术只可用于有症状且对常规保守治疗无效的椎体血管瘤，并经影像学证实有侵袭性和（或）扩展到硬膜外[5]。

　　例如以恢复椎体高度或形成空腔为目的，行球囊扩张椎体后凸成形术是有效的。矫正与骨质疏松性椎体压缩性骨折有关的后凸畸形，或是前面适应证部分提到的外伤性椎体骨折，或是伴有空腔形成，以及部分肿瘤破坏患者，为了达到恢复椎体高度或形成空腔的目的，应该在骨折发生后的早期行 PKP（文献推荐的是从 3 周到 3 个月内）。

45.3　禁忌证

- 凝血功能障碍。
- 不适合全麻和需要镇静药来维持的局部麻醉，以及在整个手术过程中不能俯卧于手术台上的患者。
- 妊娠（以及相关的禁忌证）。
- 对骨水泥过敏。
- 局部有感染。
- 相对禁忌证：肺动脉高压（脂肪栓塞可加重）。
- 后壁骨折或巨大肿瘤侵犯使神经功能受损。
- 警惕：后壁破坏（增加骨水泥的漏出率）。

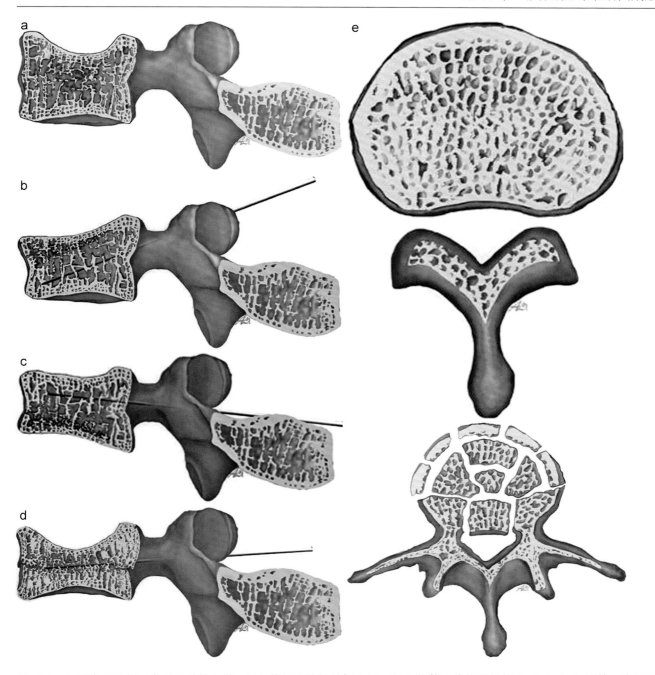

图 45.1 不同类型骨折示意图和进针方向。（a）终板压缩性骨折 A1.1；（b）椎体上缘楔形骨折 A1.2.1；（c）椎体下缘楔形骨折 A1.2.3；（d）椎体塌陷 A1.3；（e）轴位片显示椎弓根水平（下图）及其以下（上图）的不完全性的爆裂性骨折，证实仅在椎弓根水平椎体后壁的破坏

- 适当的术前影像学资料必不可少，如果存在某些原因导致一些相关的骨性标志不能在前后位或侧位片上显影，那么也不可手术。

45.4 技术条件、准备和定位

术前做压脂序列 MR 扫描（鉴别水肿的压脂序列），并且将临床体征与影像学资料结合起来，确定责任节段，因为有时塌陷的椎体并不是导致疼痛的椎体，而可能是另一个非塌陷的椎体导致的。胸椎手术术前，需要行 X 线检查，根据肋骨位置来确定相应的椎体。较好的影像学设备和适当的体位是确保手术安全所必需的。行 X 线透视前，必须确保相关的骨性标记物能够在前后位和侧位上显示。在前后位片上椎弓根应该在椎体的外上象限，棘突应该位于椎弓根的中间，上下终板必须平行，根据患者 / 麻醉医师 / 手术医师的偏好及手术时间可采用全身麻醉或局部麻醉及药物镇静。患者俯卧于可透过射线的手术台上。通常使用一台前后位和侧位转换方便的单平面 C 臂机，而有些术者喜好用双平面 C 臂机。

45.5 手术技术

45.5.1 椎体成形术

- 常规消毒铺巾后，C 臂行前后位进行影像学观察，局部麻醉下在进针点上方行长 1 ～ 2cm 的横行皮肤切口。腰椎进针点位于横突尖端的上方。胸椎椎弓根外侧入路的进针点位于相应肋骨的肋角上方[2]（图 45.2）。
- 根据手术入路（单侧入路或双侧入路）及倾斜度对进针点进行调整。（单侧入路，需要更大的内收角度使穿刺方向尽量向中间会聚，因此皮肤切口需要更偏向外侧）。
- 置中的穿刺针可以使在较小的胸椎椎体内骨水泥可以充分分布。
- 用 Jamshidi 穿刺针直接穿刺或先用克氏针先行穿刺，再经克氏针穿入 Jamshidi 针。
- 在腰椎通过椎弓根入路进入椎体，在胸椎则经肋椎入路进入椎体[2]。
- 当克氏针进入椎弓根 2 ～ 2.5cm 且前后位上未穿透椎弓根内侧皮质时，行侧位片观察克氏针是否穿透椎体后皮质。
- 穿刺针 / 克氏针进入椎体后，可以继续进针并更为内倾。侧位上没有穿过椎体后缘皮质骨之前，在前后位上绝不能穿过椎弓根内侧皮质骨。然后将 Jamshidi 穿刺针穿过克氏针。
- 手术医生满意 Jamshidi 穿刺针的位置后，将侧位片的图片保存在屏幕上作为一个参考图片（这有助于比较当前与参考照片以确认是否有渗漏）。
- 将骨水泥混合，待达到合适黏稠度后，在实时透视下进行注入，（侧位上）观察是否向后渗漏到椎管或者向前进入静脉内。
- 备注：不要将超过 20 ～ 30ml 的骨水泥注到一个椎体里，因为大量注射骨水泥，会增加脂肪栓塞的风险从而导致肺源性高血压。与麻醉师紧密合作，如果出现心肺功能障碍，必须马上停止注射。而且，一旦骨水泥进入椎管或血管，也需要立即停止注射。

45.5.2 球囊椎体成形术

- 手术前相关的解剖结构应该可以在 C 臂上清晰地显示（椎弓根、椎体后壁、椎板、棘突等）。
- 在椎体后凸成形术中，将球囊注到椎体中间最适合的位置，可以最大化复位骨折而不损伤椎体外侧缘。
- 治疗原则和器械与前面介绍的椎体成形术的类似。
- 置入克氏针，其接触骨面时，前后位上显示针尖正好位于椎弓根圈的外围。然后继续进针，在侧位片上看到它穿过椎体后壁之前，前后位上不要突破椎弓根内侧的皮质。
- 前后位上，穿刺针头不能穿过中线。侧位上，将克氏针置入椎体前 1/3 处。
- 克氏针置入到合适位置后，将 Jamshidi 穿刺针沿克氏针置入。
- 用组织取样器取骨组织进行活检。用手钻打磨球囊置入的部位并打磨椎体边缘。

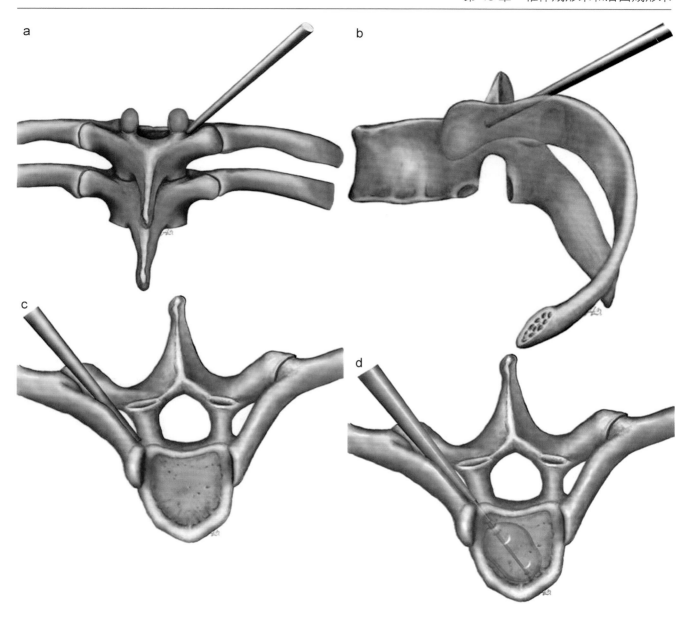

图 45.2　后面观。穿刺针穿刺肋椎关节,针头部穿过外侧椎弓根的基底部。(a)侧面观穿刺针头穿过横突的上方并到达椎弓根。(b)轴面观。确定针头的位置接近于椎弓根的基底部。(c)针头穿过肋椎间隙,在肋骨颈部和椎弓根外侧皮质之间,接近椎弓根基底部。(d)气囊在椎体里膨胀

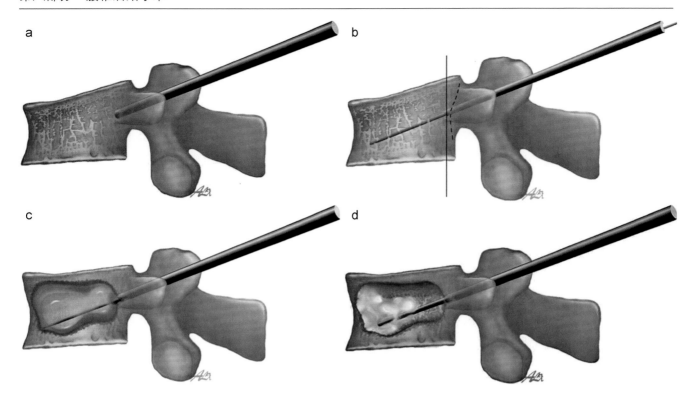

图 45.3 球囊椎体后凸成形术的侧面观。(a)带套管的穿刺针在椎体后部的皮质骨内。(b)穿过克氏针到达距椎体前缘 1/3 注气囊处。(c)注入气囊使椎体高度恢复。(d)通过气囊注入骨水泥

- 可以用一个特殊的刮勺，进针的角度可以改变为 30°、60°、90°。然后将 Jamshidi 针退出来，再将套管穿过克氏针，套管的尖端恰好位于距椎体后壁 3mm 的位置（图 45.3）。
- 采用双侧入路，球囊分别从两侧进入并位于中线两侧，确保球囊的标记物位于套筒之外（图 45.3）。
- 气囊充盈，密切关注球囊压力和体积，同时不断观察影像。
- 继续球囊充盈，直到达到最大体积或最大压力，或压力持续下降，提示不可能进一步抬到终板。
- 将骨水泥混匀，达到一定的黏稠度后，球囊卸压，移出，透视监测下，用注射器将骨水泥经工作通道注射入空腔。
- 骨水泥完全变硬后将注射器和套管移走，再将切口缝合。
- 行前后位和侧位片，观察骨水泥注射情况。

45.6 并发症和应避免的情况

要列出所有可能出现的并发症超出了本章的范围，但是，一些主要的并发症需要提及：PV 和 KP 被认为是"很简单"的手术，其实，这类手术应该由经验丰富的外科医师来完成，可以处理手术中突发的并发症。例如，在突发情况下可以进行开放手术（减压 / 固定）。

骨水泥的渗漏：骨水泥注射前应该达到足够的黏稠度。质量好的影像是重要的，可以很早期发现骨水泥的渗漏。对于某些疑难的病例，透视检查效果不佳，可在 CT 引导和透视下共同完成骨水泥注入。必须选用可以显像的骨水泥。

肺栓塞：　VP 和 KP 将驱赶走与注入骨水泥相同体积的骨髓，会占用相同体积的骨髓腔。虽然对大部分患者并无症状，但是对于术前伴有肺疾病的患者如 COPD，手术风险大大增加，所以需要相应地术中进行监测。对于此类患者，术前应该告诉患者相应的手术风险，并且应该减少骨水泥的注射量。

椎间盘渗漏：若椎间盘有大量骨水泥渗漏，考虑将手术扩大到邻近椎体或者进行密切随访，因为这种情况被认为有很高的邻近椎体骨折的风险。

（周剑、林振　译，程勇泉　审校）

参考文献

1. Buchbinder R, Osborne RH, Ebeling PR et al (2009) A randomized trial of vertebroplasty for painful osteoporotic vertebral fractures. N Engl J Med 361:557–568
2. Boszczyk BM, Bierschneider M, Hauck S et al (2005) Transcostovertebral kyphoplasty of the mid and high thoracic spine. Eur Spine J 14:992–999
3. Mendel E, Bourekas E, Gerszten P, Golan JD (2009). Percutaneous techniques in the treatment of spine tumors: what are the diagnostic and therapeutic indications and outcomes? Spine (Phila Pa 1976). 2009 Oct 15;34(22 Suppl):S93–100
4. Jensen ME, Evans AJ, Mathis JM et al (1997) Percutaneous polymethylmethacrylate vertebroplasty in the treatment of osteoporotic vertebral body compression fractures: technical aspects. AJNR Am J Neuroradiol 18:1897–1904
5. Guarnieri G, Ambrosanio G, Vassallo P et al (2009) Vertebroplasty as treatment of aggressive and symptomatic vertebral hemangiomas: up to 4 years of follow-up. Neuroradiology 51:471–476
6. Magerl F, Aebi M, Gertzbein SD et al (1994) A comprehensive classification of thoracic and lumbar injuries. Eur Spine J 3:184–201
7. Kallmes DF, Comstock BA, Heagerty PJ et al (2009) A randomized trial of vertebroplasty for osteoporotic spinal fractures. N Engl J Med 361:569–579
8. Acosta FL Jr, Dowd CF, Chin C, Tihan T, Ames CP, Weinstein PR (2006) Current treatment strategies and outcomes in the management of symptomatic vertebral hemangiomas. Neurosurgery. Feb;58(2):287–95; discussion 287–95

第 46 章　胸腰椎和腰椎经椎弓根内固定术

Robert Morrison，Uwe Vieweg

46.1　引言

椎弓根内固定需要熟悉以下几个知识点：手术入路的解剖学标志，椎弓根方位和所需螺钉的长度。术前准备充足的影像学资料（X 线，CT 扫描）其对于获得良好的手术效果是必备的。腰椎器械允许通过后路进行固定和减压。基于生物力学的原因，附加前路固定才能使腰椎获得长久的稳定性。

46.2　适应证

- 胸腰椎或腰椎骨折
- 退行性疾病
- 脊柱肿瘤或感染

46.3　禁忌证（相对的）

- 低骨量和骨质疏松
- 固定椎持续的感染
- 患者身体状况差

46.4　设备要求

X 线透视机，手术体位（例如 Wilson 架），内固定器械（钉-棒系统或者钉板系统），可透 X 线手术床。

46.5　手术计划、术前准备和体位

术前测量椎弓根直径，特别是横径。这些可以通过前后位的 X 线平片或更准确的 CT 来完成。如果椎弓根横径足够大，容下螺钉，就可以实施手术计划。确定明确的标志点，选择正确的入针点。标志点包括小关节及其边缘、横突（提示：术中进针点位于 C 臂透视下的椎弓根椭圆形投影的外侧半），同样也包括测量椎弓根的横径（表 46.1）。

通过 X 线侧位片，或更为精确的 CT 扫描测量，椎弓根的位置和走向（矢状位重建观察头-尾角度和冠状位扫描观察椎弓根水平倾斜，见表 46.1）。椎弓根长度常常变异较大。由于前皮质是凸形，术中侧位 C 臂透视不能给出准确的螺钉长度。在螺钉长度合适时，术者必须记住椎弓根承担 60% 螺钉的拔出力，而在椎体的松质骨仅承担 15% ～ 20%。因此，螺钉宁短勿长。

46.5.1　胸腰椎和腰椎的解剖学特点

- 椎弓根直径大（从 L_1 到 L_5，平均为 8mm）。避免使用太小的螺钉，螺钉的直径应该是椎弓根横径的 75% ～ 80%。
- 通常，由于胸椎小关节的退行性变，很难确定合适的手术进针点。
- 如果没有严重的退行性变，两个平面的放射平片就足以确定器械种类。

患者取俯卧位，手术床上摆放垫子。最终的体位取决于患者的具体情况。对于减压病例，腰椎应

表 46.1　腰椎椎弓根的平均直径和角度，Adapted from Olsewski et al [2]

椎骨	性别	椎弓根模径（mm）	椎弓根内倾角（°）	椎弓根尾倾角（°）
L₁	男性	9.5	7	5
	女性	7.7	5	6
L₂	男性	9.6	7	6
	女性	7.9	6	5
L₃	男性	11.7	8	6
	女性	9.6	7	6
L₄	男性	14.7	11	6
	女性	12.5	10	7
L₅	男性	21.1	17	5
	女性	18.4	18	8

该轻微后凸，以便进入椎管。而对于骨折病例，根据术者的习惯，可以适当增加腰椎前凸或者牵引。患者常常被置于脊柱前凸姿势以便更易获得复位。在脊柱侧弯的手术中，因为不存在脊柱椎管的减压，患者常常采取腰椎前凸位。在减压和复位手术中（例如腰椎滑脱症），髋部屈曲抬高到 60°形成腰椎后凸体位，就可以达到减压效果。为了避免腰椎后凸位的关节僵硬的风险，在手术过程中大腿应该处于后伸位。不管采取何种体位，都必须遵守以下原则：

- 避免腹部受压以减少硬脊膜静脉丛的压力。
- 肩部和肘部置于弯曲位以保护尺神经。
- 膝关节屈曲以放松坐骨神经。
- 头部置于休息位，保护眼睛和伸直颈椎。
- 遵循手术俯卧位的基本原则。
- 身体与手术床之间摆放垫子。

46.6　手术步骤

46.6.1　入路

- 正中切口入路：手术切口长度应该长于融合范围 1 ~ 2 节段。切开皮肤到筋膜，撑开手术切口。用电刀贴着骨面从棘突两边切开筋膜。椎旁肌用骨剥分离，一直显露到肋突关节。
- 可选的椎旁肌入路：棘突旁两横指行两个旁正中皮肤切口。纵向分开髂肋肌筋膜。钝性分离肌肉到肋椎关节。安放牵开器。
- 经皮穿刺技术：在透视下选定皮肤进针点，以最小的创伤经皮穿刺进入每个椎弓根，用克氏针模拟置入螺钉进行标记。

46.6.2　内固定置入

46.6.2.1　腰椎

进针点 / 钉道：进针点位于沿上关节突外侧缘的垂线和沿横突中点的水平线相交处。进针点处的骨嵴用咬骨钳咬除，或者用高速磨钻去除，暴露进针点下的松质骨。用锋利的扩孔锥贴外侧扩大椎弓根入口，直到确认进针点正确。在 C 臂透视监测下，用合适的压力将通用套针或者可调整的套管针一步步地插入椎弓根内，以确定矢状位的进针方向。

- 为了确定正确的进针点，肋突是一个很好的标志点（图 46.1a ~ c）[1]。
- 在腰椎上，螺钉会越来越内收趋近中线（从 L₁ 的 10°到 L₅ 的 20°）。螺钉方向应该平行于上终板（图 46.2）[4]。

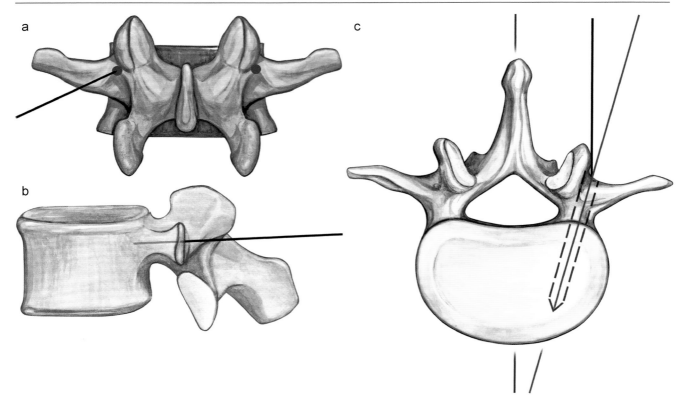

图 46.1 内收的螺钉放置（a，b）。内收螺钉放置的解剖学标志点是横突（肋突）。这些线接近横突的中线（上位腰椎稍高）。套管针的进针方向必须严格沿椎弓根的长轴方向。通常，腰椎进针矢状位倾斜 15°～ 25°（With permission from Aesculap AG, Tuttlingen, Germany[4]）。标准的螺钉位置（c）Roy Camille 报道的所谓"直入技术"，进针点位于后部关节突向下投影的小关节下 1mm[3]

- 用椎弓根开口去皮质，随后用扩孔锥进行持续扩口。穿刺器上的刻度可以观察到螺钉的长度。用球形的探子探查椎弓根通道壁的完整性（图 46.3 和图 46.4）。
- 在复位的过程椎弓根系统允许三个方向（加压，成角，撑开，图 46.5a）上的单独的或者复合的运动 / 矫正（图 46.5b）。

46.7　骶骨

46.7.1　进针点 / 钉道

S₁ 节段的进针点位于上关节突外侧壁的垂线上与 S₁ 上关节突基底部的交点。由于脊柱的退行性变，有时候难以确定正确的进针点。切除部分 L₅ 下关节突有助于进针点的确认。

有两种不同的骶骨螺钉位置：
- 最常见的是螺钉位置是：螺钉指向骶骨岬的

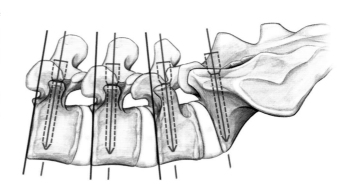

图 46.2　为了易于置棒，螺钉应该放置成一条线，平行于上终板

前角，同时内倾 15°～ 20°。通过螺钉在矢状轴安全区域方向的双皮质固定，可以获得坚强的内固定效果（图 46.6b）。
- 另外一个可供选择的安全区域是螺钉外倾 45°，螺尖指向骶髂关节。在这种情况下，螺钉不长于 45mm，以避免影响 S₁ 关节。

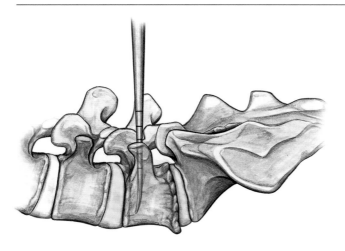

图 46.3　首先在前后位透视下用锋利的尖锥在进针点处破口，随后通过侧位透视获得正确的矢状位进针角度

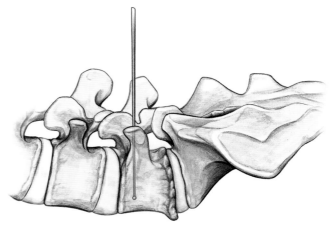

图 46.4　制备钉道后，钉道用剥离子或者探子探查椎弓根壁的完整性

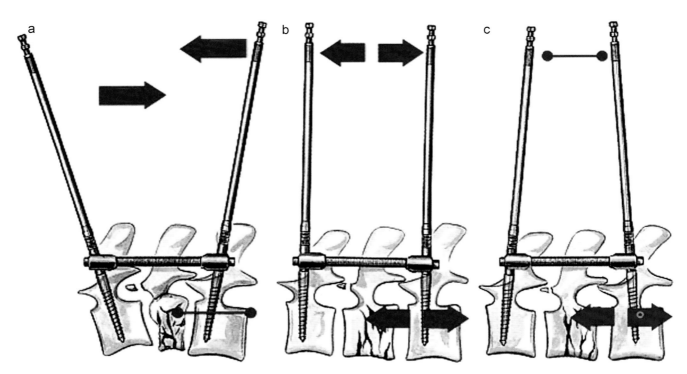

图 46.5　（a ~ c）复位的例子（运用椎弓根系统进行（a）复位（b）水平牵引（c 前突）（With permission of Aesculap AG, Tuttlingen, Germany）

骶骨具有特殊的解剖学特点。在此颠覆了拔出力的贡献比率，有前皮质的固定占 60%。因此，有时候仔细地获得前皮质的固定是必需的，以获得优化固定效果。

46.8　技术要点

- 首先运用克氏针或者短针在前后位的 C 臂透

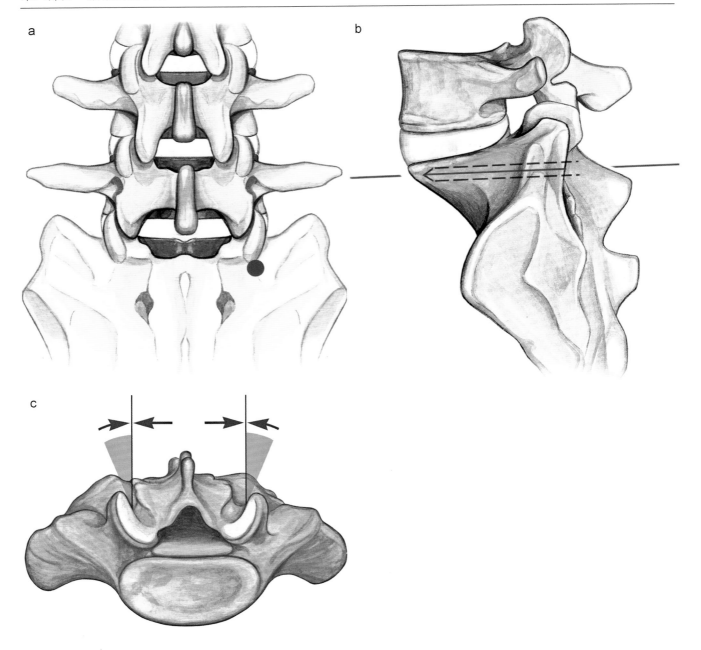

图 46.6 （a-c）骶骨行进针点为 S，关节突下缘向下 5mm 及向外侧方 10mm 处

视下标记进针点的位置。

- 螺钉应放置在同一条线上，并平行于上终板，使得棒的放置更为容易。所有螺钉的置入深度应该相同使得钉头对齐。

- 在 X 线的侧位监测下，用椎弓根定位针，可以确定螺钉通道的位置。

（周剑、林振　译，程勇泉　审校）

参考文献

1. Ebraheim NA, Rollins JR, Xu R et al (1996) Projection of the lumbar pedicle and its morphometric analysis. Spine 21:1296–1300
2. Olsewski JM, Simmons EH, Kallen FC et al (1990) Morphometry of the lumbar spine: anatomical perspectives related to the transpedicular fixation. J Bone Joint Surg Am 71:541–549
3. Roy-Camille R, Saillant G, Mazel C (1986) Plating of thoracic, thoracolumbar, and lumbar injuries with pedicle screw plates. Orthop Clin North Am 17:147–159
4. Weinstein JN, Spratt KF, Spengler D et al (1988) Spinal pedicle fixation: reliability and validity of roentgenogram-based assessment and surgical factors on successful screw placement. Spine 13:1012–1018

第 47 章 退行性脊柱侧凸的矫正

Uwe Vieweg，Robert Morrison

47.1 引言

退行性脊柱侧凸也称 De Novo 脊柱侧凸。它是一种继发性脊柱侧凸，多发于老年人（年龄 >65 岁），多由于进行性的椎间盘退变导致椎体侧方偏离、旋转而引起的脊柱侧凸。对于退变性脊柱侧凸的治疗，通常采用多轴螺钉内固定的手术方法。通过椎弓根螺钉、椎间融合的方法逐步进行矫正（通常在尾端水平使用经椎间孔椎间融合术（TLIF）），此法在切除关节突关节面后采用 PLIF 椎间融合器（方形）纠正侧凸，使用 TLIF 椎间融合（香蕉形或者肾形）进行椎间融合，头侧再进行相同的操作。剩余的畸形通过复位腰椎的前凸和使用预弯棒去旋转进行矫正[1-7]。

47.2 适应证

- 退行性脊柱侧凸 >20°，并有明显的进行性。
- 顽固性的腰腿部疼痛，并且影响日常生活。
- 保守治疗无效并且出现神经症状。

47.3 禁忌证

- 严重的骨质疏松，骨量低下和骨髓炎的患者。
- 心理和医疗状况较差的患者。

47.4 技术条件

X 线透视机，手术体位垫（如 Wilson 架），配有横杆的多轴椎弓根钉系统，后路腰椎椎间融合器（PLIF cage），经椎间孔融合器（TLIF cage）、牵开器、血液回收器、透视手术台和碎骨机。

47.5 手术计划、术前准备和体位

充足的影像学检查，例如常规的 X 线片，功能位的 X 线片（屈伸和左右弯曲位），MRI 和骨密度的检测，这些是最基本的术前检查。腰椎管造影是一个重要的检测手段，它能够显示椎管的狭窄程度。通过这些检查结果，就能够判断手术时固定的范围以及减压的位置。同样地，这些检查也能帮助确定椎间融合以及椎间高度重建的手术方案。在手术过程中，患者俯卧于可透视手术操作台上，使用不同的体位支架（例如,：Wilson 架、垫胸体位、Relton hall 架、Hasting 架、Heffington 架）。患者应该处于一个腹内压最小的体位以避免静脉瘀血和术中出血过多。定位使用 X 线透视机设计手术切口。

47.6 手术技术

47.6.1 手术入路

- 经后正中切口入路，行骨膜下剥离以显露后

方结构，直达横突。为了达到皮肤小切口以及减少组织损伤，建议使用皮下腰椎牵开器（图 47.1 和图 47.2）。

- 应该在固定节段的上下两端多显露至少一个节段以显露棘突。在需要融合的节段，必须谨慎处理，不能剥离融合节段上端或下端的小关节囊。

47.6.2　内固定置入

- 在透视仪下使用尖锥或是斯氏针穿透皮质骨。钉道角度按术前拟定的。使用球形探针在透视下确定椎弓根是否完整。椎弓根置钉点是经过小关节突外侧边缘的垂线与经横突的水平线的交点。经此点在椎弓根上置入多轴螺钉（图 47.3）。

- 置钉后，使用高速电钻或咬骨钳切除尾侧小关节的上下关节突（大多数的病例都是在凸侧），显露椎间盘。使用弯咬骨钳、骨凿和刮匙，次全切除椎间盘，处理软骨终板，在椎间盘前方间隙内置入自体骨。后方置入一种专门为 TILF 设计的弯曲的 PEEK 椎间融合器，其中充填自体骨（图 47.4）。

- 现在，使用高速电钻或咬骨钳切除凸侧下一个小关节，用成角分离钳撑开椎间盘间隙，并置入椎间融合器（PLIF cage）来重构椎间盘间隙（图 47.5 和图 47.6）。

- 从对侧切除头侧的椎间盘。这里，作者仍然要推荐上述所介绍的 TILF 重建技术（图 47.7）。

- 使用弯棒器把棒折弯到矢状位合适的轮廓，锁定棒于椎弓根钉上。作者使用这种特定设计的带有可拆除尾部的螺钉，也可以获得额外矫正（前凸、滑脱的复位和去旋转）（图 47.8a、b）。

47.7　技术要点

- 固定节段的上端和下端用强化型椎弓根螺钉。
- 注意矢状位平衡而不仅仅是前 Cobb 角。

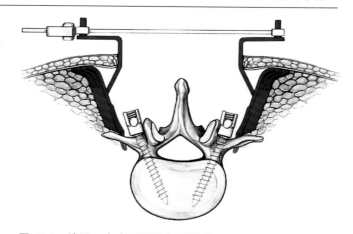

图 47.1　放置一个皮下腰椎牵开器（SLR，Aesculap AG，Tuttlingen 的轴向观，可减少出血和术后疼痛（With permission from Aesculap AG, Tuttlingen, Germany）

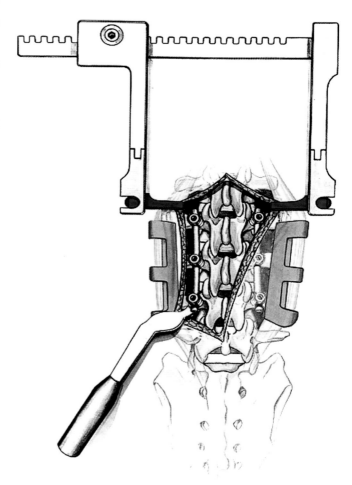

图 47.2　采用 SLR 撑开器后，皮肤切口更小，减少手术创伤（With permission from Aesculap AG, Tuttlingen, Germany）

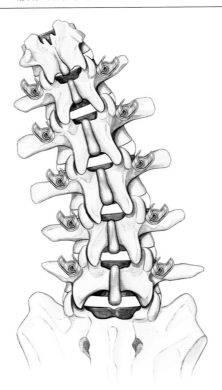

图 47.3　从 L_1 到 L_5 范围广泛置入多轴椎弓根螺钉以固定（With permission from Aesculap AG, Tuttlingen, Germany）

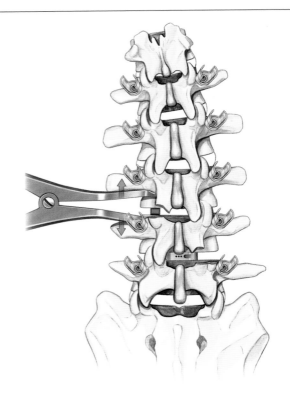

图 47.5　拉直 $L_3 \sim L_4$ 节段脊柱侧凸，撑开钳的下方固定于 L_4 水平的螺钉头上，撑开钳撑开椎间隙。然后在椎间隙中放置 PLIF 椎间融合器（With permission from Aesculap AG, Tuttlingen, Germany）

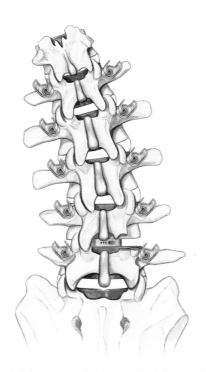

图 47.4　矫形的第一步是使用 TILF 手术技术行椎间孔融合术，融合位置在左侧近尾侧端（$L_4 \sim L_5$）（With permission from Aesculap AG, Tuttlingen, Germany）

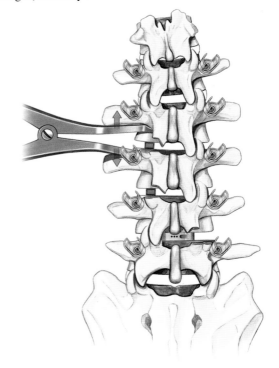

图 47.6　下一步是在 $L_2 \sim L_3$ 重复上述过程（With permission from Aesculap AG, Tuttlingen, Germany）

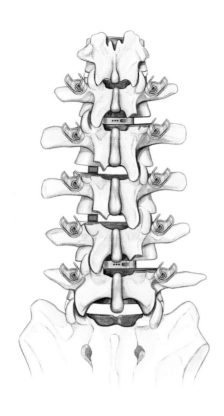

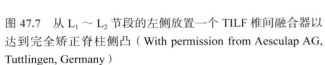

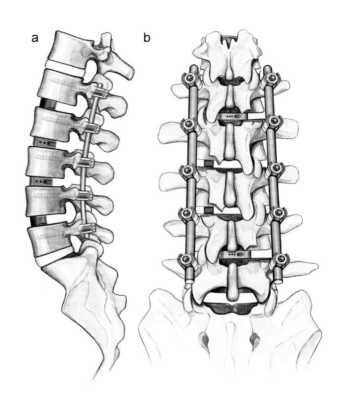

图 47.7　从 L$_1$ ～ L$_2$ 节段的左侧放置一个 TILF 椎间融合器以达到完全矫正脊柱侧凸（With permission from Aesculap AG, Tuttlingen, Germany）

图 47.8　a、b 使用已拆弯棒来矫正脊柱侧凸和旋转。（a）侧位（b）前后位（With permission from Aesculap AG, Tuttlingen, Germany）

- 注意交界区下胸椎（T$_{10}$，T$_{11}$，T$_{12}$）的固定，以及加或者不加髂骨螺钉的 S$_1$ 固定。
- 透视方向与固定节段相平行，与终板平行。
- 可先使用导针标记椎弓根，然后再置入椎弓

根螺钉，这可使置入椎弓根钉的位置完美。

（王晓萌、孟越　译，程勇泉　审校）

图 47.9 退行性脊柱侧凸（部分有轻度特发性改变）患者的侧位（a）（b），视觉模拟评分：腰痛 7 分，腿痛 6 分

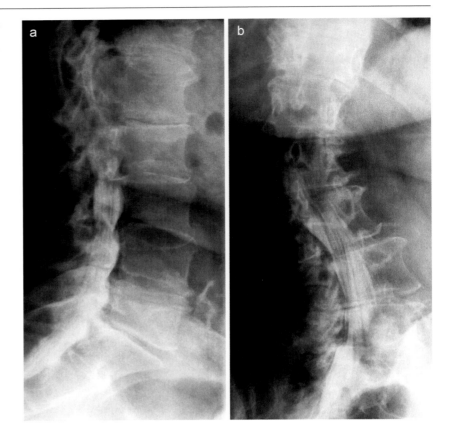

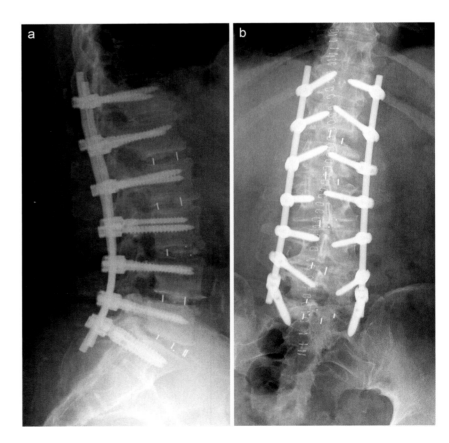

图 47.10 退行性脊柱侧凸的患者行 T_{12} ～ S_1 的内固定和椎间融合手术术后的侧位（a）和前后位（b）X 线片

参考文献

1. Aebi M (2005) The adult scoliosis. Eur Spine J 14:925–948
2. Akbarnia BA, Ogilvie JW, Hammerberg KW (2006) Debate: degenerative scoliosis: to operate or not to operate. Spine 9(Suppl):S195–S201
3. Bradford DS, Tay BK, Hu SS (1999) Adult scoliosis: surgical indications, operative management, complications and outcome. Spine 24:2617–2629
4. Glassman SD, Bridwell K, Dimar JK (2005) The impact of positive sagittal balance in adult spinal deformity. Spine 30:2024–2029
5. Daffner SD, Vaccaro AR (2003) Adult degenerative lumbar scoliosis. Am J Orthop 32:77–82
6. Dick W, Widmer H (1993) Degenerative Lumbalskoliose und Spinalkanalstenose. Orthopade 22:232–242
7. Tribus CB (2003) Degenerative lumbar scoliosis: evaluation and management. J Am Acad Orthop Surg 11:174–183

第 48 章　脊柱滑脱的矫正

Uwe Vieweg

48.1　引言

脊柱滑脱的手术目的主要是：神经减压、稳定脊柱、滑脱复位、恢复椎间盘高度及重建脊柱矢状位平衡[1-2]。大多数情况下，选用合适的内固定器械，可以通过单一脊柱节段达到滑脱椎体复位。该技术利用使用万向椎弓根钉、钛合金椎间融合器、连接器等器械，通过单节段的融合，复位轻度和中度的峡部裂性滑脱。

48.2　适应证

- L$_5$ ～ S$_1$ 和 L$_4$ ～ L$_5$ 的 Ⅰ ～ Ⅲ 度峡部裂性滑脱（Meyerding 分级）。
- 显著性进行性加重的脊柱滑脱。
- 伴顽固性腰腿痛，影响日常生活。
- 经保守治疗无效者。
- 神经功能受损[1-5]。

48.3　禁忌证

- 脊柱滑脱不应强行复位。
- 骨质疏松、骨量减少和骨髓炎患者。
- 严重心理疾病或全身情况差，无法耐受手术的患者[1-5]。

48.4　技术条件

X 线透视机，手术体位工具（如 Wiltse 架），不同型号的植入物和手术器械：

- 同时矫正移行和滑移角。
- 仅融合一个节段达到复位，不干扰邻近节段。
- 沿滑脱的反向路径对滑脱椎体进行复位。如此对正常解剖结构干扰小，减少了由于过度牵拉已处于拉伸状态的神经根造成的神经功能损伤。

S^4 SRI 脊柱滑脱复位器，是一种用于复位脊柱滑脱的专用器械（图 48.1 和图 48.2）。其他类似的器械还有：Krypton（Ulrich, Ulm, Germany），TSRH 3D Plus MPA（Medtronic, USA），Xia（Stryker, USA），Pathfinder（Abbott Spine, USA），SOCON（Aesculap, Tuttlingen, Germany）和 USS Click' X（Synthes, Umkirch, Germany）。

48.5　手术计划、术前准备和手术体位

术前 X 线片评估椎弓根的直径、长度以及走行方向。掌握正常的椎弓根解剖知识，对于正确植入椎弓根螺钉，特别是在 L$_5$ 尤为重要。手术使用可透射线手术台。患者取俯卧位，腹部悬空，髋关节伸展以增加腰椎的前凸。

图 **48.1**　S⁴ SRI 脊柱滑脱复位器，该器械包括左、右两个部分。每个部分含有两个椎弓根螺钉的连接装置。一端连接头侧椎弓根螺钉，可根据需要调整位置，另一端连接尾侧螺钉（With permission from Aesculap AG, Tuttlingen, Germany）

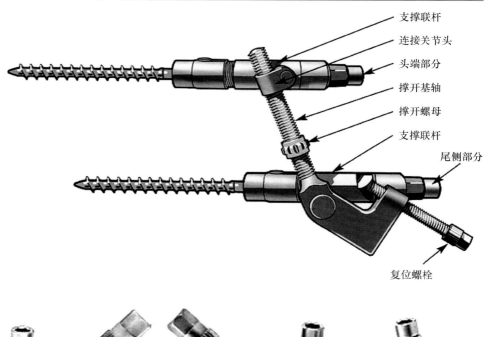

支撑联杆
连接关节头
头端部分
撑开基轴
撑开螺母
支撑联杆
尾侧部分
复位螺栓

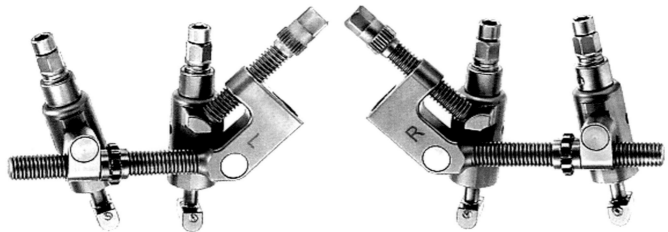

图 **48.2**　S⁴ SRI 的左、右两部分（With permission from Aesculap AG, Tuttlingen, Germany）

48.6　手术技术

48.6.1　手术入路

后正中切口，经骨膜下剥离显露椎体后方附件至横突的水平。侧方需要完整显露上、下关节突。（对于 L₅～S₁ 节段，为保证有足够的空间进行器械操作，切口长度应足够大）。

48.6.2　内固定置入

- 切除峡部裂椎体的椎板（标准 Gill 手术）

（图 48.3）。

- 在 C 臂影像的引导下使用开孔锥钻破皮质骨，确定进针角度。使用球形探针探查椎弓根壁是否完整。
- 骶 1 椎弓根螺钉应尽可能与上终板表面平行，并且两侧的螺钉也尽可能保持平行（图 48.4，关于椎弓根的进钉点，钉道准备以及进钉的方向请参考第 46 章）。
- 尾侧螺钉要求与头侧螺钉在两个平面上均保持平行，这与标准的联合置钉方法不同（图 48.5）。
- 另外也可以使用万向椎弓根螺钉，即可按照

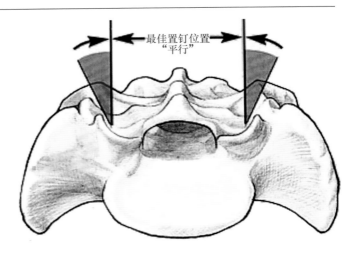

图 48.4　骶骨上最佳的平行置钉位置（With permission from Aesculap AG, Tuttlingen, Germany）

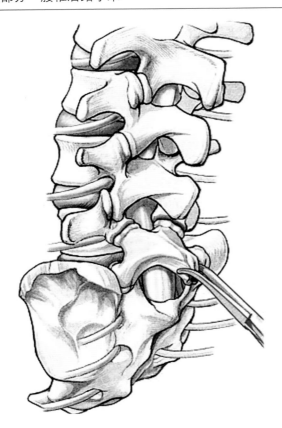

图 48.3　切除峡部裂椎体的椎板（标准 Gill 手术）（With permission from Aesculap AG, Tuttlingen, Germany）

传统的联合置钉，同时 S⁴SRI 的安装也较为容易。

- 对于 L₅～S₁ 的滑脱复位，S₁ 椎弓根钉应穿透双层骨皮质；通常情况下其长度为 45mm，直径 7mm。
- 减压过程中，需要完全切除峡部及峡部裂瘢痕组织以达到神经根的完全解压；通常包括峡部裂下方的下关节突骨块（Gill 骨块）。
- 为行后路椎间融合术（PLIF），需将残余的上关节突完全切除。广泛减压后，可经硬膜侧方进入椎间隙。
- 在 S⁴SCR 器械的尾侧组件，将撑开螺母调节于最小撑开位置。（接近 S⁴SCR 器械的最尾侧）
- 在 S⁴SCR 器械的尾侧组件，将复位螺栓退回到最小复位点。
- 首先连接 S⁴SCR 器械的头侧组件（图 48.6）。

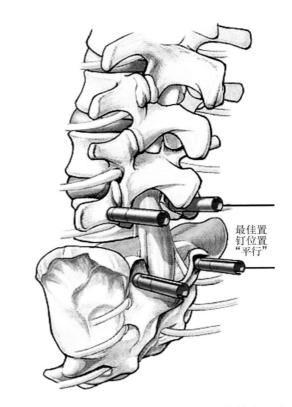

图 48.5　置入头侧和尾侧的椎弓根螺钉，保持在两个平面上平行，完全解压的神经根（With permission from Aesculap AG, Tuttlingen, Germany）

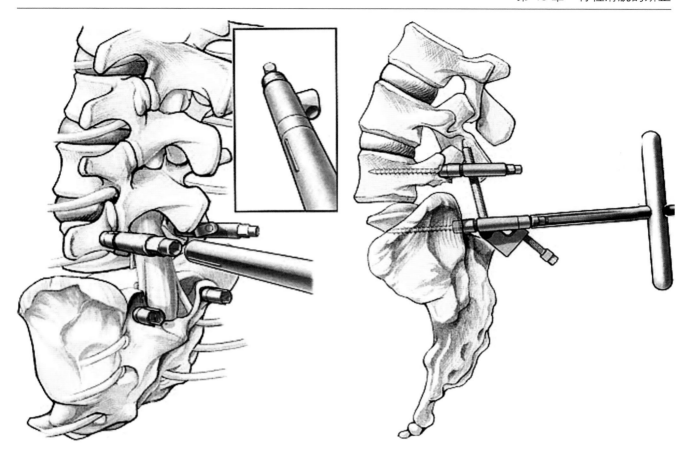

图 48.6　连接支撑联杆与椎弓根螺钉头并锁紧。先连接头侧组件（With permission from Aesculap AG, Tuttlingen, Germany）

图 48.7　正确连接和安放复位装置。使用 T 形手柄拧紧头侧和尾侧组件（With permission from Aesculap AG, Tuttlingen, Germany）

- 将安装杆放入椎弓根螺钉头 U 形槽并用手指拧紧（图 48.7）。
- 尾侧组件标示的 "R" 代表右侧，"L" 代表左侧。也可以左右反过来安装，此时 SRI 装置位于螺钉的内侧（图 48.8 和图 48.9）。
- 确认头端组件的关节头朝下，并将属于尾侧组件的撑开基轴由下向上套入关节头；同时将安装杆插入尾侧螺钉 U 形槽内并拧紧。
- 正确连接装置后，用小 T 形手柄预紧头侧和尾侧组件。
- 把持小 T 形内手柄作为对抗扭矩，套入大 T 形手柄进行锁紧。
- 对于万向螺钉，安装杆锁紧达到轻度锁定万向头的程度。
- 对于单向螺钉，安装杆拧紧的程度应覆盖可

断裂叶片以及部分螺钉头。
- 使用撑开钳逐渐撑开 SIR 装置至理想程度。然后锁定撑开螺杆上的撑开栓（图 48.10）。
- 使用大 T 形手柄套住复位螺栓，在透视仪监测下，缓慢顺时针转动手柄复位脊柱滑脱（图 48.11）。
- 在复位过程中观察神经根的紧张度。通常可发现神经根的紧张度降低。
- 当需要操作空间进行 PLIF（TLIF）时，可将一侧的 SRI 装置拆除；如果已经充分减压，SRI 可留置在原位上。
- 使用神经拉钩小心地牵开硬脊膜和上方神经根。
- 神经拉钩不仅仅能牵开神经根，在接下来的操作中还起到保护周围组织的作用。

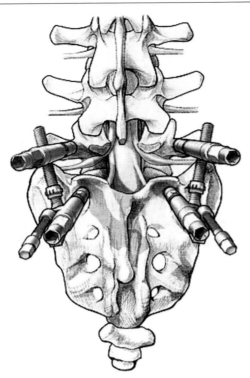

图 48.8 复位装置放置于椎弓根钉的外侧（With permission from Aesculap AG, Tuttlingen, Germany）

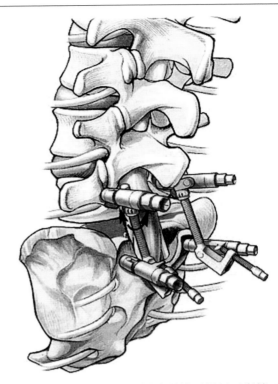

图 48.10 第一步，使用撑开钳或是撑开螺母逐渐撑开 SRI 装置的头尾组件，后将撑开螺帽锁紧于带螺纹的撑开基轴以稳定撑开装置（With permission from Aesculap AG, Tuttlingen, Germany）

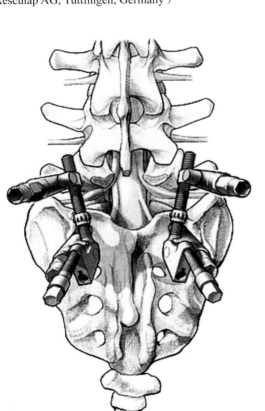

图 48.9 复位装置放置于螺钉内侧（另一种放置方法）（With permission from Aesculap AG, Tuttlingen, Germany）

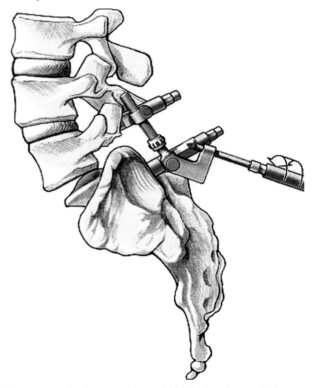

图 48.11 使用大 T 形手柄进行复位（With permission from Aesculap AG, Tuttlingen, Germany）

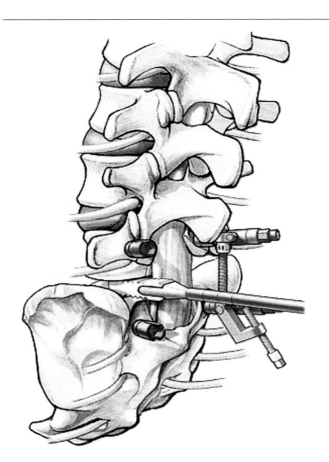

图 48.12　使用 PLIF 椎间融合器行椎间融合（With permission from Aesculap AG，Tuttlingen，Germany）

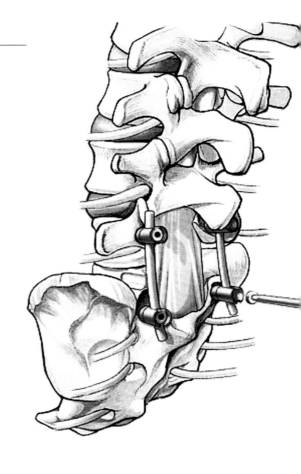

图 48.13　放置钛棒并用螺帽固定（With permission from Aesculap AG，Tuttlingen，Germany）

- 使用髓核钳进行双侧椎间盘切除，行后路椎间融合。
- PLIF 融合器（见 Prospace Titan Spacer）的深度要求融合器后缘位于椎体后缘前方 2～3mm（图 48.12）。
- 在植入椎间融合器时，应使用神经拉钩保护硬脊膜和神经根。
- 最后放置钛棒并锁定在螺钉上（图 48.13 和图 48.14）。

48.7　技术要点及技巧

- 当椎弓根螺钉外侧的空间不足，无法安放撑

开基轴时，可以将双侧 SRI 组件对调放置，使其位于椎弓根内侧。
- 作者更倾向于把 SRI 组件安放在椎弓根钉的内侧，这样有利于复位且可减少外侧软组织的损伤；而外侧放置的优点是不影响椎间融合的操作，但由于外侧空间较小，有时进行复位操作非常困难。
- 进行复位前必须确保 SRI 与椎弓根螺钉充分锁紧。
- 当 L_5 椎弓根直径较小时，推荐使用空心器械和空心椎弓根螺钉。

（王晓萌、孟越　译，杨德鸿、程勇泉　审校）

图 **48.14** （a）L₅ ～ S₁ 峡部裂滑脱的 X 线侧位片；（b）使用 S⁴ SRI，经 PLIF 融合器植入椎间融合术后的 X 线侧位片

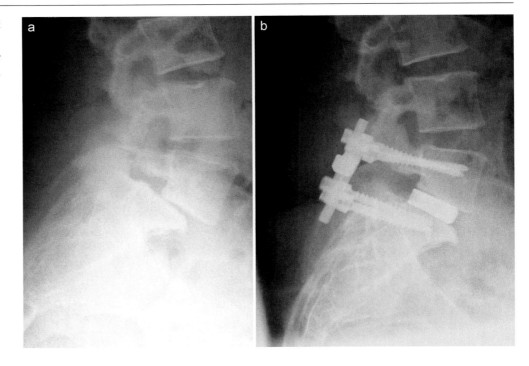

参考文献

1. Harrington PR, Dickson JH (1976) Spinal instrumentation in the treatment of severe progressive spondylolisthesis. Clin Orthop 117:157–163
2. La Rosa G, Germano A, Conti A et al (1999) Posterior fusion and implantation of the SOCON-SRI system in the treatment of adult spondylolisthesis. Neurosurg Focus 7(6):E2
3. La Rosa G, Cacciola F, Conti A et al (2001) Posterior fusion compared with posterior interbody fusion in segmental spinal fixation for adult spondylolisthesis. Neurosurg Focus 10(4):E9
4. Majcher P, Fatyga M, Skwarcz A (2000) Internal fixation systems in the surgical treatment of spondylolisthesis. Ortop Traumatol Rehabil 30:65–68
5. Periasamy K, Shah K, Wheelwright EF (2008) Posterior lumbar interbody fusion using cages, combined with instrumented posterolateral fusion: a study of 75 cases. Acta Orthop Belg 74: 240–248

第 49 章　微创单节段椎间融合内固定

Uwe Vieweg，Stefan Kroppenstedt

49.1　引言

本章主要介绍的微创方法有两种：①患侧经椎旁入路行椎弓根螺钉置入及椎间融合，对侧经皮椎弓根螺钉置入；②双侧经椎旁入路椎弓根螺钉置入及椎间植骨融合。这两种方法可有效减少内固定术的手术创伤、缩短手术时间、减少出血和缩短皮肤切口。经侧隐窝腰椎融合的手术技术包括关节突关节切除、椎间盘切除以及椎间融合，所需的器械包括：高速磨钻、显微外科设备以及显微镜或内窥镜。对患者来说，微创手术能够减少其手术创伤、减少术后疼痛、缩减住院时间和促进术后康复。

49.2　适应证

- 保守治疗无效或效果不佳的脊柱滑脱患者
- 伴有或不伴有神经功能障碍的椎间盘源性下腰痛[1-2, 4]

49.3　禁忌证

- 严重的椎管狭窄
- 严重的椎体滑脱（Meyerding 分级 Ⅲ～Ⅳ）和脊柱畸形
- 椎弓根缺失、骨折或发育不全，以及严重骨质疏松导致无法为椎弓根螺钉提供可靠稳定性的
- 近期活动性感染

49.4　技术要求

- C 臂透视机
- 显微镜或内窥镜
- 各种手术体位衬垫
- 可透射线手术台
- 高速磨钻
- 各类牵开器械［METRx X-TUBE Micro Disce-ctomy Retraction System（Medtronic），MLD retractor system（Aesculap），ProViewMinimal Access Portal System（Blackstone），Luxor（Stryker），MIRA（Synthes）］。
- 空心螺钉内固定系统（CD Horizon Sextant Ⅰ/Ⅱ and CD Horizon Longitude，Medtronic；S^4 internal fixator，Aesculap）。
- 其他采用空心钉技术的后路脊柱微创钉棒系统 cannulatedClick'X（Synthes），REVOLVE Stabilization System （Globus Medical），SpheRx-DBR system（NuVasive），EXPEDIUM 和 VIPER（DePuy），Silverbolt（Via 4 Spine）。
- 脊柱导航设备 abdMispas（Synthes）

49.5　手术计划，术前准备和手术体位

患者全身麻醉后俯卧于可透射线手术台（图 49.1），常规消毒、铺巾。腹部悬空，髋关节适当后伸以增加腰椎前凸。利用 C 臂投照手术区正、侧位以定位皮肤切口。在手术区插 4 根针以定位椎弓根位置（图 49.2）。定位 S_1 椎弓根位置时，Ferguson 投照方法可提供较清晰的影像图像（图 49.3）。如使用含两个 C 臂的双面 X 线透视机进行正、侧位投照可带来更安全简便的影像学评估（图 49.4）。注

图 49.1　患者的手术体位（With permission from Aesculap AG, Tuttlingen, Germany）

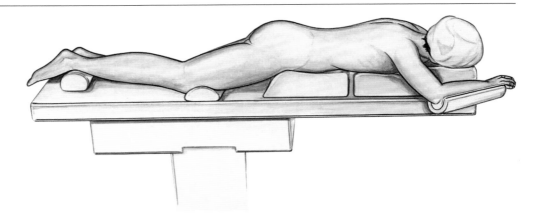

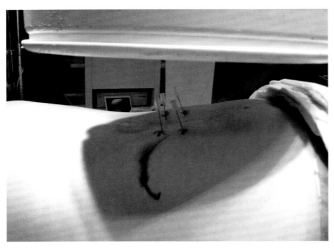

图 49.2　在 C 臂引导下设计手术切口（With permission from Aesculap AG, Tuttlingen, Germany）

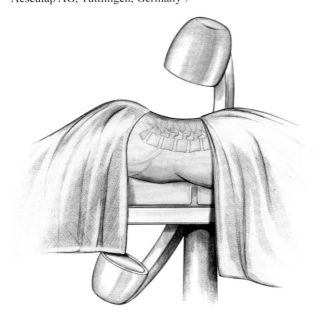

图 49.3　Ferguson 投照法定位 L$_5$ ～ S$_1$ 水平（With permission from Aesculap AG, Tuttlingen, Germany）

意：使用 C 臂时，正位片上腰椎棘突应位于两椎弓根间的中点，且与上终板平面完全平行。理想的侧位片也应与上终板平面平行。

49.6　手术技术

49.6.1　方法 1：患侧小切口并对侧经皮内固定[1-3]

小切口入路

- 影像学定位后，在皮肤及椎弓根外侧筋膜作切口（长 4 ～ 5cm）。
- 通过扩张套管放入牵开器（METRx, Medronic），放置的方向角度应参考预计将置入椎弓根螺钉的角度。
- C 臂确认牵开器位置及扩张程度。
- 插入 Jamshidi 针。当导针到达椎弓根进针点后，沿椎弓根走向逐渐深入。导针的深度应达到椎体前缘皮质，注意导针不可穿破椎弓根内侧皮质（图 49.5 和图 49.6a、b）。如果需要，需重新放置 Jamshidi 导针。将 Jamshidi 导针轻轻抵住椎体前方皮质进行固定。
- 适当丝锥扩大钉道，丝锥必须与椎弓根螺钉的型号和直径相匹配。
- 用标记针或约 3cm 长的导针替换克氏针（图 49.8b）。
- 同法进行另一个椎弓根的钉道准备。
- 经摆动调整显微镜置位。
- 经症状严重侧椎间孔进入椎间隙，使用高速

图 **49.4** 同时使用两台 C 臂引导经皮操作（With permission from Aesculap AG, Tuttlingen, Germany）

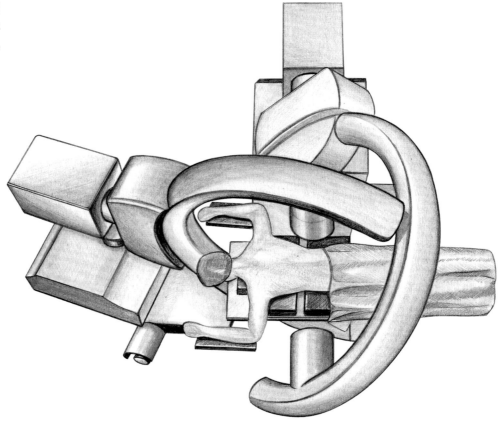

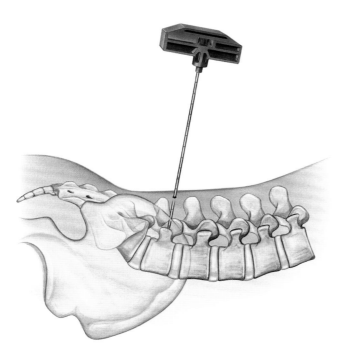

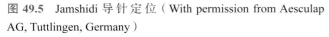

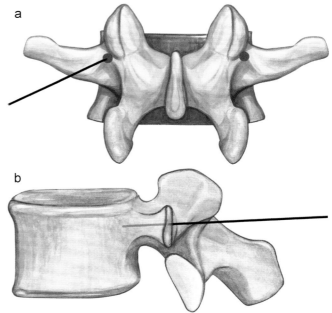

图 **49.5** Jamshidi 导针定位（With permission from Aesculap AG, Tuttlingen, Germany）

图 **49.6** 正位及侧位图示导针的最佳位置（With permission from Aesculap AG, Tuttlingen, Germany）

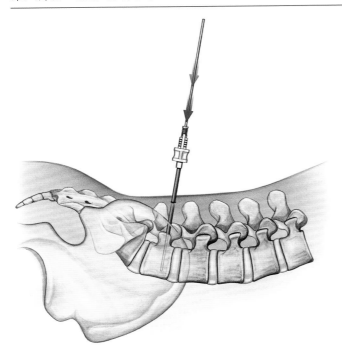

图 49.7　插入克氏针（With permission from Aesculap AG, Tuttlingen, Germany）

磨钻切除关节突关节。注意：应先在两个椎弓根间隙的尾侧，并在椎间盘正上方进行骨质切除。

- 使用金刚砂钻头，去除骨质探查。显微镜下可见神经根出口。

- 进行终板处理以备椎间融合。

- 清除椎间盘组织后，用血管钳（直的或带角度的）或植骨漏斗在椎间隙前方植松质骨。然后打入带有自体骨或人工合成骨的椎间融合器。

- 移出标记针，拧入椎弓根螺钉。使用常规方法或利用钛棒植入器安放钛棒（见下文）。

对侧经皮椎弓根螺钉植入

- 根据定位结果在手术节段椎弓根投影稍微偏外处行 1 ～ 2cm 切口；切开肌筋膜后利于组织扩张。

- 在 C 臂的引导下，置入 Jamshidi 导针。通过正位和侧位 X 线片确定椎弓根进针点（图 49.5）。

- 在 Jamshidi 导针到达横突和上关节突的交叉点时，用骨锤把导针部分打入椎弓根。当正

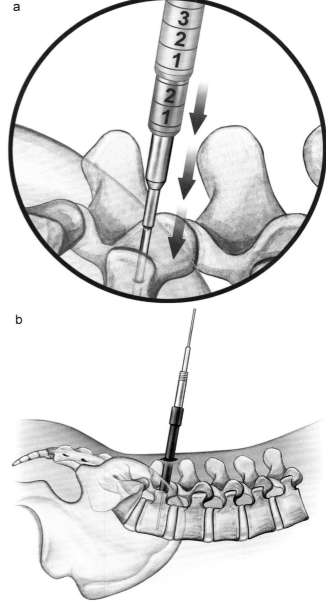

图 49.8　（a，b）扩张套管的插入（With permission from Aesculap AG, Tuttlingen, Germany）

位片显示导针抵达椎弓根内侧壁时，必须通过侧位片确认导针位置。

- 移除 Jamshidi 导针上的操作手柄和内套管，同时插入克氏针。X 线确保克氏针到达椎体的前 2/3（图 49.7）。注意：插入克氏针的全过程必须在连续透视监测下进行。

- 以克氏针为中心切开皮肤和筋膜层，使用逐层扩张套管扩张入路（图 49.8a、b）。

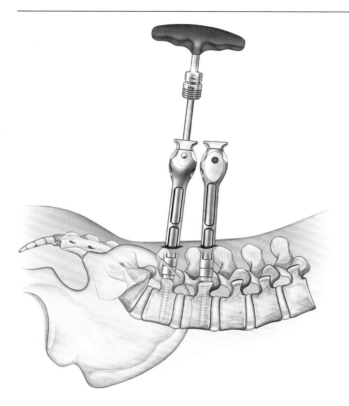

图 49.9　置入椎弓根螺钉（With permission from Aesculap AG, Tuttlingen, Germany）

- 将开口椎套在克氏针上钻破皮质，如果骨质过硬，可采用丝锥进行钉道准备。移除开口椎和丝锥时，应注意把持克氏针避免移位。注意：丝锥的轴线应保持与克氏针一致以避免克氏针弯曲。克氏针不能在丝锥的过程中出现前移，或是移除丝锥时出现移位。

- 利用扩张器，在克氏针的引导下置入椎弓根螺钉。椎弓根螺钉的置入必须在 C 臂的监测下进行（图 49.9）。一旦螺钉到达椎体后方，即可移除克氏针。

- 注意：椎弓根螺钉不应太接近椎体前方；在置钉的过程需要把持克氏针，避免克氏针前移。

- 同法置入第二枚螺钉。注意：植入多枚椎弓根螺钉时，应当保持螺钉头在同一高度。

- 连接器械延伸装置。

- 安装置棒器。

- 使用套管穿透筋膜和肌肉（图 49.10a）。在 C 臂的引导下，将套管穿过皮肤切口和肌肉至

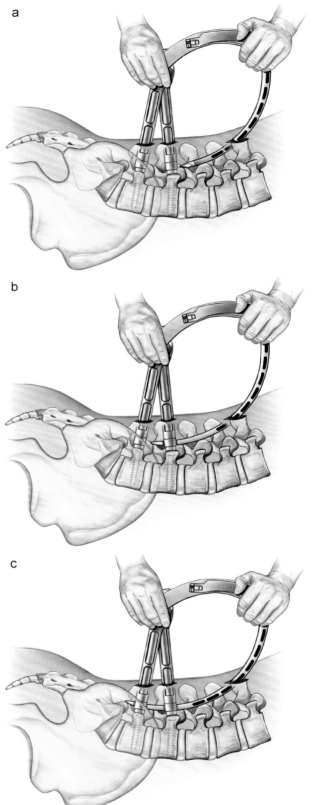

图 49.10　钛棒置入：（a）套管的放置；（b）钛棒的放置；（c）放置后的位置。

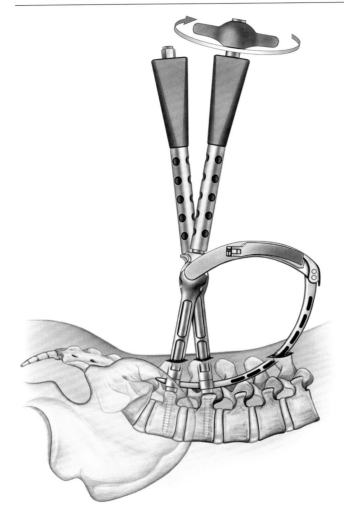

图 49.11　固定钛棒上的螺帽

第一枚螺钉处。

- 使用钛棒测量器测量出所需钛棒的长度。
- 使用持棒器将钛棒固定于万向螺钉上（图 49.10b、c）。注意：应投照正位片确认钛棒是否固定于螺钉头上。
  - 利用螺帽固定钛棒（图 49.11）。注意：先固定位置最深的螺钉上的钛棒；钛棒固定后通过牵拉置棒器确认钛棒是否固定牢靠。

49.6.2　方法 2：经双侧椎旁肌入路的微创 360° 融合

- 于正中线旁开大概 3cm 处行 4～5cm 纵行切口，切开皮下组织及筋膜（图 49.12a 和图 49.21）。

- 用手指钝性分离肌肉后，使用 MLD 撑开器（Aesculap）撑开软组织（图 49.12b、c），显露部分的椎板、小关节突关节及横突。
- 采用非中空螺钉的传统椎弓根螺钉植入技术。在 X 线监测下使用 Steinmann 导针钻开皮质同时置入万向椎弓根螺钉（S4 internal system，Aesculap）（图 49.13）。

- 中空螺钉技术

确定进钉点后，利用开口器械钻开骨皮质。在关节突关节与横突的交叉点置入导向器械，然后移除套管，留置导向装置，使用克氏针引导椎弓根螺钉置入。注意：必须确保克氏针位置不能过深。

- 通过使用金属扩张套管扩大手术区域视野以便于椎弓根螺钉的定位。扩张套管需在克氏针的引导下放置。
- 将开口锥套在克氏针上进行钉孔准备，如果骨质过硬，可采用丝锥进行钉道准备。
- 利用螺钉扩张器，在克氏针的引导下置入椎弓根螺钉。
- 使用成角撑开钳撑开椎间盘间隙。
- 在置入椎弓根螺钉后，使用高速磨钻或枪式咬骨钳切除上下关节突。如果仅有一侧神经根受压，只需切除该侧关节突关节。
- 显露椎间盘后，使用带角度髓核钳、终板处理器和刮匙，部分切除椎间盘（图 49.14a、b 和图 49.15）。
- 在刮除软骨终板后，将自体骨或人工骨置入椎间隙前部。利用试模测量所需椎间融合器的高度（图 49.16）。
- 将带角度的 PEEK 椎间融合器置入椎间隙，该融合器专门为 TLIF 手术设计，置入前用自体骨或人工骨填满融合器（图 49.17a～d）。
- 使用钉头调节器调整螺钉头的方向，使它们位于同一直线以方便钛棒的置入。
- 选择合适长度的钛棒并固定于持棒钳。
- 将钛棒置入万向椎弓根螺钉的钉头上并用螺帽固定。所用的钛棒为预弯的子弹头钛棒。
- 万向螺钉钉头设计有 42° 的活动度，以供选择最佳的置棒角度。对于需要复位的脊柱滑脱患者，首先锁定位置较高的螺帽，之后再锁定滑脱椎体螺帽。注意：置入钛棒后利用 C

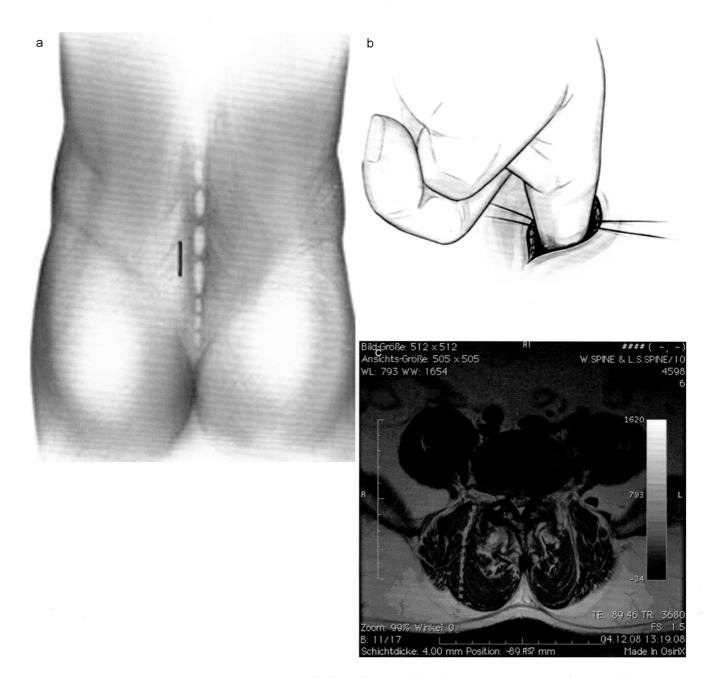

图 49.12　（a）皮肤切口离后正中线 3cm，（b）切开肌筋膜后用手指钝性分离肌肉，（c）在 MRI 上经椎旁肌的入路标示

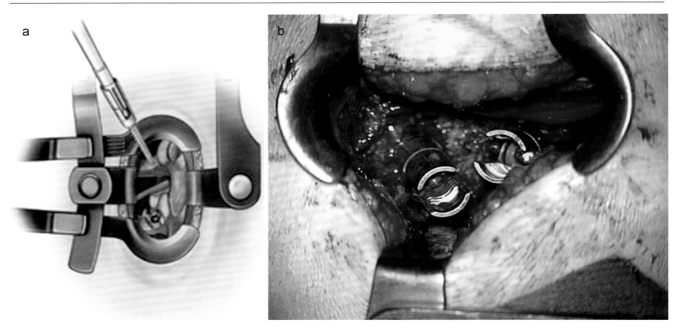

图 49.13　（a）放置 MLD 牵拉器和植入椎弓根螺钉；（b）术中图像

图 49.14　（a）椎间盘切除；
（b）终板处理，利用带角度器
械可以对对侧终板进行操作
（With permission of Aesculap
AG, Tuttlingen, Germany）

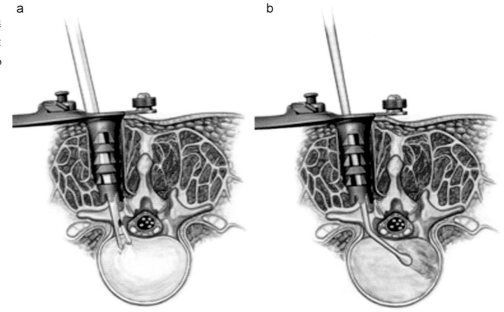

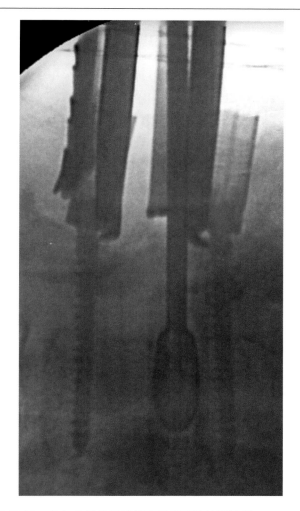

图 49.15　术中 X 线片显示使用终板刮匙处理终板

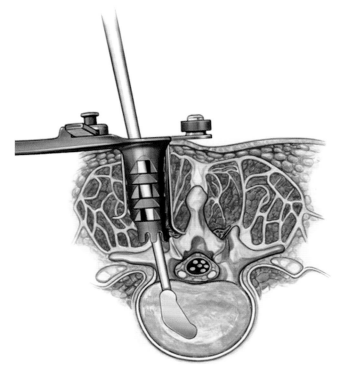

图 49.16　利用试模测量所需椎间融合器的高度（With permission from Aesculap AG, Tuttlingen, Germany）

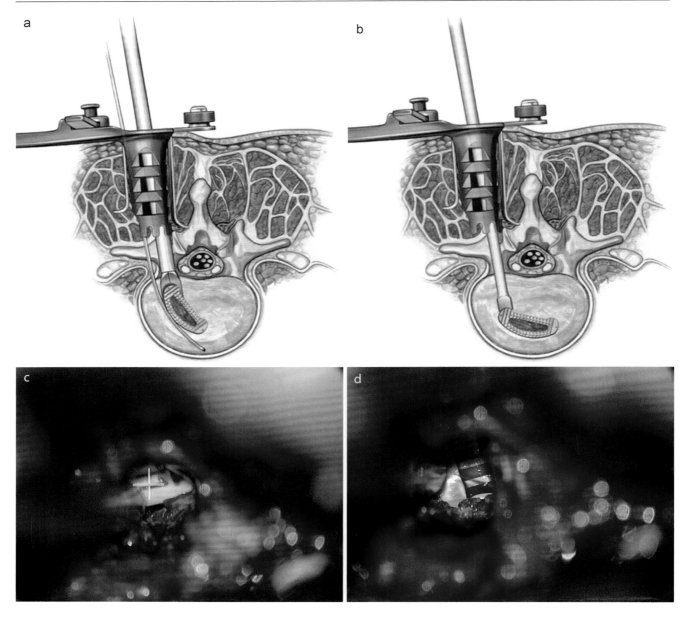

图 49.17 （a）、（b）置入双面均包裹有骨质的带角度 TILF 椎间融合器；（c）、（d）为术中情况

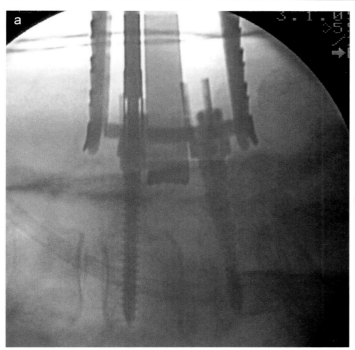

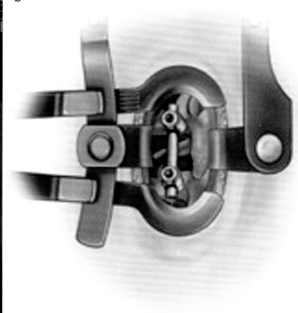

图 49.18　钛棒的固定。（a）术中的 X 线影像；（b）示意图

臂再次确认钛棒位置（图 49.18a）。

- 缝合肌肉筋膜和皮肤后，同法实施对侧手术（图 49.19 和图 49.21）。

49.7　手术技术要点

- 在操作的全过程中应注意保持克氏针位置固定，避免克氏针在置入椎弓根螺钉前脱出。克氏针应足够长，保证在手术的各个操作步骤中均能够用于把持克氏针以维持其位置。
- 使用 C 臂密切监视克氏针头的位置，避免其穿出椎体前缘皮质。
- 各克氏针的走行应保持平行。

（王晓萌、孟越　译，杨德鸿、程勇泉　审校）

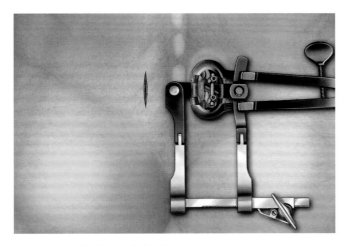

图 49.19　对侧椎弓根螺钉的置入（With permission of Aesculap AG, Tuttlingen, Germany）

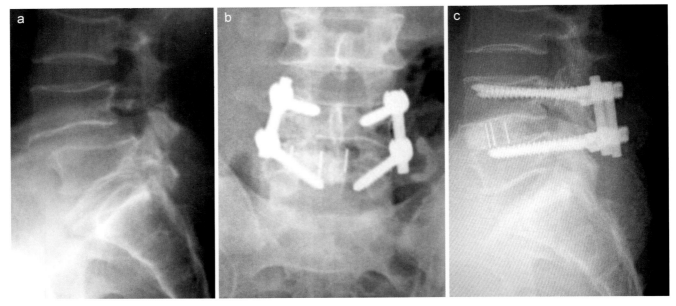

图 49.20　（a）峡部裂性滑脱患者的术前 X 线片，（b）和（c）为术后正位和侧位的 X 线片

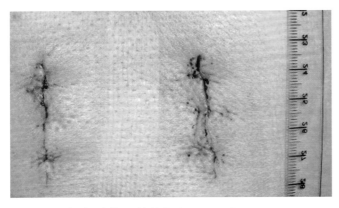

图 49.21　术后双侧切口的长度（3 ～ 4cm）

参考文献

1. Foley KT, Holly LT, Schwender JD (2003) Minimally invasive lumbar fusion. Spine 28(suppl):26–35
2. Jong JS, Lee SH (2005) Minimally invasive transforaminal lumbar interbody fusion with ipsilateral pedicle screw and contralateral facet screw fixation. J Neurosurg Spine 3:218–223
3. Khoo LT, Palmer S, Loich OT (2005) Minimally invasive percutaneous posterior lumbar interbody fusion. Neurosurgery 51(Suppl 2): 166–181
4. Wimmer C, Pfandlsteiner T, Walochnik N (2006) Less invasive spine fusion. A comparison study. Eur Spine J 10:179–182

第 50 章　椎弓根螺钉内固定的骨水泥强化

Jürgen Nothwang

50.1　引言

骨质量下降是老年患者中脊柱手术的特殊问题。骨水泥强化可促进椎弓根螺钉的锚定，增强椎弓根螺钉的抗拔出力及稳定性。通常螺钉的强化有两种方法：①经带侧孔的空心椎弓根螺钉直接注入骨水泥（开放或微创方式）；②先行椎体成形术，再将螺钉拧入骨水泥中（开放或微创方式）。

50.2　适应证

- 骨质疏松或骨质疏松治疗史。
- 陈旧骨质疏松性骨折。
- 骨密度降低 ≤ 90～100mg/cm³。
- CT 扫描显示骨小梁稀疏。
- 需多节段固定的老年患者。
- 多个椎体的溶骨性破坏（例如：多发性骨髓瘤、浆细胞瘤和非霍奇金淋巴瘤）。

50.3　禁忌证

- 患者全身情况差：存在心肺危险因素（ASA ≥ Ⅳ，NYHA Ⅳ）。
- 对含造影剂的骨水泥过敏者。
- 重度畸形并全脊柱骨质疏松。

50.4　技术条件

- X 线透视机，可透射线手术台（对于需行多

节段固定的病例如退变性脊柱侧弯畸形，可滑动手术台更有帮助）。
- 带侧开槽或侧开孔的空心椎弓根螺钉（图 50.1 和图 50.3c）。
- 对于微创手术，空心螺钉必不可少。
- 将骨水泥注入螺钉的连接装置（Luer 锁定接头）。
- 不透射线的低黏度缓凝水泥。
- 穿刺及椎体成形术所需的穿刺针和套管。

50.5　基本的生物力学内容

- 椎体的强度随着年龄的增长而降低[1]，其裂断应力与骨质量明确相关。
- 骨质量下降 25% 将导致椎体强度下降 50% 以上。
- 螺钉松动的危险性与骨密度有强相关性[7]。骨质量比椎弓根螺钉的设计更为重要。低于临界骨密度值（≤ 90～100mg/cm³）时，很可能发生螺钉早期松动。上述生物力学结论已被临床试验所证实[5]。
- 骨密度降低可导致在轴向压力时发生终板疲劳。40 岁之前，脊柱功能单位能够承受 8000N（1800lbf）的压力载荷。在 40～60 岁，其承载能力下降至 55%，大于 60 岁后降至 45%[6]。
- 各种负荷条件产生的压应力对椎体终板的影响大于对椎体四周骨皮质的影响，终板疲劳是引起椎弓根螺钉切割和邻近椎体病变的一个重要原因。
- 使用 2～3cm³ 的骨水泥加强螺钉固定时，其产生的强度甚至大于正常骨密度时大直径椎弓根螺钉的强度（～1600N）[3-4,8]。
- 目前临床研究已验证了骨水泥加强固定的生

图 50.1 可行骨水泥强化的单向空心椎弓根螺钉（SOCON，Aesculap）（With permission of Aesculap AG，Tuttlingen，Germany）

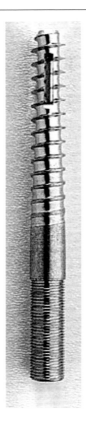

物力学结论，并证实了其具有高度稳定性与安全性[2]。

50.6 手术计划、术前准备和手术体位

- 分析手术前 X 线片及 CT 扫描结果以估计椎弓根的直径、方向以及椎体四周骨皮质的完整性。
- 患者取俯卧位（图 50.4）。
- 在手术前应用 C 臂确认椎弓根的位置。
- 椎弓根应以中线（X 线下棘突连线）对称分布。

50.7 手术技术

50.7.1 入路

根据手术方式选择皮肤手术切口。为了避免大量失血，特别是对于老年患者，经皮微创内固定技术越来越受到重视。根据作者的经验，微创手术同样能够降低麻醉及手术的风险。

Ⅰ 微创手术技术
- 作者使用与椎体成形术或椎体后凸成形术相同的方法：手术切口位于相应椎弓根的外侧缘。
- 切口应大于 10mm 以保证有足够的空间置入钛棒。
- 钝性剥离软组织，显露横突与关节突关节的交叉点。
- 后续操作中，应用套管将软组织保护于术野外侧。

Ⅱ 开放手术技术
- 参考 C 臂的透视结果，标记出预计内固定器械长度的起止点。
- 中心切口应考虑到上述终止点，以确保进行植入物操作时，各器械不会对皮肤造成压迫。
- 常规显露过程参考之前章节。
- 利用钝性撑开器显露手术区域。

50.7.2 内固定置入

Ⅰ 微创技术
套管针技术
- 当套管针到达椎弓外侧缘后，钻透外侧皮质。
- 在正位透视监测下，引导套管针向椎弓根内侧缘前进。
- 当正位片上套管针接近椎弓根内侧缘时，在侧位片上，其深度应稍微越过椎体后缘。
- 确认位置正确后，用螺纹导针取代套管针。
- 用软组织扩张器来扩张椎弓根进针点。
- 利用丝锥经椎弓根全长行钉道准备。
- 取出丝锥后，再次插入套管针，其长度至少到达椎体的前 1/3。
- 手术护士测量并准备相应长度的螺钉（例如：45 ～ 50mm）。
- 准备好低黏度骨水泥。骨水泥的注入时机与椎体成形或后凸成形相似（图 50.2）。
- 先将套管充满水泥，然后在监控下用推杆将骨水泥注入椎体（可用或不用骨水泥灌注装置）。通常每侧需 2 ～ 3cm³（图 50.8）。
- 注意：避免骨水泥渗漏至椎间盘或椎管内。若看到骨水泥流入血管时应停止注入。

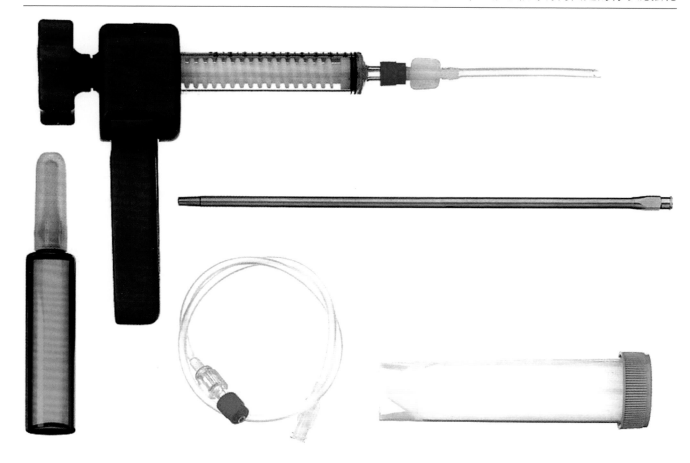

图 50.2　椎弓根螺钉固定强化所用器械（Aesculap）（With permission of Aesculap AG, Tuttlingen, Germany）

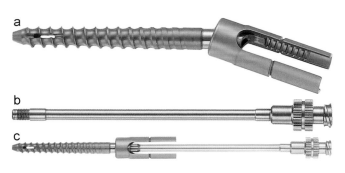

图 50.3　可用骨水泥强化的空心万向椎弓根螺钉（a）（S4, Aesculap），灌注套管（b）及两者的连接（c）（With permission of Aesculap AG, Tuttlingen, Germany）

- 经套管将导丝插入，后移除套管。
- 最后，沿着导丝拧入椎弓根螺钉。

直接螺钉强化

- 新型椎弓根螺钉，允许在螺钉置入后再沿空心管道注入骨水泥（图 50.3a）。

- （优点：经过螺钉侧孔或侧槽使骨水泥与螺钉连接更稳定。）
- 置入螺钉之后，连接器固定至螺钉，骨水泥注入（图 50.3a、b 和图 50.7）。
- 骨水泥的流动及分布情况必须用 X 线观察。
- 注意：穿刺针不要穿破椎体前缘皮质骨，避免骨水泥进入椎体中央静脉，中央静脉可直接将骨水泥导入椎管内。由于万向螺钉的弯曲稳定性较差，因此不适于双节段的四点固定。

Ⅱ 开放技术

- 首先确定椎弓根螺钉进针点，再以开口椎或套管针钻开骨皮质进入椎弓根。用 C 臂再次确认位置。
- 必须利用圆头探针探查椎弓根壁的完整性。
- 随后的关于套管或直接螺钉置入步骤同前述。
- 非中空螺钉可置入扩张的椎弓根钉道。

图 50.4　患者体位

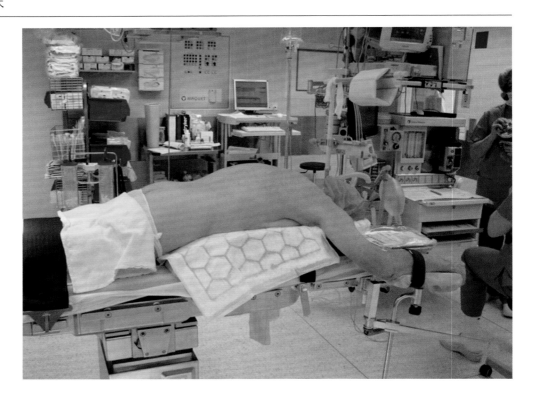

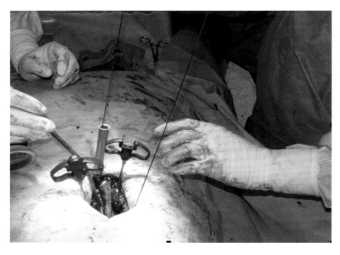

图 50.5　套管针技术的内固定器械

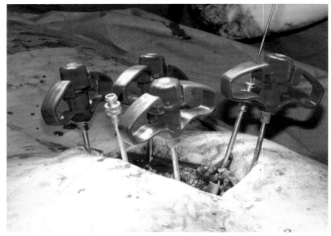

图 50.6　在克氏针引导下放入连接器

- 在开放式手术中，优选可直接注入骨水泥的空心椎弓根螺钉，但必须保证螺钉不能穿透椎体前缘骨质。
- 利用转接器及 Luer 连接头将低黏度水泥注入。骨水泥枪效果更好。

- 注意：沿着阻力最小的路线，骨水泥先通过螺钉的近端侧孔流出（注意：中央静脉和后部静脉窦的走行）。如果螺钉上有侧槽，阀门效应小，水泥的分布似乎会更好，但中央静脉骨水泥渗漏的风险仍然存在。根据作者

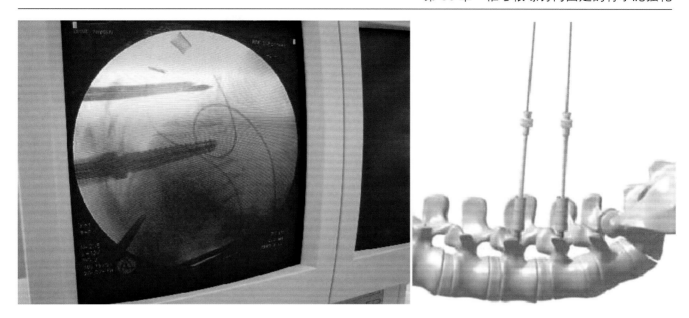

图 50.7　Jamshidi 针和克氏针引导下的带侧孔螺钉：示意图和 X 线影像

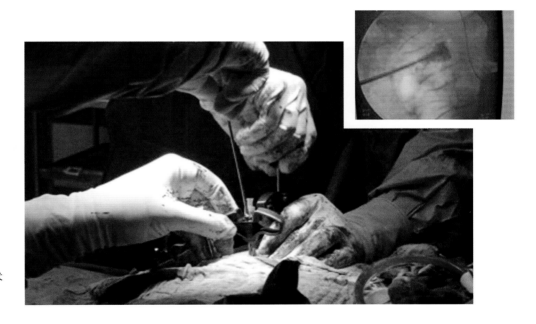

图 50.8　Jamshidi 强化技术和 X 线影像

的经验，螺钉最安全的位置是靠近前壁。需要注意的是，使用骨水泥强化技术，即使非常小心谨慎，仍有一定的并发症发生率。在本章一项为期一年的研究中，39 例患者共

100 个骨水泥加强螺钉内固定，因骨水泥应用导致的并发症发生率高达 15%，包括椎旁水泥渗漏、肺栓塞，2 例出现暂时性神经根功能障碍。

图 50.9 带侧孔空心螺钉骨水泥增强技术及 X 线影像

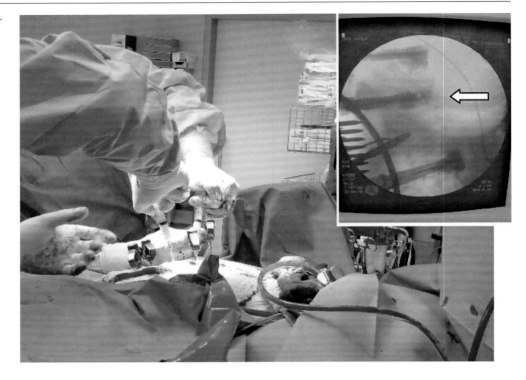

50.8 技术要点

- 应用骨水泥时，要求椎弓根螺钉的置入位置必须正确。在置入螺钉和应用骨水泥时，必须有影像学的监测。如果可能，同时在两个平面进行透视监测可达到最大的安全性。

- 丝锥的深度应仅到椎弓根根部，不能进入椎体。此后，注入骨水泥用的套管穿刺针进入椎体前方并锚定于松质骨中。这样可以防止骨水泥沿着钉道向根弓渗漏。

- 骨水泥的注入时间常常根据医师的个人经验和对骨水泥专业知识的了解程度而定。有的公司提供的黏度仪可能可以解决这个问题。骨水泥黏度计使用前必须到特定公司行骨水泥校准。

- 根据作者的经验，套管注入技术是控制骨水泥流动的最安全方式。在推杆推入套管后，骨水泥的分布通过术中 X 线透视观察。

- 如果对套管的精确位置有疑问，可以加拍 45° 斜位片进行确认。特别是在 L_5 椎体椎弓根进针点偏外时，X 线透视可确认正确的钉道。

- 在遇到因骨质疏松症或者肿瘤（浆细胞性、多发性骨髓瘤或非霍奇金淋巴瘤）引起的全身骨密度降低时，可考虑预防性的邻近节段椎体成形术。

- 与脊柱畸形的传统治疗原则相同，内固定节段应跨越后凸或侧弯的端椎，以避免畸形进展和邻近节段椎体塌陷。

（郝松、余辉 译，吴晓亮 审校）

参考文献

1. Bell GH, Dunbar O, Beck JS et al (1967) Variation in strength of vertebrae with age and their relationship to osteoporosis. Calcif Tissue Res 1:75–86

2. Chang MC, Liu CL, Chen Th (2008) Polymethylmethacrylate augmentation of pedicle screws for osteoporotic spinal surgery: a novel technique. Spine 33(10):317–324

3. Cohen DB, Cullinane D et al: Biomechanics of pedicle screw augmentation using polymethylmethacrylate. New Orleans, LA: North American Spine Society 15th Annual Meeting 2000 p 167

4. Frankel B (2007) Segmental polymethylmethacrylate-augmented pedicle screw fixation in patients with bone softening due to osteoporosis and metastatic tumor involvement. A clinical evaluation. Neurosurgery 61:531–538

5. Okuyama K, Abe E, Suzuki T et al (2001) Influence of bone mineral density on pedicle screw fixation, a study of pedicle screw fixation augmenting posterior lumbar interbody fusion in elderly patients. Spine J 1:402–407

6. Perey O (1957) Fracture of the vertebral end plate in the lumbar spine: an experimental biomechanical investigation. Acta Orthop Scand Suppl 25:1–101

7. Wittenberg RH, Shea M, Swartz DE et al (1991) Importance of bone mineral density in instrumented spine fusions. Spine 16:647–652

8. Zindrick MR, Wiltse LL, Widell EH et al (1986) A biomechanical study of intrapeduncular screw fixation in the lumbosacral spine. Clin Orthop 203:99–112

第51章　腰椎骨折的微创椎弓根螺钉内固定

Ulrich Hahn

51.1　引言

　　微创后路内固定的显著特征不单是低创的单向或万向椎弓根螺钉置入，而是允许有效的骨折撑开和脊柱前凸，复位后者才是该手术真正的优势所在。然而，微创复位手术需要特殊的内固定器械而且必须使用单向椎弓根螺钉，因为只有如此才能承载微创复位的前负荷。使用 S4 内固定器械进行微创后路骨折内固定的目的是最大限度地避免软组织损伤，保留肌肉的附着点，达到与开放手术同样复位和固定效果，减轻术后疼痛，缩短手术时间和减少术中出血。

51.2　适应证

- 前柱的压缩性骨折伴有后凸成角和腰椎不稳定[1]。
- 除了 AO-C 型骨折外的其他各类骨折[3]（见禁忌证）。
- 多节段骨折为相对适应证[6]。

51.3　禁忌证

- 严重的骨质疏松、骨量减少或骨髓炎。
- 需加装横连接杆固定的脊柱旋转不稳定病例。
- 其他禁忌证同开放性手术[2,7]。

51.4　技术条件

　　术中 X 线透视仪，可透射线手术台，中空椎弓根螺钉（S4 Spine System，Aesculap AG），特殊骨折复位器械（例如 S4 Spine System 的骨折复位器械 -FRI，Aesculap，图 51.1）。如果需要矫正脊柱后凸，必须使用单向螺钉，只有单向螺钉可以承载复位操作的前负荷。还有其他器械也适用于经皮后路内固定手术（例如 Sextant，Medtronic），但至今为止，只有 FRI 系统可以对骨折进行复位。

51.5　手术计划、术前准备和体位

　　患者俯卧于可透射线手术台上。可以通过多种体位器械固定手术体位（Wilson 架，chest rolls，Relton-Hall 架等）。

　　必须参考 C 臂透视结果精确制订手术入路方案（图 51.2）。

51.6　手术技术

51.6.1　入路

- 在多裂肌与最长肌之间切开胸腰筋膜，沿着肌纤维走向钝性分离肌肉组织。该过程原则上不会出血或只有微量出血。利用空心导向器（图 51.3），在横突与关节突关节的交叉点选择进针点。

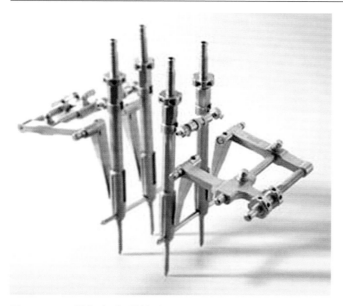

图 51.1　S4 骨折复位器械（Aesculap AG）（With permission from Aesculap AG，Tuttlingen，Germany）

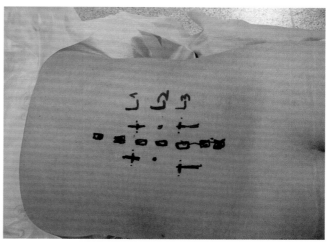

图 51.2　术前 C 臂确定皮肤切口

- 移去套管针；导丝引导器留置在椎弓根内（图 51.4 ）。
- 将导丝插入引导器中，用以引导空心椎弓根螺钉。也可以使用导丝保护套管。
- 注意：导丝尖端进入的深度，应当为预计置入的椎弓根螺钉钉尖位置。
- 必须确保导丝不能过深，以免损伤椎体前方软组织和血管。术中使用 C 臂监测。
- 经导丝引导装置插入扩张套管，为置入螺钉创造足够的空间（图 51.6 ）。
- 在扩张套管外侧套入蓝色的软组织保护套筒（图 51.7 ）。

51.6.2　内固定置入[1-7]

- 必要时使用开口锥进一步行钉道准备（图 51.8）；当遇到骨硬化时，可使用适宜直径的丝锥（图 51.9 ）。
- 使用螺钉长度测量器测定所需椎弓根钉的长度；使用时将刻度标志端朝上，经导丝将远端放置在椎体上方（图 51.10 ）。此时可通过上方标志读出所需椎弓根螺钉的长度（图 51.10 ）。
- 在正位、侧位透视的引导下，用空心螺丝杆

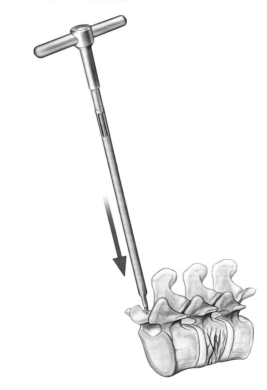

图 51.3　进针点选择在横突与关节突关节交叉处。利用空心导向器钻开进针点皮质

锥拧入椎弓根螺钉。

- 注意：必要时，在扭动螺钉 3 ～ 4 圈后，应将克氏针取出，以免克氏针转动并向腹侧穿透骨皮质。
- 使螺钉钉尾凹槽沿椎体纵轴直线排列。螺钉拧入器的两侧均应朝向椎体纵轴方向（图 51.11 ），必要时，可以使用特殊的器械

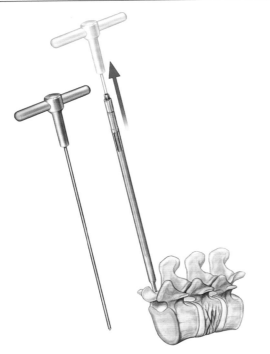

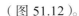（图 51.12）。

- 通过钛棒长度测量器测量钛棒长度（图 51.13）。需要撑开椎体时，所需钛棒长度应相应增加。如果使用预弯钛棒，则长度需增加约 10mm。
- 沿软组织保护套管套入 FRI 套管。将套筒纵向裂槽朝尾侧对齐，取出组织保护套管，用持棒器置入连接棒（图 51.14）。
- 注意：在放入 FRI 套管之前，可用 Langenbeck 拉钩显露手术区；然后经此显露区域插入钛棒（图 51.15）。
- 安装复位杠杆，沿 FRI 套管拧入螺帽（图 51.16）。在不锁紧螺帽情况下将其拧入椎弓根螺钉钉尾（图 51.17）。
- 注意：螺帽不能拧紧，以免妨碍椎体撑开。必要时，将螺帽拧松 1/4 圈。

图 51.4　去除套管针后，导丝引导装置留在椎弓根内（With permission from Aesculap AG, Tuttlingen, Germany）

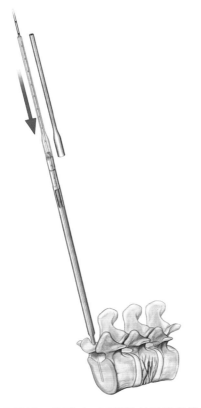

图 51.5　插入导丝，必要时，可用导丝保护套管（With permission from Aesculap AG, Tuttlingen, Germany）

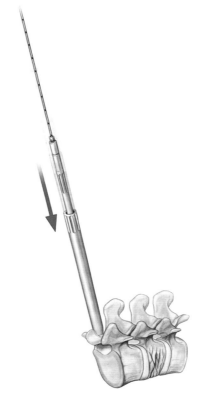

图 51.6　通过导丝引导装置插入扩张套管（With permission from Aesculap AG, Tuttlingen, Germany）

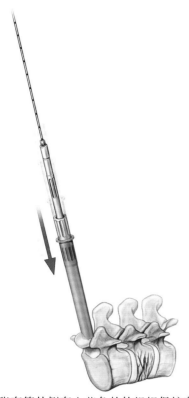

图 51.7　在扩张套管外侧套入蓝色的软组织保护套筒（With permission from Aesculap AG, Tuttlingen, Germany）

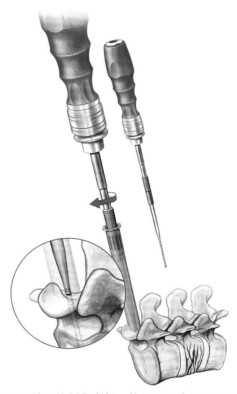

图 51.9　对于骨硬化病例，使用适宜直径的丝锥进行钉道准备（With permission from Aesculap AG, Tuttlingen, Germany）

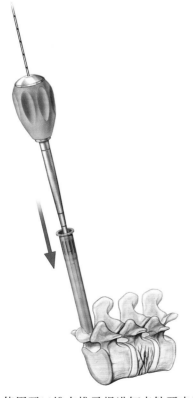

图 51.8　使用开口锥在椎弓根进钉点钻开皮质骨（With permission from Aesculap AG, Tuttlingen, Germany）

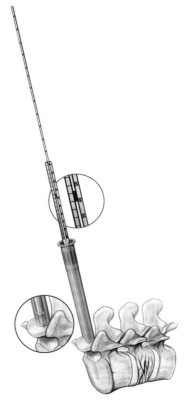

图 51.10　用空心螺钉长度测量器测量所需椎弓根螺钉长度

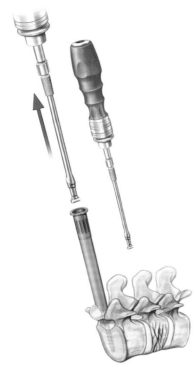

图 51.11　利用钉尾调整杆使椎弓根螺钉钉尾凹槽沿脊柱纵轴直线排列（With permission from Aesculap AG, Tuttlingen, Germany）

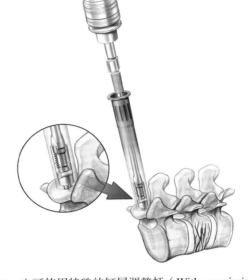

图 51.12　也可使用特殊的钉尾调整杆（With permission from Aesculap AG, Tuttlingen, Germany）

51.6.3　复位

- 安装撑开工具。将撑开器经由头侧和尾侧的外套筒放入导向槽的螺栓。撑开器叶片必须与外侧套筒平行（图 51.18a、b）。在 C 臂引导下双侧逐次撑开（只有 1 名术者时）或者同时撑开（术者与助手）。
- 为了重建腰椎生理前凸，将转轴撑开器插入相应的螺孔，通过控制旋钮，在 C 臂引导下调整前曲度（图 51.19a、b）。
- 使用螺纹套管上的调整螺丝将棒压紧。必须调整螺丝，拧松 1/4 圈以避免阻挡椎弓根钉螺帽，然后使用杆锥将螺帽拧紧（图 51.20）。
- 移去杆锥，用棘轮手柄拧出螺纹套管（图 51.21）。
- 最后使用反向对抗工具及 10-Nm 扭矩扳手将螺帽锁紧（图 51.22）。最后，用叶片折断钳折断螺钉头叶片（图 51.23）。

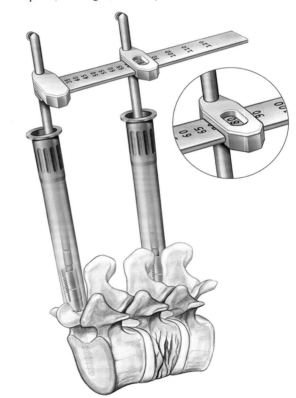

图 51.13　使用钛棒长度测量器测量钛棒的长度（With permission from Aesculap AG, Tuttlingen, Germany）

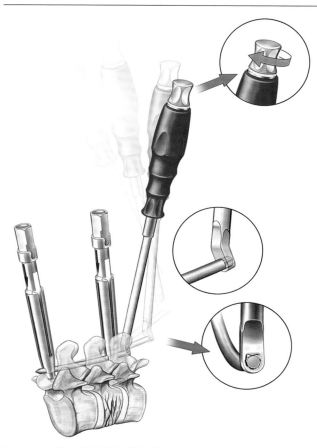

图 51.14　使用持棒器安装钛棒（With permission from Aesculap AG, Tuttlingen, Germany）

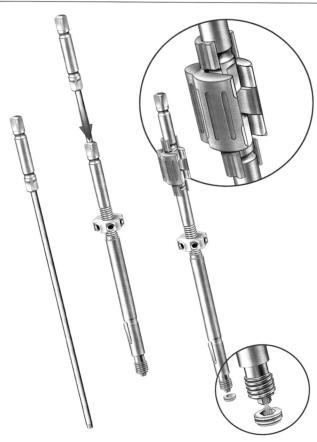

图 51.16　安装复位杠杆（With permission from Aesculap AG, Tuttlingen, Germany）

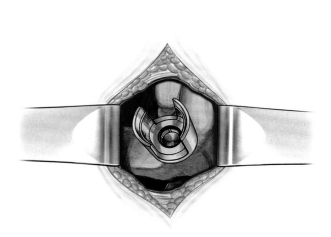

图 51.15　使用 Langenbeck 拉钩显露螺钉（With permission from Aesculap AG, Tuttlingen, Germany）

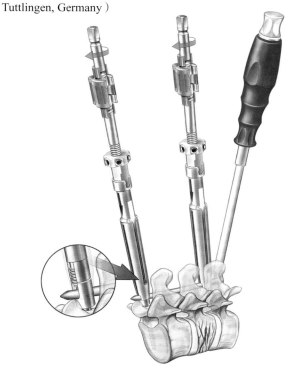

图 51.17　将螺帽拧入钉尾。必要时，拧松 1/4 圈（With permission from Aesculap AG, Tuttlingen, Germany）

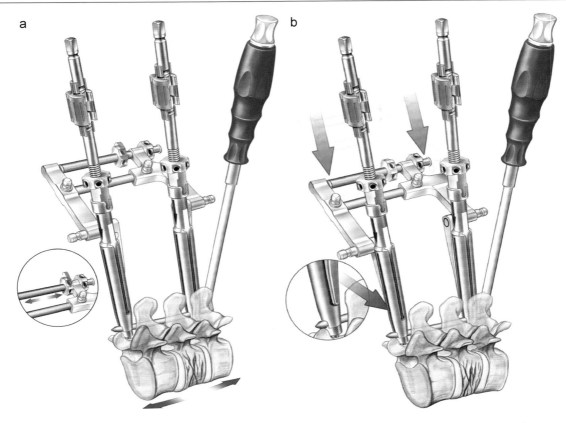

图 51.18 （a）撑开器的安装；（b）复位椎体的高度（With permission from Aesculap AG, Tuttlingen, Germany）

51.7 技术要点

- 准确的患者体位，使其前后方向垂直于手术室的轴线，对于术者的空间定位非常有帮助，并且有利于椎弓根螺钉定位。
- 如果内固定器械"被卡住"，可稍微拧松螺帽或者调节螺丝。
- 如果使用预弯的钛棒，最好是将头侧椎弓根螺钉向头侧倾斜约 10°，同时将尾侧椎弓根螺钉向尾侧倾斜约 10°。

51.8 结果

以 LWK 1 AO-A3.1 骨折为例，经上述微创手术，FRI 内固定器械尽管手术操作空间有限，但是可以达到解剖复位。相比于开放式手术，它能够帮助术后患者尽快进行功能锻炼，减少患者疼痛（图 51.23 ）。

（郝松、余辉 译，吴晓亮 审校）

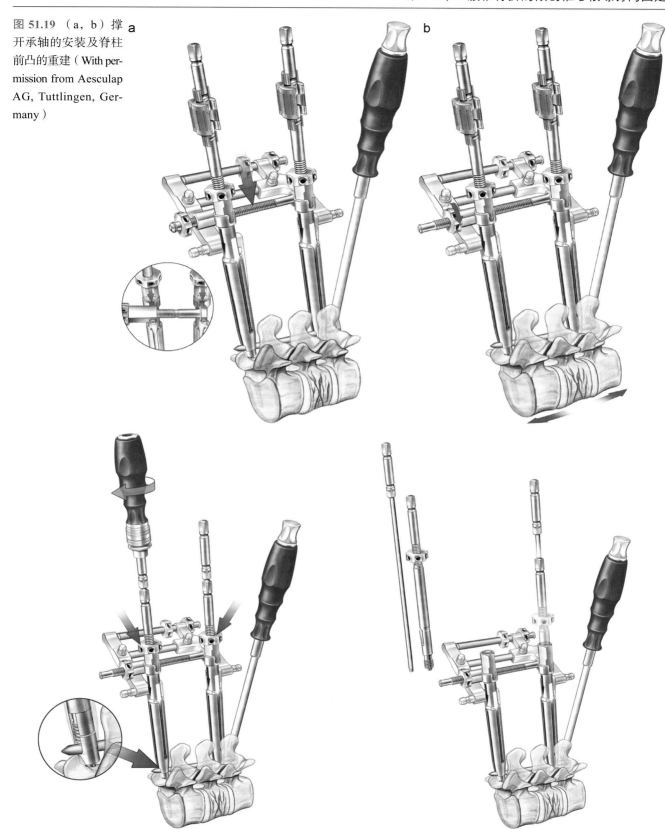

图 51.20　拧紧调节螺丝后，拧松 1/4 圈。拧紧螺帽（With permission from Aesculap AG, Tuttlingen, Germany）

图 51.21　取出杆锥及拧出螺纹套筒（With permission from Aesculap AG, Tuttlingen, Germany）

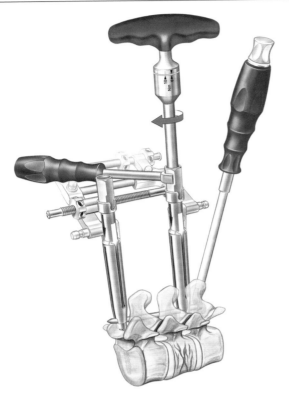

图 51.22 最后以适宜的扭力将螺帽拧紧（With permission from Aesculap AG, Tuttlingen, Germany）

参考文献

1. Foley KT, Gupta SK (2002) Percutaneous pedicle screw fixation of the lumbar spine: preliminary clinical results. J Neurosurg 97(1 suppl):7–12
2. Grass R, Biewener A, Dickopf A et al (2006) Percutaneous dorsal versus open instrumentation for fractures of the thoracolumbar border. a comparative, prospective study. Unfallchirurg 109:297–305
3. Hahn U, Andermahr J, Prokop A, Rehm KE (2006) Minimal-invasive Operationstechniken an der Wirbelsäule. Mediathek der Deutschen Gesellschaft für Chirurgie: Aesculap Akademie
4. Korovessis P, Hadjipavlou A, Repantis T (2008) Minimal invasive short posterior instrumentation plus balloon kyphoplasty with calcium phosphate for burst and severe compression lumbar fractures. Spine 33:658–667
5. Merom L, Raz N, Hamud C et al (2009) Minimally invasive burst fracture fixation in the thoracolumbar region. Orthopedics 32(4):pii
6. Palmisani M, Gasbarrini A, Brodano GB et al (2009) Minimally invasive percutaneous fixation in the treatment of thoracic and lumbar spine fractures. Eur Spine J 18(suppl 1):71–74
7. Prokop A, Lohlein F, Chmielnicki M, Volbracht J (2009) Minimally invasive percutaneous instrumentation for spine fractures. Unfallchirurg 112:621–626

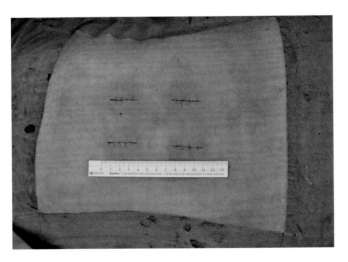

图 51.23 微创经椎弓根螺钉内固定术后的切口（With permission from Aesculap AG, Tuttlingen, Germany）

第 52 章　经椎间孔腰椎椎间融合术

Stefan Kroppenstedt，Uwe Vieweg

52.1　引言

　　将椎间融合器或骨移植材料经关节突关节入路置入椎间隙完成椎间融合的手术方式称为经关节突关节椎间融合术（Transarticular Lumbar Interbody Fusion，TLIF）。经典的 TLIF 多为单侧操作，手术入路可为常规的腰椎正中切口或微创小切口（见第 49 章）。由于 TLIF 需要切除一侧关节突关节，因此常常需要联合椎弓根螺钉内固定（图 52.1）。与双侧 PLIF 手术相比，它的优势在于保留对侧椎间关节和椎板，避免对侧医源性瘢痕形成。此外，显露椎间盘时无需牵拉硬膜或者仅需轻微牵拉。该优势对于再次手术需要面对瘢痕的患者或胸腰段手术患者（因脊髓限制硬膜表面的牵拉）尤为明显。其他潜在的优势包括减少出血及缩短手术时间。与双侧 PLIF 手术相比，TLIF 存在以下不足：对于严重脊柱滑脱病例，为获得良好复位必须充分松解脊柱。TLIF 在这种情况下无法完成复位，尽管可经椎板下进行对侧减压，但是操作难度较高。由于 TLIF 通常只用一个融合器，所以相比于使用两个融合器的双侧 PLIF，融合器移位和塌陷的风险较大，故可利用接触面较大的融合器来确保手术效果。

52.2　适应证

　　TLIF 的适应证和禁忌证与经后路椎间融合（PLIF）相似。
- 从胸腰段到 S_1 的退行性疾病。
- 需行全关节突关节切除的退行性变。

- 峡部裂性腰椎滑脱。
- 后外侧融合术后假关节形成。

52.3　禁忌证

- $L_5 \sim S_1$ 成角大
- 终板破坏严重

52.4　技术条件

　　X 线透视仪，各类手术体位工具（如 Wiltse 架），不同类型、型号的植入物（如肾形或香蕉形的 PEEK 或钛金属的融合器，图 52.2），及不同的配套器械（图 52.3a ~ c）。

52.5　手术计划、术前准备和手术体位

　　患者俯卧于可透射线手术台，胸部及髋部下方垫软垫或枕，以增加腰椎前凸并使腹部悬空。对于 $L_5 \sim S_1$ 的融合，应将手术台向尾侧倾斜 $20° \sim 30°$，使患者头高脚低卧位，使术者获得观察 $L_5 \sim S_1$ 椎间隙的更好视野。根据 X 线透视结果定位切口位置。

52.6　手术技术 [1-4]

52.6.1　入路

　　手术采用正中切口，沿着骨膜下剥离显露后方附件至横突水平。

图 52.1　经关节突关节或经椎间孔椎间融合术（TLIF）。（a）保留椎间关节（b）切除椎间关节

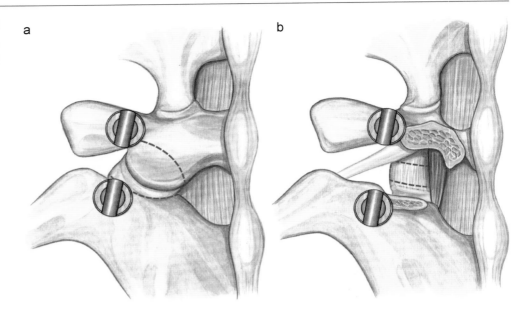

52.6.2　内固定置入

椎弓根准备

- 椎弓根的器械操作应根据实际解剖及术中 C 臂实时监测图像进行。
- 椎弓根螺钉的进入点（横突中点与关节突关节外侧缘交叉点）经影像学确认并标记。
- 用丝锥扩大钉道并探查椎弓根四壁是否完整，椎弓根螺钉置入减压侧。

减压及终板的处理

- 在患侧，使用骨刀、枪式咬骨钳和高速磨钻等工具完全切除关节突关节。
- 利用大号咬骨钳，咬掉小关节的顶部，直至清楚显露小关节间隙。关节间隙对于之后使用骨刀有重要定位意义。
- 使用骨刀将下关节突切除（图 52.4）。骨刀的方向以关节间隙为参考，由内向外，从头侧至尾侧。注意避免破坏椎弓根及损伤椎管内结构。
- 使用咬骨钳、枪式咬骨钳、磨钻切除上关节

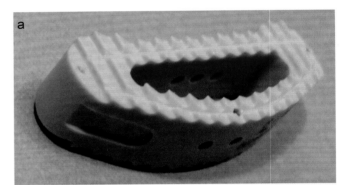

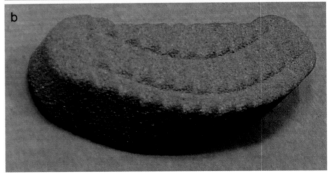

图 52.2　不同类型的 TLIF 融合器，T-Space PEEK（a）和钛金属融合器（b）（With permission from Aesculap AG, Tuttlingen, Germany）

图 52.3（a～e）各种 TLIF 工具

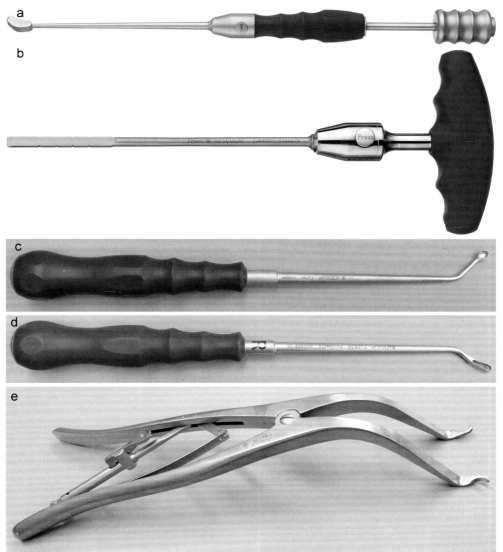

突（图 52.1a、b）。注意避免损伤神经根。

- 手术的操作空间以硬膜囊为内界，上界为向外穿出的神经根，下界为椎弓根壁。在以下的操作中均需注意保护好下行及出行的神经根。
- 常规切开纤维环，以髓核钳行椎间盘切除术。
- 撑开椎间隙，必要时去除上下终板后缘骨赘以便在后外侧更好显露椎间隙，使椎间盘组织清除更彻底。
- 使用带角度咬骨钳、刮匙、刮刀和骨锉清理椎间盘和终板表面的软骨（图 52.5a～d）。
- 应特别注意刮匙不能穿透纤维环的前部，以免损伤血管。

椎间融合

- 利用撑开器恢复椎间隙生理高度。撑开器的撑开距离以 2mm 为单位，范围从 7mm 到 17mm（图 52.6）。
- 除了置入骨诱导材料外，椎间隙内还需置入起支撑作用融合器，以保持椎间隙、椎间孔的高度及矢状面平衡。
- 根据终板形态及脊柱的曲度，选择使用肾形或方形的椎间融合器。例如，在节段性后凸畸形患者中，作者倾向于在患侧的外侧使用方形椎间融合器。
- 根据试模的结果决定椎间融合器的型号。

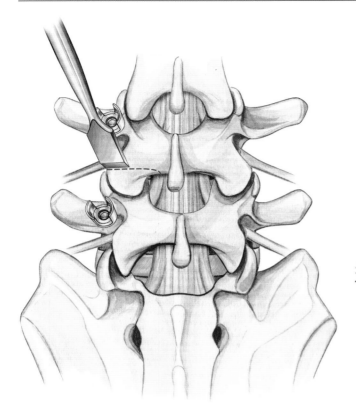

图 52.4 使用大号咬骨钳，清除上关节突顶部，清楚地显露椎间关节间隙。使用骨刀将下关节突切除。骨刀方向以关节间隙为参考，由内向外，从头侧到尾侧

- 置入融合器前，将术中切除的椎板和关节突骨块磨碎，使用植骨漏斗或注射器将自体骨移置入椎间隙内（图 52.7）。
- 完成自体骨移植后，撑开椎间隙将融合器置入理想位置。可在患侧或对侧利用撑开钳撑开上下椎弓根钉钉头达到撑开目的。如采用正中线入路，也可使用椎板撑开钳撑开棘突根部。
- 使用肾形融合器时，首先将融合器完全打入椎间隙中，再用打入器逐渐旋转融合器至理

想位置（图 52.8）。如果融合器已位于中心位置，但深度不够，可使用曲棍球棒状的打入器，将其放置在融合器的凹槽面上把融合器径直推向前方。
- 植入融合器，松开撑开器，然后安装并锁紧钛棒。
- 必要时可经患侧置入经椎板关节突螺钉。如需恢复腰椎生理前凸，可在锁定钛棒前适当加压患侧椎弓根螺钉钉头。注意过度加压椎弓根螺钉可造成对侧椎间孔狭窄。最后逐层缝合伤口。

52.7 技术要点

- 融合器的位置是避免融合器位移的重要因素。关于腰骶椎终板结构特点的研究表明，不同部位终板的硬度变异较大。一般情况下，硬度最高的部位位于后外侧，即椎弓根前方，其硬度是中央终板的 2 倍以上。由于对前方终板的处理较困难，尤其是在椎体前缘存在喙状骨赘时，因此实际中很难将肾形融合器放置至前方皮质的边缘。因此，相对于方形融合器，肾形融合器的位置常处于终板中央偏前方的"脆弱"区域。该因素是否与融合器位移的发生率和矫形丢失相关，迄今尚仍无临床试验证实。而使用方形融合器有可能解决该潜在问题。
- 如果椎间隙前方置入的自体骨较多，则前方将没有足够的空间容纳肾形融合器。如放入带 rh-BMP-2 的海绵，则海绵应先于融合器放入椎间隙前方，以避免其在椎间隙后方诱导管内异位骨化。

（郝松、余辉 译，吴晓亮 审校）

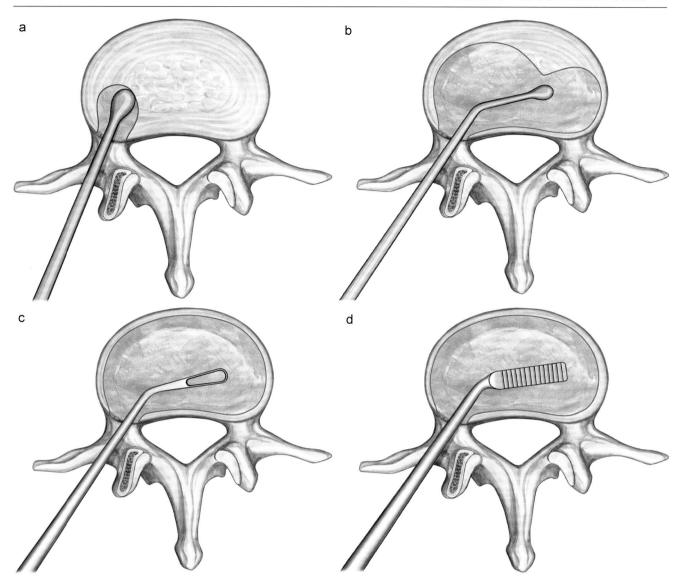

图 52.5　椎间盘及终板的处理（a ～ d）

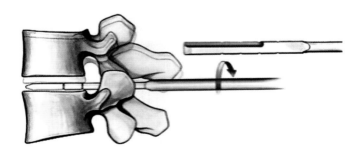

图 52.6　用撑开器恢复椎间隙高度

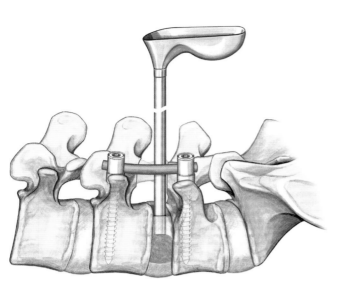

图 52.7　使用植骨漏斗将磨碎的松质骨或骨替代物植入椎间隙

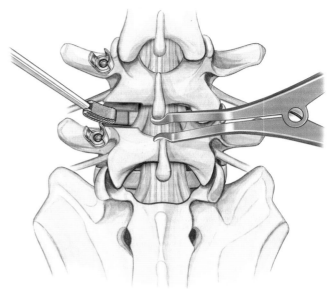

图 52.8　经棘突间撑开,用融合器把持器将肾形融合器(TLIF 融合器)放入椎间隙。也可使用带角度撑开钳固定于患侧螺钉上将椎上下椎体撑开

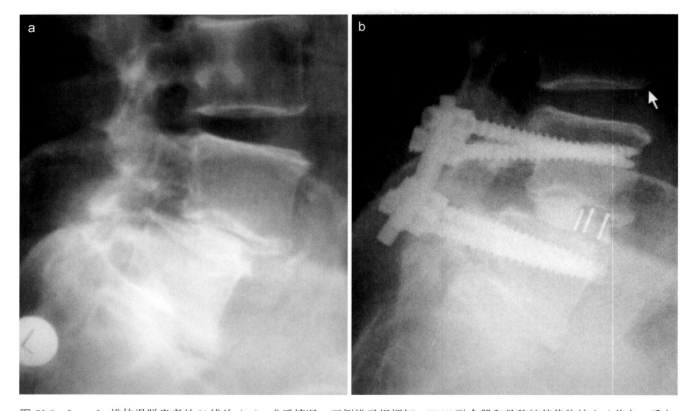

图 52.9　L$_4$ ～ L$_5$ 椎体滑脱患者的 X 线片(a),术后情况:双侧椎弓根螺钉、TLIF 融合器和骨移植替代物植入(前方,后方和融合器中)(b,c):CT 扫描:L$_4$ 水平(d),L$_4$ 椎间盘水平(e)和 L$_5$ 水平(f)

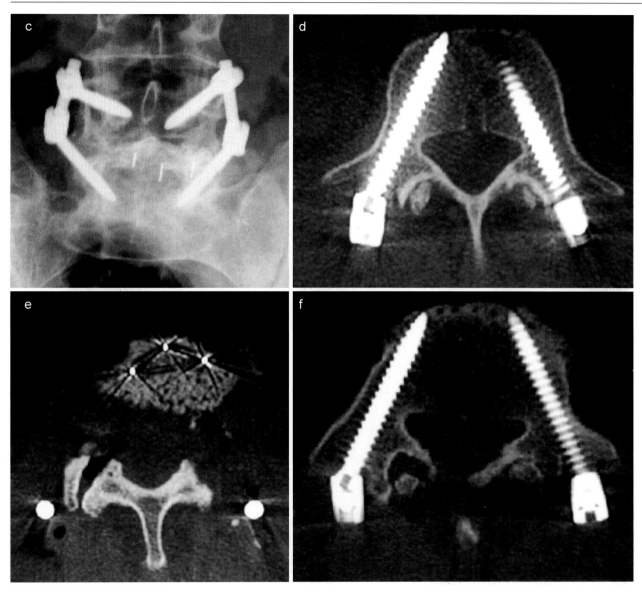

图 52.9 （续）

参考文献

1. Rosenberg WS, Mummaneni PV (2001) Transforaminal lumbar interbody fusion: technique, complications, and early results. Neurosurgery 48:569–574
2. Mummaneni PV, Rodts GE (2005) The mini-open transforaminal lumbar interbody fusion. Neurosurgery 57:256–261
3. Dhall SS, Wang MY, Mummaneni PV (2008) Clinical and radiographic comparison of mini–open transforaminal lumbar interbody fusion with open transforaminal lumbar interbody fusion in 42 patients with long-term follow-up. J Neurosurg Spine 9:560–565
4. Hackenberg L, Halm H, Bullmann V (2005) Transforaminal lumbar interbody fusion: a safe technique with satisfactory three to five year results. Eur Spine J 14:551–558

第 53 章　使用融合器的后路腰椎椎间融合术

Uwe Vieweg，Steffen Sola

53.1　引言

后路腰椎椎间融合术（PLIF）是目前治疗退行性椎间盘疾病[1]的常用方法，它在 20 世纪 40 年代由 Cloward[2]提出。椎间融合术是脊柱节段融合中最稳定的融合方式。该方法由后入路提供前柱的支撑，并通过重建椎间隙高度缓解椎间孔狭窄。对于那些必须经后路手术的病例，如神经根或椎管减压，PLIF 是一种绝佳的选择。目前可供选择的融合器种类繁多，包括带异体骨的，含有或不含有 Plasmapore 涂层钛金属融合器，钽金属以及 PEEK 融合器。本章主要介绍置入椎间融合器的后路手术技术。通过融合器的使用能够实现 360° 融合。

53.2　适应证

- 腰椎退行性病变（$L_2 \sim S_1$）
- 椎间盘源性下腰痛
- 退行性脊柱滑脱症
- 后外侧融合术后假关节形成
- 峡部裂性脊柱滑脱症，Ⅰ～Ⅱ级（部分Ⅲ级）

53.3　禁忌证

- 严重骨质疏松症
- 感染
- 严重的硬膜外瘢痕形成
- 不稳定的爆裂骨折和压缩骨折
- 侵袭性肿瘤

53.4　技术条件

X 线透视仪

各类手术体位器械（如 Wilson 架）

配套的手术器械和具备下列特性的植入物：提供即刻稳定性，恢复脊柱生理前凸及长期维持脊柱平衡。

椎间融合器：带异体骨融合器（Vertigraft VG2 PLIF，DePuy Spine；ProSpace spacer，Aesculap；PLIF allograft spacer，Synthes），钛材料融合器（CONTACT Fusion Cage，Synthes；Ray cage，Surgical Dynamics，LT cage，Medtronic；OIC PL，Stryker），Plasmapore 涂层的钛材料融合器（ProSpace，Aesculap）（图 53.1a），钽金属（Zimmer Spine）以及 PEEK 融合器（ProSpace，Aesculap，图 53.1b；Plivios，Synthes；Coda，Mercy Health System；Tetris，Signus；Oria Natura/ Adonys，Alphatec Spine/Scient'X；Pezo-P，Ulrich；Luna Cage，Bricon；OIC PL，Stryker；Lumbo-Space PLIF，Intromed）。

Plasmapore 涂层融合器

该融合器为带有 Plasmapore 涂层的钛合金实心体，外面的 Plasmapore 涂层可增加植入物与终板之间的接触面积。该融合器用 ISOTAN F 制成，这是一种也带有 Plasmapore 涂层的钛合金。Plasmapore 是一种被广泛用于纯钛涂层的材料，其特有的孔深度、孔隙率和粗糙度，造就了其良好的骨相容特性。Plasmapore 不需额外的植骨材料即可促进骨整合和骨传导[1]。

Plasmapore 涂层的目的是获得即刻和长期稳定性。Plasmapore 涂层所提供的表面粗糙度联合后路内固定器械确保了脊柱节段的即刻稳定性。Plasmapore 特有的属性使骨组织迅速生长进入涂层，形成椎体与植入物之间的骨性融合（长期稳定性）。

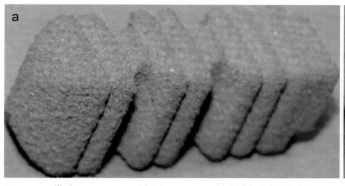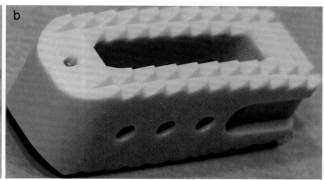

图 53.1　带有 Plasmapore 涂层 ProSpace 钛材料融合器（a）和 ProSpace PEEK 融合器（b）（With permission of Aesculap AG，Tuttlingen，Germany）

PEEK 融合器

PEEK 是聚醚醚酮的缩写。PEEK 具有的多种独特性质，近年来被广泛用于制造骨科器械。它的特点包括可透射线、机械强度高、生物相容性好以及与多种标准消毒方法相兼容。PEEK 固有的射线可透性允许在 X 线及 CT 扫描中看到植入物附近骨组织的生长情况。有趣的是，PEEK 的弹性模量为3.6GPa，与皮质骨相似。这种特殊的刚度可分担植入物材料与骨组织之间的载荷，从而刺激骨性融合（图 53.2）。

53.5　手术计划、术前准备和手术体位

患者取俯卧位。推荐使用可透射线手术台，避免术中正侧位透视受阻碍。肘关节与膝关节应使用软垫保护。腹部悬空，腰椎呈自然生理前凸。

53.6　手术技术

53.6.1　手术入路

于手术节段上方行后正中线切口；除非计划行横突间后外侧植骨融合，否则肌肉剥离不应超过关节突关节的外侧缘。

53.6.2　内固定置入[1-7]

使用含 Plasmapore 涂层的钛材料融合器

- 切除骨组织

使用骨刀和枪式咬骨钳去除骨质进入椎间隙。在关节突关节部位可选择骨凿或高速磨钻去除骨组织。取下的骨组织作为植骨材料装于容器内并用纱布覆盖。

- 显露椎间隙

用神经拉钩将硬脊膜和上位神经根小心牵开（图 53.3）。对于较大的硬膜外的静脉，需电凝灼烧以清晰显露后外侧的椎间盘纤维环。操作必须谨慎，使用双极电凝以避免损伤神经根。

- 恢复椎间隙高度

为获得足够的空间放置椎间撑开器，需用较大的器械切除椎间盘组织，如咬骨钳和大号髓核钳。使用撑开器根据所需高度进行撑开（图 53.4），将椎间撑开器逐个插入椎间盘的两侧，直到获得理想的撑开高度（图 53.5）。

- 清理椎间隙
- 除了咬骨钳和刮匙以外，铰刀和锉刀也可用以处理椎间隙。通过器械的旋转可剔除椎间盘组织（图 53.6）。使用锉刀刮除软骨终板（图53.7）。应尽可能完全地清除纤维环，终板不应残留软骨，同时也注意不能穿透终板下骨。

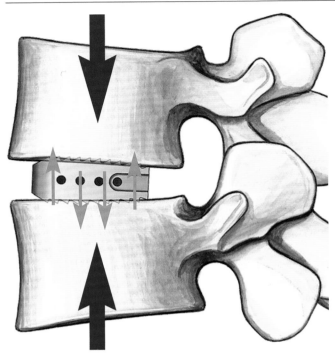

图 53.2　PEEK 植入物与皮质骨之间的载荷刺激骨性融合（With permission from Aesculap AG, Tuttlingen, Germany）

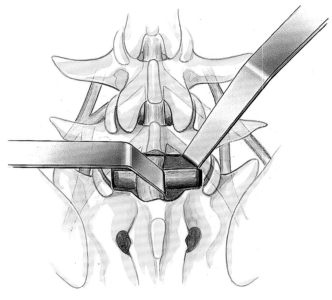

图 53.3　切除椎板后，必须保护好神经根及硬脊膜，并充分显露椎间盘。用神经拉钩牵开硬脊膜和上位神经根

- **植骨床准备**
- 如植骨床边缘不平整可用凿刀修整使其光滑。凿刀锋利的前缘可以根据需要切除多余骨组织（图 53.7 和图 53.8）。植骨床的准备完成后，就可以放置植入物了。
- **植入融合器**
- 根据目标节段的解剖，可选用直的融合器（0°）和带角度融合器（提供 5° 或 8° 前凸角）。将融合器通过后方螺纹与打入器相连接（图53.9）。将其平放进椎间隙后再顺时针方向转动，以撑开椎间隙。融合器最终被放置成垂直位，可以用打入器来调整融合器的位置（图53.10）。
- 于对侧置入融合器。
- 于对侧重复上述手术步骤，可在两个植入物之间进行植骨。手术节段需行后路内固定以维持脊柱稳定性（图 53.10 和图 53.11）。

使用 PEEK 融合器

（手术步骤与钛材料融合器大致相同）

- 切除骨组织。

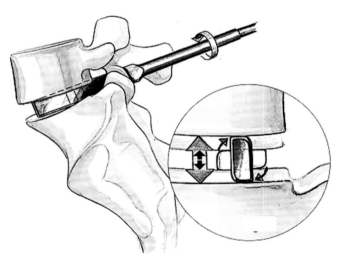

图 53.4　用不同的椎间撑开器恢复椎间隙高度（With permission from Aesculap AG, Tuttlingen, Germany）

- 使用骨刀和枪式咬骨钳去除骨质以进入椎间隙。在关节突关节部位可选择骨凿或高速磨钻去除骨组织。
- 显露椎间隙。
- 用神经拉钩将硬脊膜和上位神经根小心牵开（图 53.3）。
- 切除椎间盘组织及植骨床准备。
- 恢复椎间隙高度。

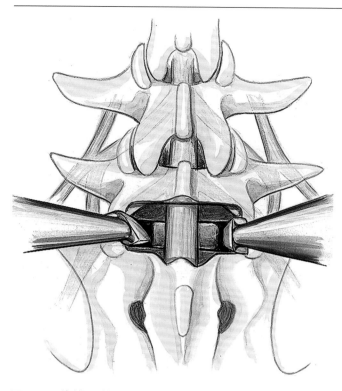

图 53.5　将撑开器逐一插入椎间盘的两侧（With permission from Aesculap AG, Tuttlingen, Germany）

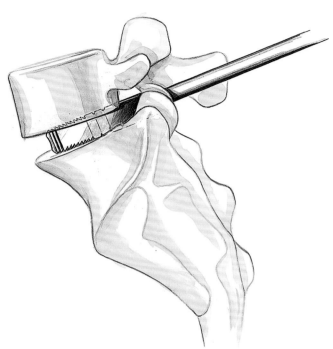

图 53.7　用凿刀准备植骨床（With permission from Aesculap AG, Tuttlingen, Germany）

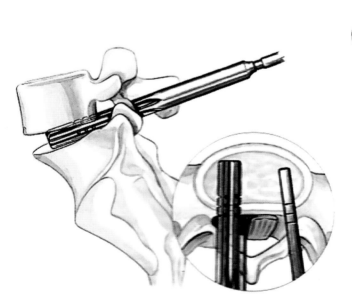

图 53.6　用刮匙、铰刀和锉刀清理椎间隙组织（With permission from Aesculap AG, Tuttlingen, Germany）

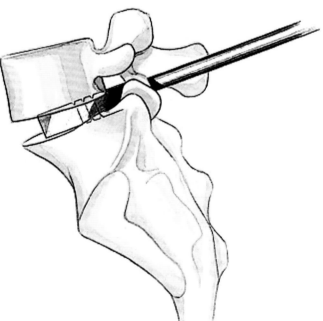

图 53.8　用凿刀准备植骨床（With permission from Aesculap AG, Tuttlingen, Germany）

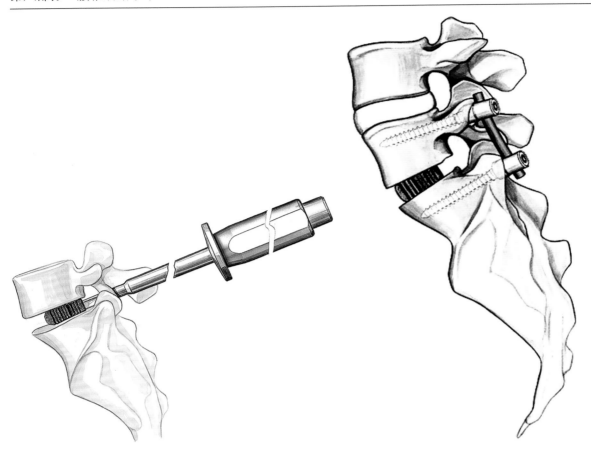

图 53.9　用置入器械和打入器植入融合器（With permission from Aesculap AG, Tuttlingen, Germany）

图 53.10　手术节段须采用后路内固定

图 53.11　用不同型号撑开器恢复椎间隙高度。放置对侧撑开器（With permission from Aesculap AG, Tuttlingen, Germany）

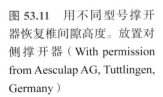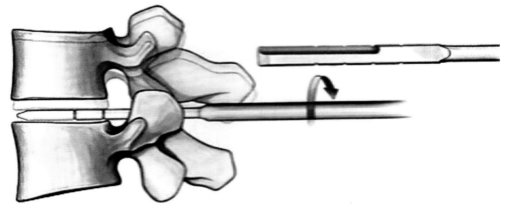

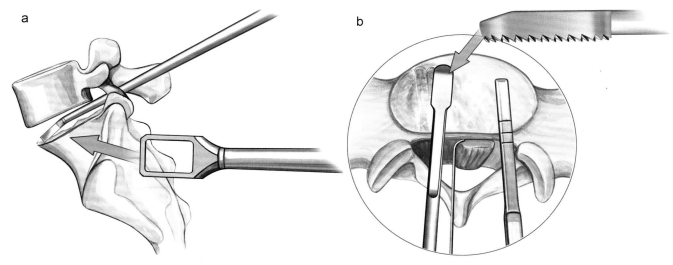

图 53.12　（a、b）椎间隙的清理（With permission from Aesculap AG, Tuttlingen, Germany）

图 53.13　用试模决定融合器的型号（With permission from Aesculap AG, Tuttlingen, Germany）

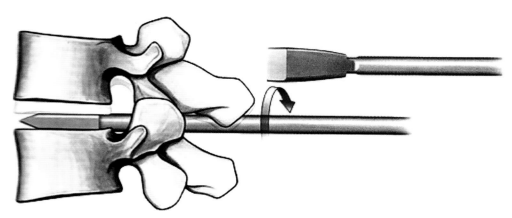

- 使用不同型号椎间撑开器根据所要求的高度进行撑开（图 53.11 和图 53.12）。将撑开器逐个插入椎间盘的两侧，直到获得理想的撑开高度。
- 清理椎间隙。
- 用咬骨钳、骨组织刮匙、直角刮匙清理椎间隙。用骨锉去除终板软骨（图 53.12 和图 53.13）。
- 用试模测量所需植入物的型号。
- 试模有不同尺寸和带不同角度可供选择。从最小型号的试模开始逐个置入，先水平插入然后顺时针旋转（图 53.13 和图 53.14），逐步增大试模型号直至获得理想的撑开高度。根据最后的试模型号决定植入物的高度、角度和长度。

- 置入 PEEK 融合器。
- 用自体骨或人工骨填充 PEEK 融合器后，用植入器夹持植入物（图 53.14 和图 53.15）并置入椎间隙（图 53.15 和图 53.16）。融合器内填充磨碎的自体骨（由棘突和关节突关节切下的骨组织通常是足够的）。
- 于对侧置入融合器。
- 在对侧重复上述手术步骤。可在两融合器之间置入自体骨或人工骨。
- 后路脊柱固定。
- 手术节段应用后路脊柱内固定。

（林青松、郭超凡　译，吴晓亮　审校）

图 53.14 利用植入器夹持融合
器（With permission from Aesculap
AG, Tuttlingen, Germany）

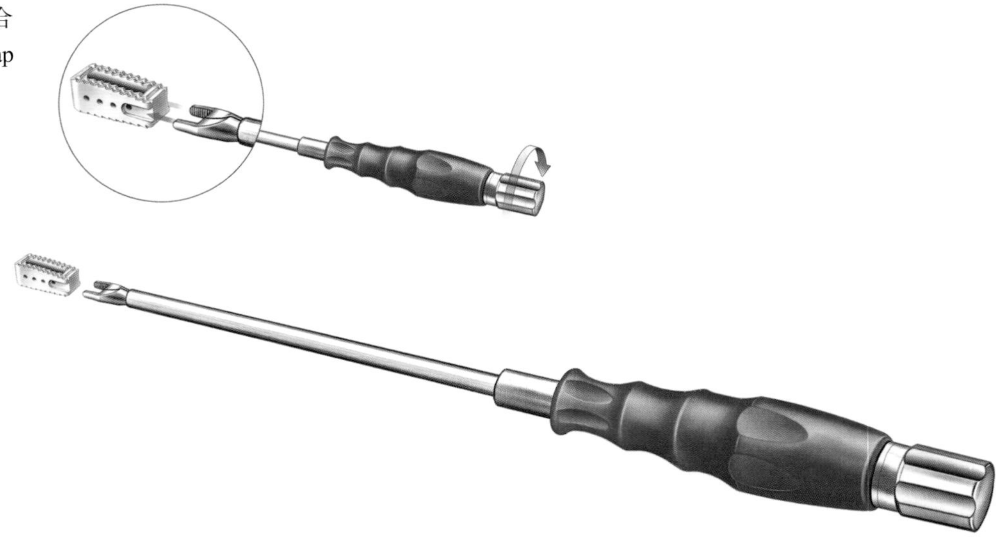

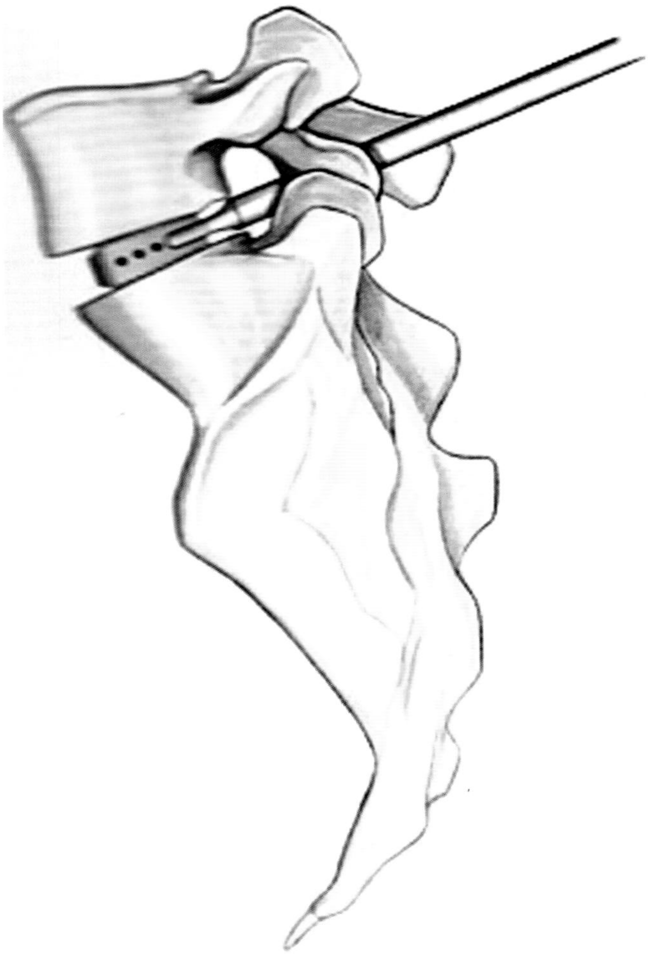

图 53.15 用植入器械放置 PEEK 融合器（With permission from Aesculap AG, Tuttlingen, Germany）

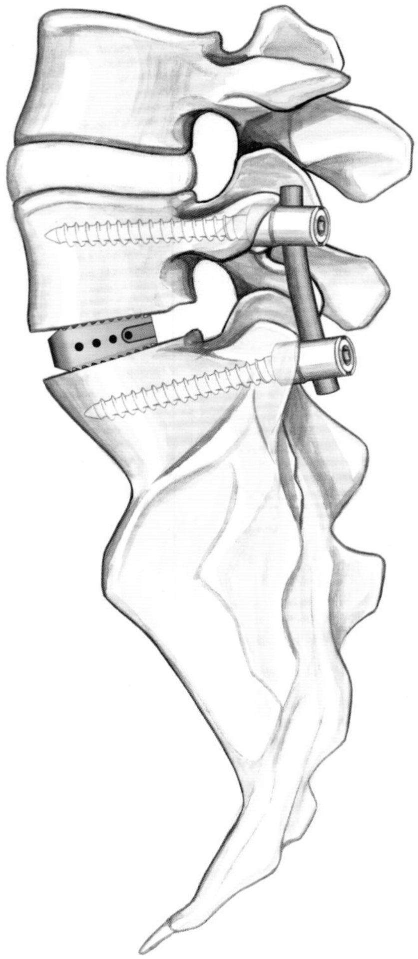

图 53.16 通过前柱 PEEK 融合器融合及后柱内固定实现三柱稳定（With permission from Aesculap AG, Tuttlingen, Germany）

参考文献

1. Bronsard JJ, Tropiano P, Louis C et al (2002) Three–column spinal fusion using ProSpace intervertebral blocks. In: Kaech DL, Jinkins JR (eds) Spinal restabilisation procedures. Elsevier Science, Amsterdam, pp 153–170
2. Cloward RB (1981) Spondylolisthesis: treatment by laminectomy and posterior lumbar interbody fusion. Clin Orthop 154:74–82
3. Freemann BJ, Licina P, Mehdina SH (2000) Posterior lumbar interbody fusion combined with instrumented posterolateral fusion: 5 year results in 60 patients. Eur Spine J 9:42–46
4. La Rosa G, Germano A, Conti A et al (1999) Posterior fusion and implantation of the SOCON-SRI system in the treatment of adult spondylolisthesis. Neurosurg Focus 7(6):E2
5. La Rosa G, Cacciola F, Conti A et al (2001) Posterior fusion compared with posterior interbody fusion in segmental spinal fixation for adult spondylolisthesis. Neurosurg Focus 10(4):E9
6. Periasamy K, Shah K, Wheelwright EF (2008) Posterior lumbar interbody fusion using cages, combined with instrumented posterolateral fusion: a study of 75 cases. Acta Orthop Belg 74:240–8
7. Potel A, Welch WC (2000) Posterior lumbar interbody fusion with metal cages: current techniques. Oper Tech Orthop 10:311–319

第 54 章　经骶骨螺钉内固定治疗包括完全滑脱在内的重度 $L_5 \sim S_1$ 滑脱

Palaniappan Lakshmanan，Sashin Ahuja

54.1　引言

治疗重度脊柱滑脱（包括完全性滑脱）的目的是：①通过稳定节段性不稳缓解背部疼痛；②通过实现 360°融合防止脊柱不稳和假关节形成；③通过对神经结构减压来缓解下肢放射痛；④避免由于滑脱复位造成神经损伤的风险。经单纯后路，可采用多种方法对包括完全性滑脱在内的严重脊柱滑脱实现 360°融合[1-5]。本章所介绍的手术技术采用两枚填充移植骨的经骶骨 HMA（空心组合式锚钉）螺钉（发明者 JeanHupp，Thierry Marnay，Marc Ameil，1995），辅以后外侧融合及椎弓根螺钉内固定。

54.2　适应证

- Meyerding 分级 Ⅲ～Ⅳ级的重度 $L_5 \sim S_1$ 滑脱症，包括完全性滑脱。
- 影响生活质量的持续下腰痛和（或）腿痛。
- 保守治疗无效。

54.3　禁忌证

- 感染。
- 一般情况差，无法耐受手术和全身麻醉。

- 骨量差-骨质疏松症（螺钉锚固作用差）。

54.4　技术条件

- 术中 X 线透视系统。
- 可透射线的手术台。
- 各种手术体位固定系统，如 Wilson 架，Jackson 床等。
- 空心组合式锚钉（HMA）（AesculapLtd，Tuttlingen）及配套器械。
- 万向椎弓根螺钉系统及配套器械（图 54.1 和图 54.2）。
- 手术钻头及其配套的保护套筒。

54.5　手术计划、术前准备和手术体位

术前评估患者的 X 线侧位片以决定经骶骨螺钉的长度，螺钉的长度为从 S_1 椎体后方到 L_5 椎体前缘上角的长度减去 1cm。同时通过术前 MRI 的横断位图像，测定 L_4 和 S_1 的椎弓根螺钉的长度以及厚度。此外，通过分析椎弓根的解剖情况，有助于手术医生正确置入椎弓根螺钉。

全身麻醉后，患者俯卧于在可透射线的手术台，术前调整 C 臂位置以确保术中可获得清晰的腰骶部正、侧位图像。此外，腹部应悬空以避免腹腔静脉受压。

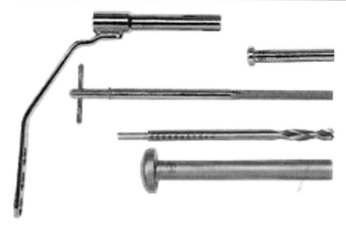

图 54.1　经骶骨螺钉内固定的相关器械（With permission from Aesculap AG, Tuttlingen, Germany）

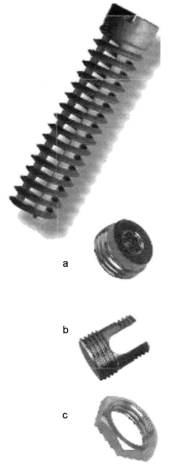

图 54.2　HMA（空心组合式锚钉）螺钉（a）固定螺帽，（b）套筒，（c）锁紧螺帽（With permission from Aesculap AG, Tuttlingen, Germany）

54.6　手术技巧

54.6.1　手术入路

手术采用后正中切口，长度约从 L_3 棘突到 S_2 棘突。经骨膜下剥离显露后方附件至横突水平。显露过程中注意不要破坏 $L_3 \sim L_4$ 的关节突关节。

54.6.2　内固定置入

- 充分减压，切除 L_5 的后方附件及峡部裂周围的纤维瘢痕。去除压迫 L_5 神经根的骨性组织和软组织，直至 L_5 神经根完全显露并游离于椎弓根下方（即 Gill 手术）。
- 切除骶骨后方附件及椎板，减压的范围应充分显露 S_1 和 S_2 神经根。
- 小心地松解 S_1 神经根和硬膜囊下方的粘连。
- 用神经拉钩将 S_1 神经根向外侧牵拉，硬膜囊及其余神经根向内侧牵拉。注意牵拉力度不能过大，以免术后出现神经并发症。
- 手术期间应间断松开神经拉钩，避免长时间持续牵拉神经组织。
- 经骶骨螺钉的进针点位于 S_1 椎体后外侧，S_1 和 S_2 神经根之间的骨面；置钉时使用 C 臂确认进钉位置，并通过侧位片决定螺钉穿 L_5 椎体至其前缘上角的角度（图 54.3）。
- 在 X 线透视监测下，经骨钻保护套筒插入导针；导针经 S_1 椎体后方皮质，穿过 $L_5 \sim S_1$ 椎间盘至距 L_5 椎体前缘上角 5mm 处（图 54.7）。
- 此后，在套筒保护下经导针引导利用骨钻钻出钉道。为了防止钻头套筒滑动造成神经根和硬膜囊损伤，可切除少许 S_1 椎体后方皮质，将套筒尖端埋入骨质中（图 54.4）。
- 根据所需螺钉型号对钉道进行丝锥。HMA 螺钉的型号根据骶椎的大小来决定，需要确认有足够的空间可容纳两枚螺钉，避免置钉困难。
- 利用测深尺测量所需螺钉长度，并选用最接近该长度的螺钉。
- 将脊柱后方减压过程中获得的松质骨磨碎填入中空 HMA 螺钉中，如骨量不足可取自体髂骨或人工骨。

353

图 54.3　确定经骶骨螺钉方向。注意：必须切除 $S_1 \sim S_2$ 椎板以显露神经

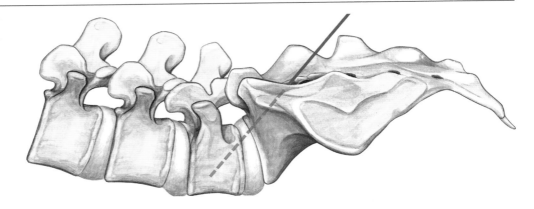

图 54.4　骶骨和 $L_5 \sim S_1$ 椎间盘的钉道准备

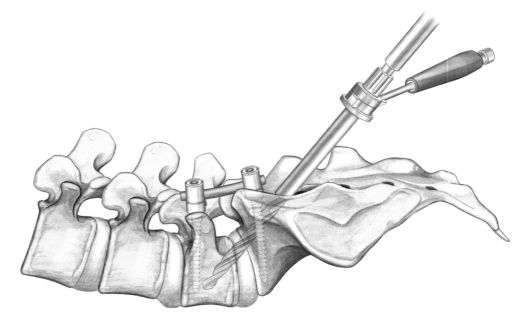

- 置入含有移植骨的 SMA 螺钉将 L_5 锚定于 S_1 上，从而使重度脊柱滑脱症（包括完全滑脱）得以原位固定。
- 重复上述手术步骤，平行置入对侧 HMA 螺钉。
- 下面介绍 $L_4 \sim S_1$ 椎弓根螺钉内固定，作为经骶骨 HMA 螺钉系统的辅助固定（图 54.5 和图 54.6）。
- 确认 L_4 椎弓根螺钉的进钉点，去除少许皮质骨，显露出血的松质骨。
- 用开口锥钻出钉道入口。在解剖结构不清楚的情况下，使用 C 臂正侧位图像引导以确保开口锥和扩孔锥的角度正确。用球形头椎弓根探针确认椎弓根四周皮质及椎体前方皮质是否完整。探针上的刻度可提供相应螺钉的长度。

- 使用测深尺可测量至椎体前方皮质所需的椎弓根螺钉的长度。
- 然后以稍内倾的方向置入万向螺钉。
- 同法置入 L_4 对侧椎弓根螺钉。
- S_1 椎弓根螺钉的置入与上述方法大致相似，但螺钉应朝向骶骨岬并尽可能内倾；此外，双侧螺钉均需采用双皮质固定。
- 将椎体横突和骶骨翼去皮质化作为后外侧融合的植骨床。
- 通常采用直径 >5.5mm 的钛棒，预弯后置入螺钉钉头并用螺帽固定，无需复位。
- 将切除椎体后方附件获得的自体骨和（或）自体髂骨填充于两侧进行后外侧融合。必要时可使用人工骨作为补充。

图 54.5　完成内固定后的
示意图

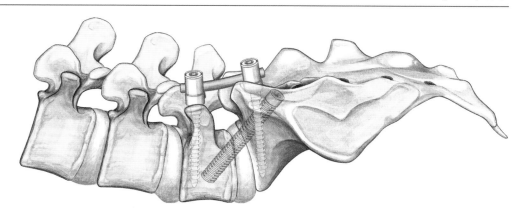

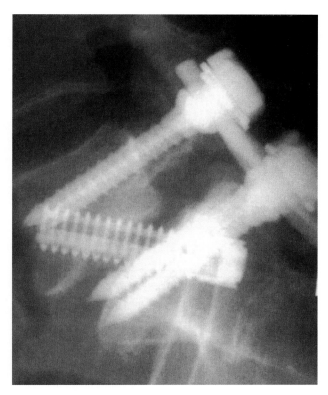

图 54.6　用椎弓根螺钉和 HMA 螺钉行 $L_5 \sim S_1$ 融合

54.7　技术要点

- 如果骶骨椎体后方对硬膜囊造成明显压迫，可对骶骨椎体后上缘进行截骨以缓解神经压

迫，该操作必须小心谨慎，必要时可将骨质一点一点咬除。
- 在导针引导下用钻头钻取钉道的操作需十分细致谨慎；应使用 C 臂重复投照正、侧位图像，必要时可采用连续曝光透视；因为该操作可引起导针向前移动穿透前方皮质，造成前方神经结构的严重损伤。
- 此外，如果骨质硬化，在穿过三层皮质骨时可造成导针弯曲（图 54.7）。其结果是钻头与导针撞击，使导针过热并最终折断。因此，推荐术中重复使用 C 臂进行透视引导（图 54.8）。
- 应准备小号髓核钳或其他夹持器，以备在导针意外折断时能够将断端取出。
- HMA 钉道应当正确丝锥，如丝锥不当，在螺钉置入过程中可造成螺钉断裂。
- 如骶骨椎体后方较小，可能无法同时容纳两枚 HMA 螺钉时，可采用单一的大号 HMA 螺钉由中线部位置入。
- HMA 螺钉的强度不足以独立维持脊柱稳定，必须辅以后路椎弓根螺钉内固定和后外侧融合（图 54.9），否则可能发生 HMA 螺钉断裂。

（林青松、郭超凡　译，吴晓亮　审校）

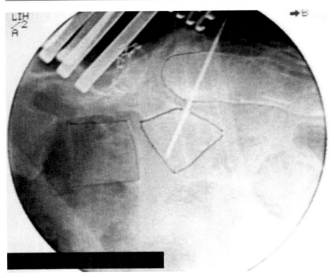

图 54.7 术中 X 线片显示导丝位置。在 X 线透视监测下，经骨钻保护套筒插入导针；导针经 S₁ 椎体后方皮质，穿过 L₅～S₁ 椎间盘

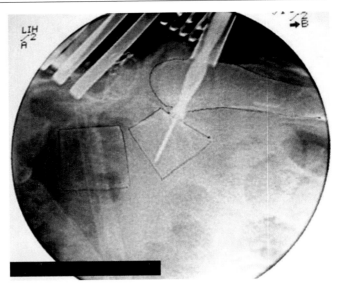

图 54.8 通过保护套筒，经导针引导下的钻头

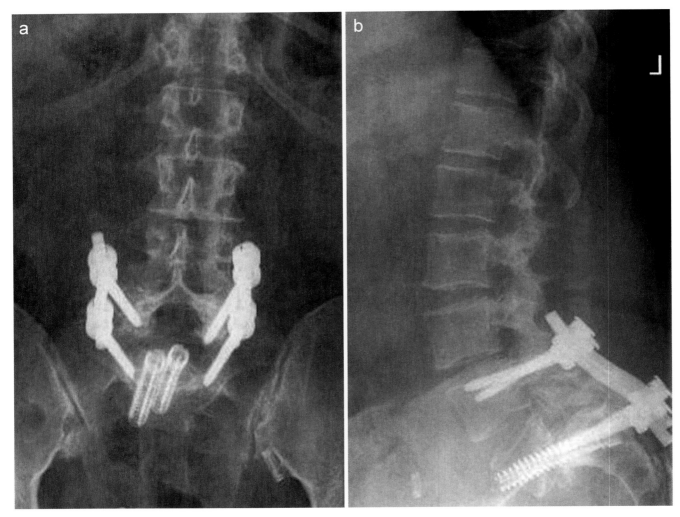

图 54.9 术后 X 线正位（a）和侧位（b）可见两枚 HMA 螺钉和椎弓根螺钉

参考文献

1. Bohlman HH, Cook SS (1982) One-stage decompression and posterolateral and interbody fusion for lumbosacral spondyloptosis through a posterior approach. Report of two cases. J Bone Joint Surg Am 64(3):415–418
2. Esses SI, Natout N, Kip P (1995) Posterior interbody arthrodesis with a fibular strut graft in spondylolisthesis. J Bone Joint Surg Am 77(2):172–176
3. Lakshmanan P, Ahuja S, Lewis M et al (2009) Achieving 360 degrees fusion in high-grade spondylolisthesis using HMA screws. Surg Technol Int 18:219–222
4. Roca J, Ubierna MT, Cáceres E et al (1999) One-stage decompression and posterolateral and interbody fusion for severe spondylolisthesis. An analysis of 14 patients. Spine (Phila Pa 1976) 24(7):709–714
5. Whitecloud TS 3rd, Butler JC (1988) Anterior lumbar fusion utilizing transvertebral fibular graft. Spine (Phila Pa 1976) 13(3): 370–374

第 55 章　导航下斜行腰椎椎间融合术（GO-LIF®）

Christof Birkenmaier

55.1　引言

为获得最佳稳定性，椎弓根螺钉需填满椎弓根，如在骨质降低的情况下，甚至需要穿出椎体前方皮质达到双皮质固定；而经椎弓根、椎间盘螺钉无需穿透椎体前方皮质，即可获得三层皮质固定（椎弓根皮质、下位椎体的上终板和上位椎体的下终板）的强大把持力。Grob 等[1]首先介绍 16 例无需椎弓根螺钉固定，直接经椎弓根、椎间盘固定的 $L_4 \sim L_5$、$L_5 \sim S_1$ 退行性或峡部裂性滑脱态者。此后，Zagra 等[4]报道了 62 例使用 Grob 手术治疗 $L_3 \sim S_1$ 峡部裂性椎体滑脱的结果。尽管都取得了较高的成功率，但两组病例均出现了与螺钉相关的并发症，包括意外穿透椎体前方皮质，椎间孔内神经根受压以及髂动脉受压，并发症的处理均需要取出螺钉后重新调整位置。

这些并发症揭示了仅靠 C 臂监测，安全钻取经椎弓根和经椎间盘的钉道，获得最好的螺钉把持力且不损伤神经和血管结构具有较高的难度。"导航下斜行腰椎椎间融合术"（GO-LIF）通过机器人辅助导航[2-3]解决了上述问题；此外，它在 Grob 手术的基础上，进行了三个方面的重要扩展，大大提高了应用范围。首先，它实现了微创经皮螺钉置入；其次，可同时进行椎间融合器植入融合；最后，可应用于非脊柱滑脱患者。GO-LIF 确切的生物力学原理仍未完全被阐明。美国俄亥俄州克利夫兰医疗中心以及美国和德国两个独立的生物力学实验室进行的尸体标本和生物力学研究表明，GO-LIF 系统至少具有与椎弓根螺钉系统同等稳定性。由于 GO-LIF 螺钉更接近脊柱的瞬时转动轴，因此 GO-LIF 系统甚至可能提供比椎弓根螺钉系统更好的稳定性（图 55.1）。

55.2　适应证

目前，一项多中心研究正在论证该技术的安全性和有效性。现阶段，推荐采用以下适应证和禁忌证。

单节段腰椎或腰骶椎融合的临床适应证（包括或不包括减压）主要有：

- 椎间盘源性下腰痛（黑间盘）
- 疼痛性侵蚀性骨软骨病
- 节段不稳
- 复发性椎间盘突出症
- 椎管狭窄症
- 椎间孔狭窄症

55.3　禁忌证

- 腰椎过度前凸（L_1 和 S_1 的上终板之间的角度大于 70°）。
- 脊柱畸形。
- 超过 Ⅱ 度的脊柱滑脱（Meyerding 分级）。
- 严重骨质疏松。

为获得确切的融合效果，手术医生可根据需要在 GO-LIF 的基础上结合其他融合技术。

55.4　技术条件

术前 CT 扫描，用于制订术前计划和术中导航；

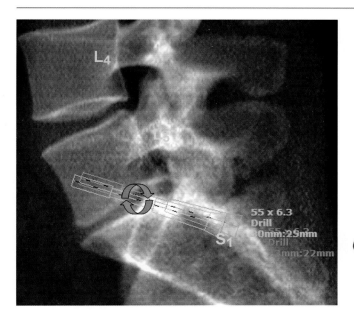

图 55.1　$L_5 \sim S_1$ 节段行 GO-LIF 的设计图。瞬时转动轴（IAR，转动箭头所示）位于植入物的通道内

带视频输出端口的术中 X 线透视装置；

手术床（理想的手术床为碳素材料，不遮挡 X 线透视）；

SpineAssist® 工作站；

机器人手术系统（Mazor Surgical Technologies，Caesarea，Israel，图 55.2 和图 55.3）；

GO-LIF 螺钉及配套的手术器械（Mazor Surgical Technologies，Caesarea，Israel）。

55.5　手术计划、术前准备和手术体位

术前对手术节段进行 CT 扫描，并将图像数据输入至 SpineAssist 工作站或个人电脑上的 SpineAssist 手术计划软件。软件的计算结果可提供手术部位的详细解剖情况，并作为设计螺钉钉道位置和方向的依据，以获得螺钉的最大把持力和神经结构的最佳安全性。根据实际需要决定患者的具体手术体位。理想手术床为碳素材料且没有金属侧栏，以避免影响术中透视。同理，手术部位应避免使用凝胶体位垫。建议在手术前投照正位和 60°倾斜位片以确认图像质量及确保术中透视无障碍。对于严重椎间隙塌陷（"骨对骨"）伴有可能引起下腰痛的轻度不稳且无需减压的病例，可经皮行内固定。

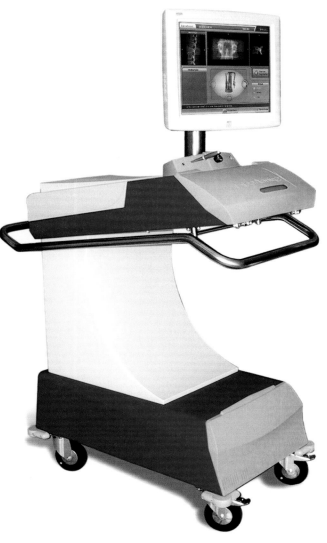

图 55.2　SpineAssist® 工作站

55.6　手术技术

- 患者取俯卧位。
- 再次确认手术区域进行正位和 60°倾斜透视检查时无障碍。
- 手术部位常规消毒和铺单（必须确保 C 臂从正位转变为倾斜位和侧位时不受影响）。对于经皮手术，首先装配两侧的床旁支架和机器人装置。对于开放手术，则先进行显露和减压（必要时）。

图 55.3　SpineAssist® 微型机器人手术装置，带连接机械臂和导向套筒

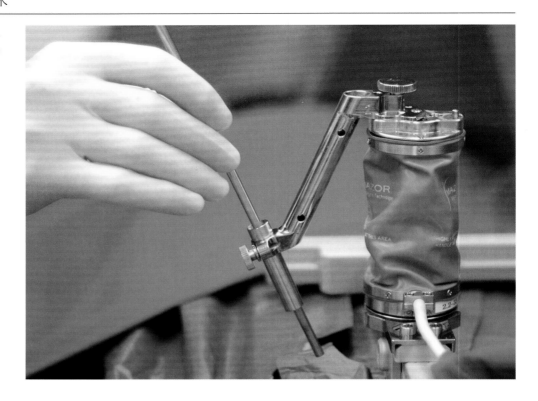

55.6.1　经皮原位内固定

- 在能够固定骨盆的前提下，双侧床旁支架的安装应尽量靠近远端以避免干扰 X 线透视。

- 将骨盆固定杆连接于双侧床旁支架，通过骨盆固定杆将骨盆牢固固定于床旁支架之间。

- 用横连杆连接两侧床旁支架。

- 于内固定的最高节段上方两个椎体水平的棘突，经皮插入克氏针（如 $L_5 \sim S_1$ 行内固定时，于 L_3 棘突放置克氏针）。

- 安装两侧的 Hover-T 和校准靶标，根据导航程序的要求投照两张校准的 X 线图像（前后位和倾斜位）。

- 按照软件的引导完成各个步骤设置，由 Spine Assist 导航系统匹配术前 CT 图像和术中 X 线图像。

- 将手术机器人安装于 Hover-T。

- 选择第一个进钉轨道后，由导航软件计算出机器人装置的基础位置以及最佳的钻头套筒型号。

- 由手术机器人自动调整其最佳位置。

- 安装选定的钻头套筒，用支架臂将其锁定，并标记皮肤进入点。

- 对应皮肤切开一小口并稍微切开筋膜层。

- 依次放入第一个扩张器和导向钻，后者应紧贴骨面；取下扩张器后轻轻敲打导向钻固定于椎骨后方附件（图 55.4）。

- 钻取通道，并在侧位 X 线透视下控制其深度。可将 Steinmann 钉留置于钉道内以备下一步操作（图 55.5，图 55.6 和图 55.7）。

- 如果骨质非常坚硬或已硬化，可使用螺丝锥（图 55.8）。

- 然后植入 GO-LIF 螺钉（图 55.9）。

- 重复上述步骤置入对侧螺钉。

- 根据实际情况，可经另外的小切口进行关节面融合或后外侧融合。

55.6.2　开放内固定

对于需要开放手术的病例，按照常规后路手术方法进行显露和减压。由手术机器人引导的 GO-LIF

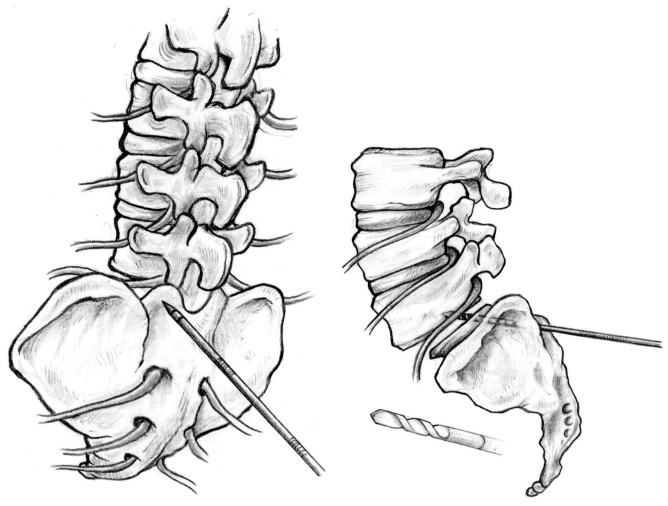

图 55.4　手术示意图：将导钻轻轻敲入后方骨质以精确标记钻头的进入点

图 55.5　钻取钉道示意图

螺钉置入可在显露后减压前或在减压后融合前进行。在准备置入 GO-LIF 螺钉前再安装双侧床旁支架和机器人装置。其目的一是避免上述器械阻碍此前的手术操作，此外还可以把因意外移动组件而造成导航失准的机会降至最低。置入 GO-LIF 螺钉后可行后外侧融合。各具体操作步骤与相应的经皮内固定大致相同。

55.6.3　结合椎体间融合

　　结合椎弓根螺钉和各类前方支撑植入物的椎体间融合，是目前大多数医师首选的脊柱融合方法。SpineAssist 软件能够将 GO-LIF 与椎间融合技术相结合。但是，必须通过详细的术前计划选择合适型号的椎间融合器，避免椎间融合器阻碍 GO-LIF 螺钉置入。根据 GO-LIF 钉道轨迹和手术节段的解剖情况，可选用单枚楔形的 PLIF 融合器（图 55.10，图 55.11 和图 55.12）或放置于椎间隙前方的 TLIF 融合器（图 55.13，图 55.14 和图 55.15）。同时，微创 PLIF 或 TLIF 手术可与经皮 GO-LIF 相结合。而联合手术的具体步骤顺序和方法，相对而言较为复杂：

- 在能够固定骨盆的前提下，双侧床旁支架的安装应尽量靠近远端以避免干扰 X 线透视。
- 通过骨盆固定杆将骨盆牢靠固定于床旁支架之间。
- 用横连杆连接两侧床旁支架。

图 55.6 在侧位片的引导下钻取 GO-LIF 钉道

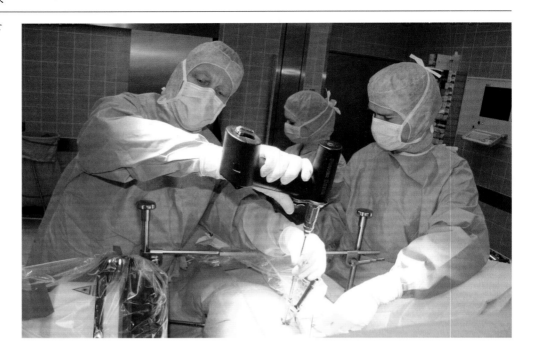

图 55.7 钻取双侧钉道后，留置 Steinmann 钉于钉道内以备下一步操作

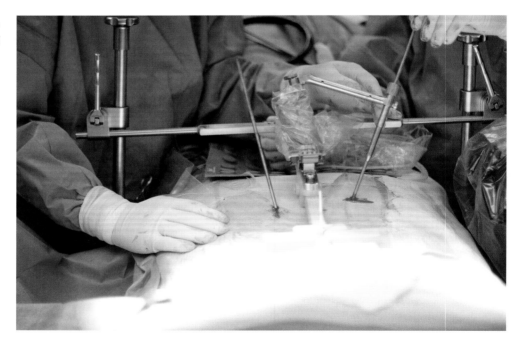

- 定位需最高内固定节段上方两个椎体水平的棘突，经皮插入克氏针（如 $L_5 \sim S_1$ 行内固定时，于 L_3 棘突放置克氏针）。
- 安装两侧的 Hover-T 和校准靶标，根据导航程序的要求投照两张校准的 X 线图像（前后位和倾斜位）。
- 按照软件的引导完成各个步骤设置，由 SpineAssist 导航系统匹配术前 CT 图像和术中 X 线图像。
- 将手术机器人安装于 Hover-T 上。

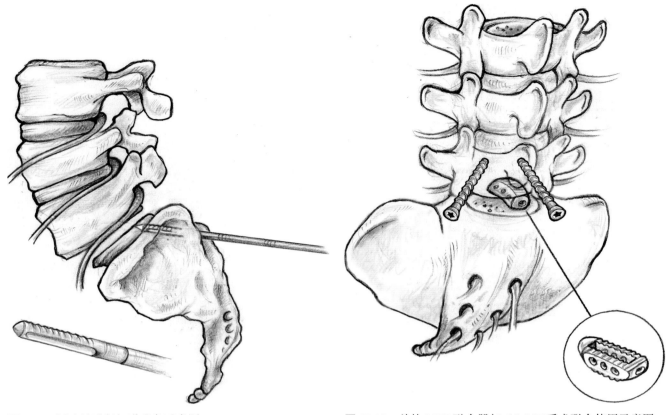

图 55.10　单枚 PLIF 融合器与 GO-LIF 手术联合使用示意图

图 55.8　用攻丝进行钉道准备示意图

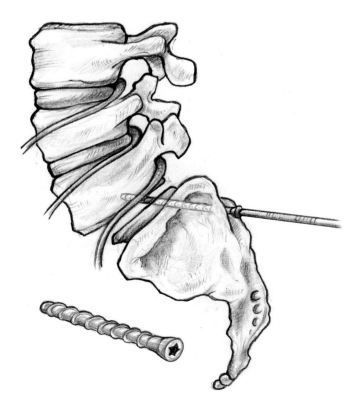

图 55.9　植入 GO-LIF 螺钉示意图

- 选择第一个进钉轨道后，由导航软件计算出机器人装置的基础位置以及最佳的钻头套筒型号。
- 由手术机器人自动调整其最佳位置。
- 安装钻头套筒，用支架臂将其锁定，并标记皮肤进入点。
- 对应皮肤切开一小口并稍微切开筋膜层。
- 依次放入第一个扩张器和导向钻，后者应紧贴骨面；取下扩张器后轻轻敲打导向钻固定于椎骨后方附件。
- 在侧位 X 线透视的控制下钻取通道，直至到达椎间隙。
- 同法进行对侧手术。
- 现在，根据所采用的手术入路进行减压。通常情况下可由单侧进入椎间隙，但有可能需要切除一侧关节突关节。
- 切除椎间盘组织并处理软骨终板。
- 将自体骨或人工骨植入椎间隙前方。
- 根据术前计划放置融合器（TLIF 融合器或单

图 55.11 GO-LIF 联合单枚带角度的 PLIF 融合器的术前计划图 [(a)正位和(b)侧位]。注意到融合器和螺钉之间没有冲突

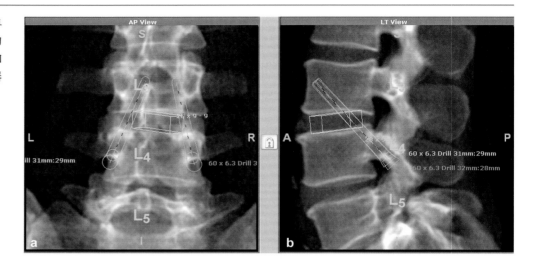

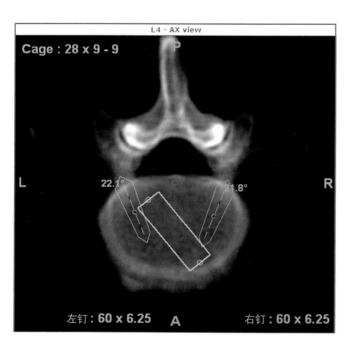

图 55.12 采用椎间隙及邻近的上下终板水平横断位 CT 图像的术前计划图。注意到融合器与螺钉之间没有冲突

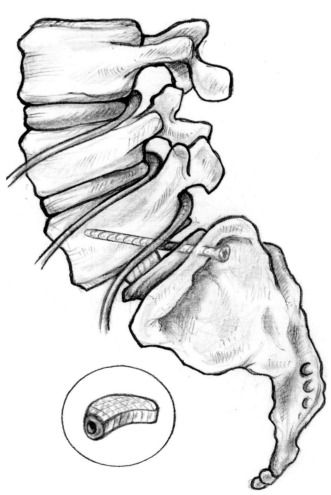

图 55.13 TLIF 融合器联合 GO-LIF 手术示意图

图 55.14　GO-LIF 联合 TLIF 融合器的术前计划图［（a）正位和（b）侧位］。注意到融合器和螺钉之间没有冲突

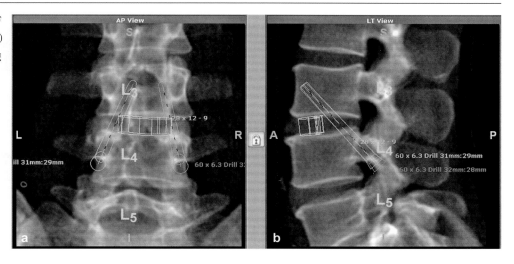

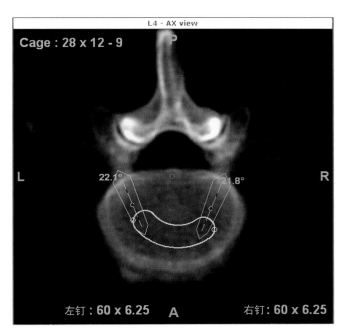

图 55.15　采用椎间隙及邻近的上下终板水平横断位 CT 图像的术前计划图。注意到融合器与螺钉之间没有冲突

枚 PLIF 融合器）。

• 使用长 Steinmann 钉探查 GO-LIF 钉道，明确椎间融合装置是否阻碍钉道。如存在阻碍，必须调整融合器的位置（图 55.16 和图 55.17）。

• 将钉道延伸至上位椎体并置入 GO-LIF 螺钉。
• 此后可继续置入自体骨。

也可先行减压和间盘切除。其优点是手术操作过程不受双侧床旁支架和 Hover-T 的影响。接着安装机器人导航装置，并在置入移植骨和椎间融合器之前钻取远端的 GO-LIF 钉道（融合节段的下位椎体）。其余步骤同上所述（图 55.18 ～图 55.21）。

55.7　技巧与误区

• GO-LIF 螺钉的轨道与椎弓根螺钉轨道有较大区别，掌握该项技术需要一定的学习曲线。
• 建议在开展该手术之前，需要充分复习局部的解剖知识，并花一段时间学习如何应用相应软件。
• 微型机器人装置十分精密，需要妥善操作。粗暴的操作可使钻头套筒偏离轨迹，从而降低其准确性。

（林青松、郭超凡　译，吴晓亮　审校）

图 55.16　TLIF 融合器联合 GO-LIF 手术示意图。融合器被倾斜植入，术前计划软件警告融合器和左侧螺钉有冲突（标志红星符号处）

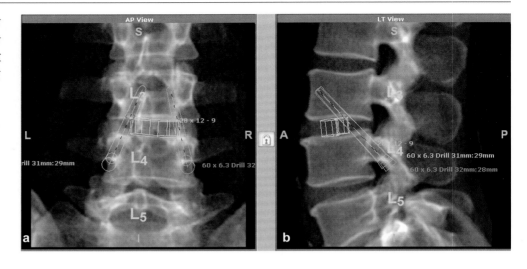

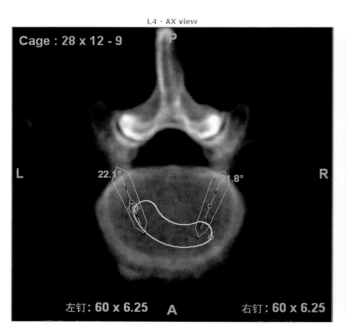

图 55.17　采用椎间隙及邻近的上下终板水平的横断位 CT 图像的术前计划图。红星符号提示 TLIF 融合器与左侧螺钉冲突。需调整融合器位置

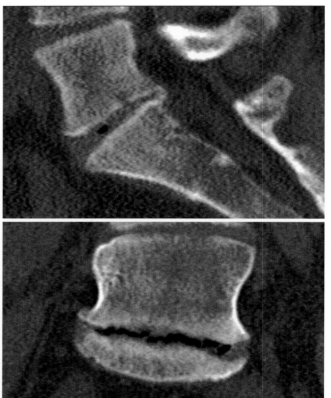

图 55.18　通过分期封闭试验证实的 $L_5 \sim S_1$ 疼痛性侵蚀性骨软骨病病例。CT 扫描显示椎间隙后方与侧方骨桥形成及间盘内有气体存在，提示脊柱不稳

图 55.19 和图 55.20　两个 GO-LIF 钉道轨迹和 2 个关节面融合钉道轨迹的术前计划图（前后位，侧位和轴位）。该手术经 4 个小切口进行，软组织损伤小

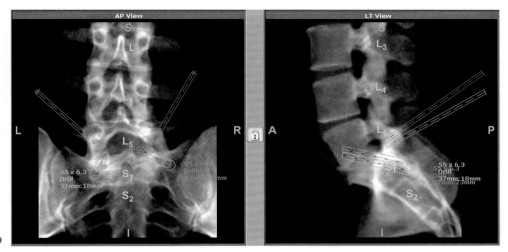

图 55.19

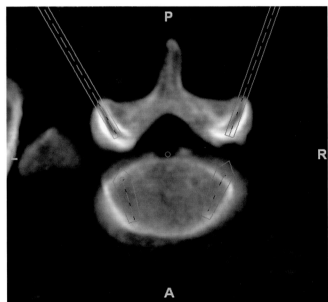

图 55.20

图 **55.21**　患者术后站立位 X
线片 [（a）正位和（b）侧位]

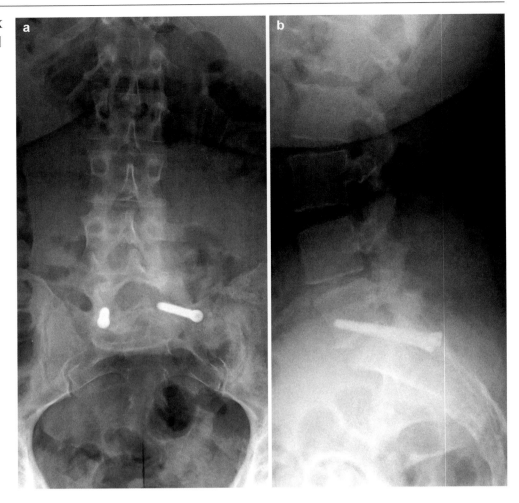

参考文献

1. Grob D, Humke T, Dvorak J (1996) Direct pediculo-body fixation in cases of spondylolisthesis with advanced intervertebral disc degeneration. Eur Spine J 5:281–285
2. Lieberman IH, Togawa D, Kayanja MM et al (2006) Bone-mounted miniature robotic guidance for pedicle screw and translaminar facet screw placement: part I-technical development and a test case result. Neurosurgery 59:641–650; discussion 641–650
3. Sukovich W, Brink-Danan S, Hardenbrook M (2006) Miniature robotic guidance for pedicle screw placement in posterior spinal fusion: early clinical experience with the SpineAssist. Int J Med Robot 2:114–122
4. Zagra A, Giudici F, Minoia L et al (2009) Long-term results of pediculo-body fixation and posterolateral fusion for lumbar spondylolisthesis. Eur Spine J 18(suppl 1):151–155